JN296218

医療の質マネジメントシステム

医療機関必携
質向上につながるISO導入ガイド

飯塚悦功・棟近雅彦・上原鳴夫　監修

日本規格協会

監修者

飯塚　悦功　東京大学大学院工学系研究科化学システム工学専攻教授
棟近　雅彦　早稲田大学理工学術院理工学部経営システム工学科教授
上原　鳴夫　東北大学大学院医学系研究科国際保健学分野教授

編著者 (50音順)

阿部　俊子　前 社団法人日本看護協会副会長
飯塚　悦功　東京大学大学院工学系研究科化学システム工学専攻教授
上原　鳴夫　東北大学大学院医学系研究科国際保健学分野教授
小柳津正彦　財団法人日本規格協会審査登録事業部品質マネジメントシステム審査員
黒田　幸清　財団法人日本規格協会審査登録事業部専任部長
丸山　　昇　アイソマネジメント研究所所長
棟近　雅彦　早稲田大学理工学術院理工学部経営システム工学科教授

まえがき

　ISO 9001の医療での"正しい"適用のために，2003年に前著『医療の質マネジメントシステム—医療機関におけるISO 9001の活用』を発行した．だがこの前著は凝りすぎていた．工業製品にしっくりくるISO 9001を，患者の状態に応じて適切に医療介入することが本質である医療の質マネジメントに適用するために必要な"解釈"を口うるさく記述したものだから，これは解説でなく論文だなどと手厳しい批判をいただいた．分かるまで読んでいただける根性のある方には，読むたびに新しい発見があるとのお褒めの言葉をいただくが，もっと敷居の低い本が必要であると痛感した．

　本書は，医療における質マネジメントという，強い社会ニーズのあるテーマに取り組んでいる献身的な医療従事者を念頭に置き，医療の質マネジメントシステム（QMS）を分かりやすく解説することを目的に企画し，ようやく出版にこぎ着けた書である．前著を踏まえて分かりやすく解説するという基本方針を採用しているので，前著のベースとなった研究成果に負うところが大きい．実質的コンテンツに十分な材料があるのだからすぐに書けそうなものだが，時が過ぎてしまった．遅くなった責は飯塚と棟近の多忙と稚拙な進捗管理にある．

　本書のねらいは，病院のQMS構築のためのツールとしてISO 9001を使いこなすために，質マネジメントの基礎知識からISO 9001に基づくQMS導入方法までを，QMSやISOの初心者の方でも理解しやすいように，質保証体系図など豊富な医療の例とともに，実用的にガイドすることである．なお，本書では，固有名詞などの必要な場合を除き，工業製品に結びつきやすい"品質"という用語ではなく，極力"質"を用いている．同じ理由で，ISO 9000で"製品"といえばサービスの意も含まれるのだが，"製品・サービス"とした．

　本書は五つの章と四つの付録からなる．第1章では，医療の質向上やQMSなどに関する素朴な疑問に答える形で，質向上の意義，QMSのあり方の理解

を促す．第2章では，有効なQMS構築にあたり十分な理解を必要とする質マネジメントの基本的考え方を説明する．第3章において，マネジメントシステムによって質を保証することの意義，理由，方法を説明し，第4章では，多様なQMSモデルの中からISO 9001に焦点を当て，その特徴的な要求事項を概説する．第5章ではQMSの具体的な導入・実践ガイドを，そして付録では質マニュアル作成のポイントや問題解決の定石などの参考情報を示している．

本書の次のステップとしては，妙なことになるが，前著，ISO 9001の医療への読替え版『医療の質マネジメントシステム—医療機関におけるISO 9001の活用』の併用，そして『医療の質用語事典』（飯田修平・飯塚悦功・棟近雅彦監修，日本規格協会，2005年）をお勧めしたい．

本書の完成までには多くの方々のお世話になった．ベースとして，前著のもとになった研究グループ（日本ものづくり・人づくり質革新機構の医療部会，経済産業省2003年度「ISO 9000の取得支援に関する調査研究」班）のメンバーの方々，そして前著の著者に負うところが大きい．日立製作所水戸総合病院院長の永井庸二先生には，医療界に貢献できる実用書にするために，あらゆる章で常識をはるかに超える善意と使命感に満ちたご意見を頂戴した．また，棟近研究室博士課程の金子雅明，飯塚研究室博士課程の塩飽哲生の両名には，執筆の過程で様々な意見をいただいた．この場を借りて厚くお礼申しあげる．

編集作業においては，末安いづみさんに大変なお世話になった．休日返上の編集会議，筆の遅い先生の缶詰執筆への陪席，迅速・正確・誠実な編集など，仕事とはいえ感動する．この場を借りてお詫びとお礼を申しあげたい．

質マネジメントの実践的研究を続け，またISO 9000への関与も長い飯塚・棟近が，上原の説得を受けて医療の質・安全に関心をもって早8年．本書のような書をまとめることは社会的責任と自覚している．本書が，医療におけるQMS構築に取り組む医療関係者に少しでもお役に立てば，望外の喜びである．

2006年9月

執筆者を代表して

飯塚悦功，棟近雅彦，上原鳴夫

目　次

まえがき

第1章　医療の質向上に関する素朴な疑問

- **Q1**： 経営環境が厳しい中，質向上に取り組むメリットは何か． ……………… 11
- **Q2**： 質の向上と効率性は両立できるのか． ……………………………………… 13
- **Q3**： 医療の結果は，病気の程度等によってあらかじめ約束できないことも多い．病院は，医療の質にどこまで責任を負うべきか． ………… 15
- **Q4**： "患者にとっての質"が第一というが，医療に通じていない患者の要求を聞くことが本当によいのか． ………………………………… 18
- **Q5**： 患者満足を与えられれば，その医療の質はよいといえるのか．患者が満足しなくても，質のよい医療はあるのではないか． …………… 20
- **Q6**： 結局は医療の質的レベルは医師の能力で決まるのではないか．優秀な医師を採用することが医療の質向上への早道ではないか． …… 22
- **Q7**： 質特性，評価尺度，管理項目がきちんと整理および定義されていないのに，質向上を目指すことができるのだろうか． ………………… 25
- **Q8**： 質と安全との関係はどうなっているのか． ………………………………… 27
- **Q9**： 質マネジメントシステム（QMS）とは何か． …………………………… 29
- **Q10**： 質を向上させるためには，何から始めればよいか． ……………………… 31
- **Q11**： "質マネジメント"，特に"標準化"は，患者一人ひとりに対応する医療においても有効なのだろうか． ………………………………… 34
- **Q12**： QMSは，みんなで取り組まなければいけないのか．そうであれば"部門間・職種間の壁"を，どう取り除けばよいのか． ……………… 37
- **Q13**： QMS導入によって，現場は忙しくなるのか． …………………………… 39
- **Q14**： QMS導入にあたり，コストはどのくらいかかるのか． ………………… 40
- **Q15**： ISO 9001と病院機能評価とは何が違うのか．ISO 9001を利用することに何の意味があるのだろうか． ………………………………… 43

Q16：いままでも病院理念を念頭におき，患者本位の医療を実践してきたと思う．今回改めてISOを取得するのはなぜなのか． 44

Q17：電子カルテおよびオーダリングシステムを導入しているが，これらで医療の質向上をどのくらい期待できるのか． 46

Q18：質・安全に関して多数存在する委員会・会議体とQMSとは，どういう関係にあるのだろうか． 48

Q19：質向上活動について，医療従事者，特に医師に関心をもたせるにはどうすればよいか． 50

Q20：医療安全や質向上に関して，最近はやることがたくさんある．一体どれを優先して取り組むべきなのか． 53

Q21：インシデントを減らすには，何をすればよいのだろうか． 56

Q22：インシデントレポートを収集しても単にたまっていくだけで分析・対策までにつながらないが，どうしたらよいだろうか． 58

Q23：リスクマネジャーを置いたはいいが，何をさせればよいのだろうか． 60

第2章　質マネジメントの基本概念

2.1　質マネジメントの系譜——経済大国日本を支えた質マネジメント 63
2.2　質中心経営——お客様は神様です 70
2.3　質の側面——質の見方・捉え方 79
2.4　質の保証——安心して買っていただける製品・サービスの提供 83
2.5　マネジメント——目的達成のためのすべての活動 89
2.6　マネジメントの原則——巧みなマネジメントのための秘訣 92
2.7　標準化——ベストプラクティスの共有 97
2.8　人間性尊重——品質管理は人質管理 99

第3章　質を実現するためのマネジメントシステム

- 3.1 技術とマネジメントシステム ……………………………………………… 103
  - 3.1.1 医療の質・安全の確保のための要件 ………………………… 103
  - 3.1.2 固有技術と管理技術 …………………………………………… 105
  - 3.1.3 固有技術の可視化・構造化・体系化 ………………………… 109
  - 3.1.4 質マネジメントへのアプローチ ……………………………… 110
- 3.2 医療機関におけるマネジメントシステムのあり方 ……………………… 113
  - 3.2.1 QMSとは ………………………………………………………… 113
  - 3.2.2 医療におけるQMS ……………………………………………… 115
- 3.3 マネジメントシステムモデル ……………………………………………… 125
  - 3.3.1 ISO 9001 ………………………………………………………… 126
  - 3.3.2 病院機能評価 …………………………………………………… 131
  - 3.3.3 TQM ……………………………………………………………… 133
  - 3.3.4 その他の経営改善プログラム ………………………………… 136

第4章　ISO 9001について

- 4.1 主要な要求事項の解説 ……………………………………………………… 141
  - 4.1.1 プロセスの定義と相互関係 …………………………………… 141
  - 4.1.2 トップマネジメントの役割 …………………………………… 143
  - 4.1.3 質方針・質目標の展開と重点活動要素の選定 ……………… 146
  - 4.1.4 文書体系の構築と文書管理 …………………………………… 147
  - 4.1.5 人的資源の管理 ………………………………………………… 148
  - 4.1.6 製品実現 ………………………………………………………… 149
  - 4.1.7 不適合と是正処置・予防処置 ………………………………… 151
  - 4.1.8 内部監査 ………………………………………………………… 152
  - 4.1.9 マネジメントレビュー ………………………………………… 154

4.2 要求事項の全貌 ……………………………………………………… 155
┌─ ISO 9001 ─────────────────────────────┐
│　1. 適用範囲 ………………………………………………………… 159　│
│　2. 引用規格 ………………………………………………………… 161　│
│　3. 定　　義 ………………………………………………………… 162　│
│　4. 品質マネジメントシステム …………………………………… 162　│
│　5. 経営者の責任 …………………………………………………… 167　│
│　6. 資源の運用管理 ………………………………………………… 174　│
│　7. 製品実現 ………………………………………………………… 177　│
│　8. 測定，分析及び改善 …………………………………………… 193　│
└─────────────────────────────────────┘

第 5 章　ISO 9001 を活用した QMS 構築

5.1　QMS 構築前の心構え ……………………………………………………… 202
5.2　QMS 構築の進め方の概要 ………………………………………………… 208
　　5.2.1　導入宣言（ステップ 1） ………………………………………… 210
　　5.2.2　推進体制の構築（ステップ 2） ………………………………… 212
　　5.2.3　マスタープランの作成（ステップ 3） ………………………… 214
　　5.2.4　教育および広報（ステップ 4） ………………………………… 215
　　5.2.5　審査登録機関の選定（ステップ 5） …………………………… 216
5.3　ISO 9001 を活用した QMS の整備（ステップ 6） …………………… 217
　　5.3.1　概　　要 …………………………………………………………… 218
　　5.3.2　現状業務実態の整理・可視化（①） …………………………… 221
　　5.3.3　病院業務を構成する主要プロセスの相互関係の確認（②） … 227
　　5.3.4　病院全体のシステム整備の枠組み作り（③） ………………… 228
　　5.3.5　発生事象に基づくプロセスの確認，インシデント・アクシデント事例の解析（④） ……………………………………………… 237
　　5.3.6　標準化すべきプロセスの抽出と文書化（⑤） ………………… 245

5.3.7 医療の質改善にかかわる方針・目標の明示と展開，実施の
　　　　　仕組みの整備（⑥） ·· 249
　　　5.3.8 病院システムの全体像の整理（⑦） ·· 253
　　　5.3.9 QMSの検証機能の整備（⑧） ··· 258
　　　5.3.10 QMSの継続的改善（⑨） ··· 267
5.4 第三者機関によるQMS評価 ·· 271
　　　5.4.1 審査の概要 ··· 273
5.5 医療版質保証体系図とフロー図 ·· 277
　　　5.5.1 医療における質保証体系図とフロー図 ······································· 277
　　　5.5.2 質保証体系図とフロー図の作り方 ··· 284
　　　5.5.3 質保証体系図とフロー図の活用の仕方 ······································· 288
　　　5.5.4 質保証体系図とフロー図の作成例の紹介 ···································· 292

付録1 質マニュアルの基本構造と作成のポイント ·· 323
付録2 問題解決の定石 ··· 336
付録3 医療分野の審査が可能な審査登録機関一覧 ··· 353
付録4 ISO 9001審査登録状況 ··· 354

索　引　　359

第 1 章 医療の質向上に関する素朴な疑問

Q1 医療の質を高めることはもちろん重要であるが，経営環境がこれだけ厳しくなると，それに取り組む余裕をなかなかもつことができない．質を向上させることによる具体的なメリットを教えてほしい．

A1 あらゆる組織は何らかの目的を達成することを意図して設立される．組織の経営目的，存在意義の観点から，質への取組みは不可欠であり，本質的である．すなわち，あらゆる組織は，人，モノ，金といった経営資源を運用し，顧客や社会に対して製品・サービスを通して価値を提供するために存在している．提供する価値は，顧客や社会に受け入れられなければ意味がなく，組織は顧客や社会に受け入れられる価値の提供を目的に様々な活動を行っているといえる．顧客や社会に受け入れられるか否かは，価値提供の媒体としての製品・サービスの質そのものを意味しており，製品・サービスの質を目的にすることは経営の目的にほかならない．経営において質を重視する理由はここにある．

こう考えてみると，質問にある"経営環境がこれだけ厳しくなると，それ（医療の質を高めること）に取り組む余裕をなかなかもつことができない"とは，妙な質問であるということになる．おそらくこの質問の意図は，製品・サービスの質を向上することによって，財務という狭い意味での経営にもよい結果をもたらすかどうかに疑問があるというものであろう．

質がよいとは，すなわち顧客に受け入れられることを意味しているのだから，経営目的を達成するために質向上の取組みを行うことは必然である．顧客や社会に受け入れられる製品・サービスを提供できれば，需要も増え，当然売上も上がる．製品・サービスを通して価値を提供する見返りとして，相応な対価を得ることによって経済的取引が成立するという構造を考えると，質には"組織の長期的利益を確保"するという積極的な意義があることが分かる．

質向上への取組みは，組織運営にもよい結果をもたらすという意義がある．

質とは，様々な活動の結果の良し悪しであるといえる．したがって，結果としての製品・サービスの質を向上させるためには，これを生み出すプロセスや資源などの要因系の質を改善すべきである．プロセスや資源の質が上がることによって，失敗，手戻り（失敗によるやり直し）が減少する．合理的なプロセスが構築されることによって，ムダな手順や非効率な手順は減少し，また適切な資源配分がなされるようになる．こうした合理性を追求していくことによって浮いた経営資源を質向上への鍵となる部分に再配分できるようになる．

このように，質向上への取組みは一時的にはコストがかさむように見えるが，これらのコストは投資と考えるべきであって，合理的な経営資源配分や価値創出（製品・サービス提供）による長期的視点でのリターンは計り知れない．そして，短期的ではなく長期的視野に立って，顧客，社会に受け入れられる多くの製品・サービス（価値）を合理的に提供（創造）することができれば，ますます顧客，社会に受け入れられ，組織の持続的発展が望めることになる．

質向上の取組みは，医療においては特別な意味がある．医療において質向上を重視する第一の理由は，その社会的意義にある．あらためていうまでもなく，医療は"患者の病態を改善する"という重要な機能を果たしているため，質向上への取組みの重要性は他業種と比べようもない．病院の存在理由は，まさに医療の質向上そのものである．医療の質向上は社会的正義なのである．

質向上に熱心に取り組み，かつ，実績を上げつつある病院は，よい病院であるという正当な評価を得るべきであり，そのためには医療サービスの受け取り手である患者がよい病院を評価できるような社会インフラの整備などの課題もある．病院を選び，医療者とかかわりをもつ患者自身の"能力"向上のために，情報公開，解説などの医療社会システムとしての情報基盤整備，診療にあたっての医療従事者による必要十分な説明などが重要となる．

―◇ワンポイント◇――――――――――――――――――――

良質の製品・サービスを提供することは，経営の目的そのもの！
質がよくなると，すべてが好転する．

Q&A 2

Q2 医療の質向上と病院経営の効率化は必ずしも同じ方向を向いていないことがあるが，どのように折り合いをつけていけばよいのだろうか（質向上と効率性は両立できるのか）．一方でコスト削減を進めながら，他方で質向上を目指すということは，実際には難しいように思う．

A2 Q&A1で述べたとおり，効率化が合理性（目的達成のために実現可能な最適な手段を採用すること）を意味するのであれば，効率は質向上のための一手段となるし，また質向上によって効率性が向上する．質の意味と意義が正しく理解できるなら"効率化"と"質向上"とは軌を一にするものである．

組織の経営目的は，顧客や社会に受け入れられる価値を提供することであり，当然のことながら，その実現に向けた様々な活動や経営資源の配分は合理的に行うことが望ましい．もし合理的に実施できないのであれば，質に見合わない"高い"製品・サービスとなり，"価格"という質の一要素に悪影響を与える．効率を上げること自体は目的ではなく，効率化は，顧客，社会に受け入れられる，質のよい製品・サービス（価値）を提供するという目的達成手段の一つとして位置づけられる．これが両者の基本的な関係である．

Q&A1の繰り返しとなるが，質向上の取組みによってプロセスなどの要因系の質が改善され，手戻りや待ち時間などのムダが省かれ，適切な経営資源の配分が行われることで，必然的に効率が上がることになる．

医療の現場において，ムダな手続き，必要以上の検査や治療などが行われていないだろうか．そしてこれらのムダによって，必要な結果（情報）の獲得やアクションに遅れが出ていないだろうか．目的達成への一連の業務の流れにおいて，質の良し悪しに重大な影響を与える診療そのものに注力するために，適切かつ合理的な資源配分とプロセス設計によってこのようなムダを省かなければならない．例えば，検査について考えてみるならば，結局のところ，患者から血液を採取し，その（化学）成分を分析し，正しい結果が得られればよいにもかかわらず，その間に不要な手続き，目的不明の手順，ムダの多い分析などが介在して時間がかかっていることが多い．こうしたことを改善することによって，患者視点での合目的性を基本にした効率の向上が進み，総合的な意味で

の医療の質が上がっていく．

　さて，あらためて"コスト削減"，"効率の向上"という方針の意味について考えてみよう．これらを単独で達成しようというのはなく，"質"との関係を理解しつつ，削減，向上するという意味である．すなわち，"目的達成のための合理的な資源投入"という意味であり，ただ単に"削減"や"効率"そのものを目的にしたのでは，その前提であったはずの質向上という目的達成にはほど遠いものとなってしまう．目先の利益を生み出すためだけの効率化，ましてや医療の質を落とす効率化であってはならないことはいうまでもない．

　"質向上≠効率化"という誤解は，世間一般によくある"質のよい医療＝高度な，最先端な，高級な医療"という誤った認識からくるものと思われる．"質"とは，考慮の対象についてのニーズにかかわる特徴の全体像であるから，質がよいことは，必ずしも"高度"，"最先端"，"高級"を意味しているわけでない．質，すなわちニーズ・要求を満たすために，たまたま高級である必要があるかもしれないが，高級だからといってそれがすなわち質がよいことを意味しない．顧客（患者）のニーズ・要求，あるいは使用目的に合っていなければ，いかに高度・最先端・高級であろうとも，質がよいとはいえない．

　こうした誤解は，高価な機器類や設備の導入，過剰な人員による余計なお世話など，合理的でない資源投入に結びつくおそれがある．特に"高級＝よいもの"という概念はコストや合理性を無視したり，軽視しがちであり，上述のとおり，質向上の一手段である効率なくして質のよい医療はなし得ないので，必ずしも正しくはない．患者状態に適応した妥当な医療を常に提供できることこそが質のよい医療であり，高度な，最先端な，高級な医療だけが必ずしも質のよさを表してはいないことに留意する必要がある．

◇ワンポイント◇

効率は，質向上を達成する一手段！　質向上によって，効率が上がる．

Q3 医療の結果は病気の程度や患者によって様々であり，あらかじめどうなるかについて約束できないことも多い．たとえ望ましい状態にならないとしても，仕方がないこともある．病院は，医療の質にどこまで責任を負うべきなのか．

A3 医療の質に対する病院の主たる責任は，"state of the art" の医療を患者に提供することである．ここでいう "state of the art" とは，最先端の意味ではなく，ある時点での根拠ある最適な技術水準をいう．病院は，合理的に適用できる水準の技術を用いた医療を提供すべきである．もし，医師が患者に対してすべての責任を負うという考えをもっているならば，それは間違っている．医師はどんなに優秀とはいえ，人間であり，全知全能の神ではない．医療は，人の命に直接かかわり，ときに侵襲性の高い処置を伴う，特殊なサービス提供ではあるが，通常の取引と同様に "state of the art" の医療の提供までを責任とすべきである．

　医療の特徴として "患者の個別性" あるいは "多様性" が指摘される．上述の責任範囲では，この "患者の個別性・多様性" が配慮されていないと感じるかもしれない．確かに患者には個別性が存在し，同じ診療でも患者によって結果が異なることもめずらしくないが，そうはいっても，患者100人が100通りの反応を見せるわけではなく，ある程度は類型化できる．こうした類型を認識し，このような患者がこのような状況のときには，こんな治療がよい結果を導くことが多いということが分かっているなら，その方法を採用していく．このようにすれば，変化していく患者状態に応じて，これまでの確立した知識・技術から根拠あるとされている方法に従って適切に医療介入していくことができる．"state of the art" として，こうした診療を可能にするプロセスや方法論を確立する必要がある．例えば，類型を特定し，また類型に応じた根拠ある方法を記した標準診断指針・標準治療指針（以下，総称して標準診療指針という）を作成したりするとよい．確立したプロセスや方法論を継続して適用していくことで，病院がもつ医療技術レベルは確実に向上していくことだろう．

　必ずしも個別性，多様性のゆえではないのだが，個別・多様であるとそうな

りやすい現象として，いわゆる"state of the art"が記述されにくいということがある．名医の暗黙知を形式知化することができれば，それだけ"state of the art"のレベルは上がることになる．類型を認識して，類型に応じてベストプラクティスを可視化し，表現するという努力が医療界には必要である．それが，この質問で示唆される，いろいろな患者がいて，どう変化するかが分からず，ある医療介入に対する患者の変化も千差万別であるような現況で，どこまで約束すればよいのか，どこまでやることが期待されているのかという問題意識への一つの有力な対応となる．

以上は，医療だけの話ではなく，あらゆる製品・サービス，業界であっても同様のことがいえる．例えば，現代の航空業界はいまもって，無事な飛行を100％保証できてはいない．医療と同じく生命に危険を及ぼすリスクをもっているが，このリスクが合理的な程度に低く（全世界平均で，約100万フライトに1回の事故），リスクが実現したときの対応（保険など）を受け入れることができるので，顧客は遠いところへ短期間で行けるというメリットを求めて利用している．航空安全については，このように，便益との対比において危険が十分に小さいことと同時に，常に"state of the art"を適用し続ける体制ゆえに，考えようによっては極めて危険な移動手段であるにもかかわらず，これだけ大きな産業として成立している．

医療は，いってみれば明らかな危険を承知で利用する飛行機と異なり，提供を受けないようにすることが難しいサービスである．それゆえ，"state of the art"を適用してリスクを低い水準に抑えることができるサービス提供体制を整えるべきである．

なお，医療の質は，医学的介入による患者状態の変化という結果だけではなく，対人サービスを含むその他の付帯サービスもその対象となる．例えば，迅速な対応，分かりやすい説明，痛みの少ない処置，温かい食事などである．医療の質は患者に受け入れられてこそ意味があるので，この中でも特に，患者の意向と病院側が何をできるのかを話し合い，合意していく努力は欠かすことができない．リスクも含めてあらゆる可能性を説明して理解を得るために，イン

フォームドコンセントの実施や，セカンドオピニオンを求めるような仕組みの整備など，患者の支援を行うことが重要である．

インフォームドコンセントについては，"この投薬は，この根拠に基づく，これこれを目的としたものであるが，リスクとしてこのような副作用が発生する可能性がこのくらいある……"など，すべてを説明し，理解を得たうえで，患者要求を合意に基づき明確にしていくことが重要である．責任を逃れるという意味ではなく，これから行う診療にはどのようなメリットが期待でき，リスクが想定されるのか，患者と医療提供側の双方が共通の認識をもつという意味で重要なのである．

◇ワンポイント◇
患者の個別性に応じた，根拠ある"state of the art"の医療を！

Q4 "患者にとっての質"を第一に考えろというが，医療に対して無知である患者の要求を聞くことが本当によいことなのだろうか．また，医師が考える質と患者が考える質とは必ずしも一致しない．その場合，どちらの質が本当の質なのか．

A4 医療は患者のためにある．このことに異論はないに違いない．しかし，提供側である医療従事者のほうが医療に通じているのに，なぜ素人同然の"患者"のほうを向かなければならないのかについては，疑問が残るところであろう．"患者本位"という考え方が正しいのは，あらゆる取引，関係において，提供側の価値観ではなく，受け取り手によってその質が判断されるからである．

"誰もいない森で木がバサッと音を立てて倒れた．これを音がしたというか"という禅問答がある．この問いに対する"誰かに認知されていなければ音がしたとはいえない"という一つの答えが，"質"にも当てはまる．つまり，誰か（受け取り手）が認めなければただの自己満足にすぎず，"外的基準"（顧客要求）が与えられてそれを満たすような活動を行い，受け入れられてはじめて意味をなすという考えこそが質マネジメントの基本なのである．質概念とは，"目的指向（目的志向）"にほかならない．外的基準として与えられる顧客要求を満たすことが目的であり，そのためのマネジメントが質マネジメントである．医療における質マネジメントを患者の視点で考える理由は，ここにある．価値の受け取り手の認知がなければ意味をなさないため，患者を中心に据えるのである．

ところが，ここで問題がある．医療提供の価値基準を規定する外的基準であるはずの患者が自身の要求を表明しないまたはできないことである．特に専門性の高い医療分野では，患者よりもプロである医療従事者のほうが医療技術やその価値をよく知っているといえる．しかし，ここで医療提供側が自身の理解力を過信し，顧客要求を早計に判断するのは危険である．きっとそうだろう，そうに違いないという提供側の価値観に基づく思い違いによって，患者の真の要求を見逃すおそれがある．患者は，朝と夕とで言うことが変わったり，"苦しいから殺して"のように本当の要望を述べなかったり，無言の場合もある．一方で，患者のいうとおりすることが必ずしも患者にとって最良の結果になる

とは限らないため，患者が発する"無理難題ともいうべき要求"までをも，満たすべき患者要求と受け止める必要はないだろう．

このように，患者の真の要求を把握することは容易とはいえないが，患者によって表明されようとされまいと，その奥に秘められた真の要求を見抜かなければならない．プロであれば，患者以上に患者の真の要求を理解できるだけの知識も経験もあるのだから，自分の価値観ではなく患者の価値観で（場合によっては家族等の関係者の価値観も考慮し）それを斟酌して提供すべきである．患者の視点で自己の専門性に基づき言動することこそが，圧倒的な情報傾斜のある患者―医療者の関係において，専門性をもつ側がとるべき思考様式・行動形態である．その際，公序良俗，法規制の遵守などの社会的側面も当然の患者要求として捉え，総合的に勘案しながら患者要求を斟酌する必要もある．

患者に対して積極的に診療等の専門的な説明を分かりやすく行うことが，患者要求を明確にする一つの方法である．この過程を通じて，患者が長期的に，また深いところで何を望んでいるのかが理解できるようになる．また，そのことを患者にも気づかせながら，患者要求の合意を形成していく必要がある．

最後に"医師が考える質"と"患者が考える質"について考察する．"医師が考える質"は，①患者要求を斟酌した質，②提供側の価値観を中心とした質，に大別できる．また"患者が考える質"は，①真の要求を反映する質，②真ではない要求（短絡的で一過性のものなど）を反映する質，に分けられる．どちらも②では，真の患者要求への距離がかなりある．だが，患者の価値観と医師のそれとは対峙するわけはなく，表層的でない深く考察した結果の患者要求は，両者の①として最終的に一致する．そして，一致に近づけることができるのは，プロである医療従事者のほかにはいない．一層の努力が期待される．

◇ワンポイント◇

医師が考える質と患者が考える質を一致に導くのが医療のプロならではの仕事！　プロなら，素人の要求を斟酌し，その要求を満たそう．

Q5 医療の質と患者満足は同じことを意味しているのか.患者満足を与えられれば,その医療の質はよいといえるのか.患者が満足していなくても,質のよい医療というのは考えられるのではないか.患者にもいろいろな人がいて,すべての患者を満足させることはできないと思うが,その場合,医療の質とは,どの患者の満足のことを意味しているのか.

A5 患者満足を"患者のもつ真の要望・期待を満たすこと"と定義すると,それは"医療の質"についてのいい換えといえる.患者満足が得られるか否かが,医療の質の良し悪しにほかならないからである.

要望・期待は一律ではなく,同じ診療であっても患者Aは満足,患者Bは不満を覚えることもある.このように患者によっても,また同じ患者であっても時と場合によって変わることもある要望・期待を満たすように,医療従事者は対応しなければならないわけで,そのためには患者の要望・期待の範囲や程度をきちんと把握しておくことが不可欠となる.それが分かってはじめて患者満足を得られる医療を提供することができるからである.また,そもそも受け取り手に受け入れられることを目指して"質"を考えるのであり,医療の質と患者満足とは深いところで同一のことを意味しているといえる.

患者の要望・期待には,次のような三つのレベルが考えられる.

　　レベル1:安全な医療
　　レベル2:適切な医療
　　レベル3:"人"としての社会復帰(自立した生活,自己実現が可能な生活など)

レベル1は基本であり,レベル2は必要最低限の要望・期待と考えるのが一般的で,少なくともレベル2の要望・期待には応えて患者満足を得なければならない.レベル2までを誰に対しても当たり前に提供できるのであれば,レベル3をも目指していくとよい.提供側である医療従事者は,レベル1,レベル2の必要最低限の要望・期待に確実に応えられるようにするために,根拠ある診療方法等を把握し,実際に適用していかなければならない.

"医療の質=患者満足"という構図を確たるものにするためには,患者の理

解も欠かすことができない．医学的にみて，患者が望んでいるはずのない結果であっても，患者は満足することがある．これは，患者満足は医療への期待と現実との差で主観的に語られるにもかかわらず，医療という高度な専門性をもつ領域ゆえに，医療従事者への依存度が高いこと，正しく判断するために必要な知見をもち合わせていないことなどが原因である．このように，本来同一であるはずの医療の質と患者満足とが必ずしも一致していない場面が少なからずある現在，医療の質＝患者満足として正当な評価を得ていくために，医療従事者と患者との十分なコミュニケーションを通じた患者の"能力"の向上が必要である．どのような製品・サービス分野にも通用する原則として，"良質の製品・サービスは顧客が作る"ということができる．

◇ワンポイント◇

"患者満足＝医療の質"があるべき姿！

Q6 何だかんだいっても，結局は医療の質的レベルは医師の能力で決まるのではないか．優秀な医師を採用することが医療の質向上への早道ではないか．

A6 医療の質において，その良し悪しに医師の能力の占める比率は非常に高く，重要な一要素である．だが，それだけで決まるものではない．また，優秀な医師を"24時間いつでも，あらゆる患者のどのような疾患に対しても，常に正しい判断と診療を行うことができる，完璧を絵に描いたような医師"と定義すると，そのような医師（人間）は事実上存在せず，もしいたとしても医療の質向上への早道にはなり得ない．チーム医療で進められている現在の医療において，医療の質は，各役割を担う個々人が十分に能力を発揮し，それらがうまく連携してどれだけ質のよい医療を提供できるかにかかっていることからも容易に理解できよう．

　一般に質・安全を達成するためには，とにもかくにも当該分野に固有の"技術・知識"，すなわち固有技術が必要である．次に，これらの技術を適時適切に適用して目的を達成するための"マネジメント"が必要である．この方法論を固有技術との対比で"管理技術"ということがある．さらに，こうして確立された製品・サービス提供システムにおいて，十分な知識，スキル，意欲をもつ"人"もまた必要である．医療においても同様で，診療に必要な医療知識・技術の体系が存在し，それらの知識・技術を必要なときに適切に適用できるようなマネジメントの仕組みが必要であり，さらに医師を含む医療従事者の質が確保できなければ，医療の質は向上しない．

　チーム医療のように，専門領域の異なるメンバー（医師，診療補助に従事する看護師，薬剤師，検査技師など各種医療技術者のコメディカル）で構成された組織を組み，それぞれの技術レベルを最大限に引き出し，きちんと連携して業務を遂行すれば，注力すべきところに集中でき，コミュニケーションミスによる患者状態把握の遅れなども回避可能になるので，医師だけが孤軍奮闘する医療提供の方法に比べ，はるかに質の高い医療を提供することができる．

　組織として有効に機能するために，個人の努力はもちろん大切である．しか

し，限界もある．ならば，集団組織としてもっている医療に関する知識・技術を最大活用していくべきであろう．関係者の知を集結し，患者状態に適応していくことを念頭に入れて議論をしながら，最適な根拠ある技術・方法論が組み込まれた，標準診療指針や手順書などの標準類を作成し，共有化するとよい．作成にあたっては，"当たり前のことを確実にする"ことを目的にしなければならない．つまり，医療の質のレベルとしてよくいわれる，①失敗しない質，②ばらつきが少ない質，③卓越した質，の3段階のうち，これまでは③を追求してきた傾向が強いが，そうではなく当たり前のことを確実にできることのほうが多くの患者にとっても，医療の質全体としても重要なのだから，①および②の確実性を上げよう，ということである．少なくとも①および②は標準化が可能であり，標準診療指針などを策定することによって当たり前のことが確実にできるようになる．例えば，盲腸の場合には小さな傷口で確実に治す，ということをどの医師でも当たり前に自然体でほぼ100％実現してしまう技術・方法論［技術普遍化技術：目的を達成するための確立した方法論（技術）を普通の人々が適用して（普遍化）効果があるようにする方法論（技術）］こそが重要で，それを組み入れた標準診療指針などの標準を策定し，共有化すれば，優秀な医師を獲得しなくても質を上げることができるのである．もちろんそれら標準類は一度で完璧なものは作れないので，適宜会議等で見直しながら改善し，適用していく必要があるが，病院のもつこのような標準診療指針のほうが重要で，適宜内容を更新した有効な版を実用すればするほど医療の質向上に貢献する．その意味から，奇跡を起こす医師はもちろんいるにこしたことはないが，社会技術としての医療の視点からは，前線の病院のすべてにいることを期待する必要はない．

　以上のように，個人に頼るよりも，チームなどの組織的な連携を図り，根拠ある標準類による仕事のやり方に従い業務を遂行することによって，完全性を目指していくほうが医療の質向上への早道である．このような取組みは，組織全体のシステムとして有機的に行われるべきで，そこで有効なのが質という目的を達成するための仕組みや業務のやり方を組織的に管理するための質マネジ

メントシステム（QMS: Quality Management System. 以下，QMSという）である．QMSは，標準診療指針などの知識・情報と，人，モノ（材料，設備等），金などの経営資源で構成される．QMSの全体像である質保証体系図からも分かるように，図示されているすべてのプロセスやそれに基づく医療従事者の適切な業務遂行などが有効に機能することによって，システムで質が保証できる．QMSの一要素として先に述べた取組みを行えば，一層効果的な質向上への寄与が望める．

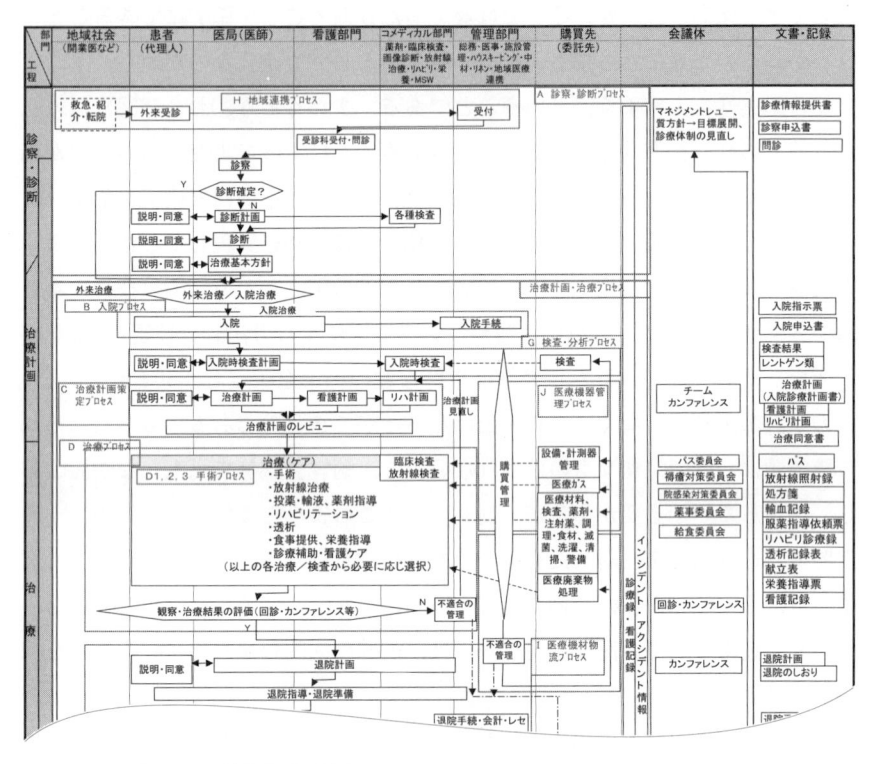

図 1.1 質保証体系図 ［図の全体は，例図 2-a（297ページ）を参照］

─◇ワンポイント◇────────────────────
　当たり前のことを確実にするために，チーム活動と知の共有化を！

Q7 質特性，評価尺度，管理項目がきちんと整理および定義されていないのに，質向上を目指すことができるのだろうか．

A7 質のマネジメント（向上を含む）のためには，マネジメント（管理）のサイクル，すなわちPDCA（Plan：計画，Do：実施，Check：確認，Act：処置）サイクルを回すことが基本となる．PDCAのP（Plan）において実施すべきことを展開してみると，①目的を明確にする，②目的の達成度合いを測る尺度（管理項目）を決める，③目標（管理項目に関して到達したいレベル，管理水準）を決める，④目的達成に必要な手段（標準診療指針，手順書，パスなど）を決める，ということになるであろう．さらに，実施（Do）の結果の確認（Check）において，②で定めた管理項目によって目的達成度合いを把握し，処置（Act）の段階において，その差異の解消，原因の除去を行いさらなる向上を目指す．こうしたマネジメントの原則を考慮すると，質のマネジメントのためには，質特性を技術的に定義し，それに応じた評価尺度，管理項目を明確にすることが重要であることは間違いない．

ところが，いつでもどこでも管理項目を過不足なく完全に明確にできるかといえばそうではない．顧客要求の把握が間違っていたり，把握はできても適切な尺度へ変換できないこともある．その結果として，顧客要求に適合しない設計となり，その製品・サービスが売れないということになる．患者満足と簡単にいうが，患者の要望・期待の全貌を構造化し，体系的に過不足なく記述することは極めて難しく，また全貌を言語・概念として書くことができたとしても，要望・期待の達成度を測るための適切な尺度を設定することも難しい．したがって，マネジメントにおいて，管理項目として，もちろん客観的，定量的な尺度を設定する努力は必要であるが，その製品・サービス分野の技術の成熟度に応じて，要望・期待を体系として捉えることが難しかったり，適切な技術的特性が確立していないことも多々あるため，このような管理尺度を常に完全に設定できるとは限らないということを覚悟しておいたほうがよい．

では，管理尺度をきちんと定量化，項目化して設けることができなければ質向上ができないのかというと，そうではない．例えば，個々のケースにおける

顧客の声，態度，動向や受け止め方などを洞察し，何が顧客に好感を与えているのか，不満に感じている事項は何なのかなどを整理，分析し，仮説を立て検証していくことによって，提供している製品・サービスの質のレベルをある程度把握でき，質向上に役立てることができる．極端な場合，不満・問題の改善を積み重ねることによって，管理尺度を設定できなくても質向上を目指すことはできる．この活動を繰り返していくうちに，顧客の声や問題の様相を端的に表現する尺度を見つけることができるだろう．そして，完全な体系ではなくても，部分的にでも尺度を設定して質マネジメントを進めていけば，それまで把握できなかった質特性やより適切な尺度が見えてくるようになり，高精度な尺度が整理されてきて，質マネジメント，質向上を進めるにあたってその効率やレベルが向上されていくであろう．医療における質向上についても，同じように進めていきたい．

　質のマネジメントのためには，質を定義しレベルを計るための質特性を決めて，その特性について，目標と実態の差を認識し，もし差があればワクチン注射のような即効性のある処置をする……，というような図式を考えやすいが，マネジメントとはそれほど単純でもないし，簡単でもない．一般に，適切な管理特性を設定することは極めて難しいことである．ほぼ自明な特性があるかのように考えているとしたら，危険である．その管理において"目的"としていることは何か，その目的が達成できているかどうかを端的に把握するにはどのような特性を見ていればよいか，という質問をしてみるとよい．適切な特性が見つからないときには，目的としていることに関して，よいときと悪いときとで何が変わるか，と自問してみるとよい．

◇ワンポイント◇

定量的な尺度があればそれにこしたことはないが，ないからといってあきらめることはない．顧客の声や態度などを洞察し，改善を繰り返すことで質向上を目指せる！

Q8 質と安全との関係はどうなっているのか．

A8 製品・サービスの提供における"安全"には，少なくとも二つの側面がある．一つは，提供する製品・サービスの安全性で，医療においては患者に対する安全である．もう一つは，製品・サービスの提供側の安全，労働安全で，医療においては医療従事者に対する安全である．製品・サービスの安全性は，その製品・サービスに対するニーズ・期待にかかわる特性の一部であるから，明らかに質を構成する一要素となる．安全は要求として明示されなくても暗黙の了解で基本として考えるべき質の一部で，最優先で考慮すべき質の最低ラインである．労働安全は，質のよい製品・サービスを提供するために，必須の条件である．

製品・サービスの安全の捉え方として，同じことが米国医療の質委員会／医学研究所が示している医療の質の三つの領域に関する見解からも読み取れる．そこでは，医療の質には，①医療事故による傷害がないこと，②現在の医学知識を反映した最善の医療サービスを提供すること，③患者個々人の価値観と期待に適合する医療サービスを提供すること，という三つの領域があるとしている．このうちの①は安全に深く関連しており，安全を質の一要素とみなしていることは明らかである．

この捉え方が基本原則ではあるものの，中には，安全確保を最優先するという原則を遵守するのが難しい場合もある．上述の例では安全を医療事故に限定しているが，この安全を"リスクのない，あるいは極めて低い"ことと定義して，例えば，リスクの高い治療法でなければ助かる見込みがない疾患に対する質のよい治療とは何かを考察してみるとよい．この場合は，選択した治療法に伴うリスクを考慮に入れたうえで，患者（および家族）が何を望んでいるか（危険を承知で生き残る可能性に賭けたいのか，残された人生を穏やかに全うしたいのか）という視点から，総合的な質のよさを追求し，安全を優先させるべきか否かを考えなければならない．患者にとっての質のよさを求めた結果として，危険であっても治る可能性に賭ける選択をすることは当然あり得る．

同様に，労働安全についても，医療従事者は患者のためにどこまで危険を犯

すべきかという判断に難しさが伴う．肝炎，ハンセン病等の感染の問題などで，医療従事者にも影響を与え得るときには，患者のためにならないかもしれないが患者に近づかないことはあり得る．それでもできる治療は模索すべきで，医療従事者への防護策を講じたうえで患者の診療にあたるようにするなど，組織として万全の体制を整え対応する必要がある．防護策などに限界があれば，組織として，患者のためにならなくても医療従事者を守る措置をとることもある．この場合，患者への安全を犠牲にして，医療従事者の安全を優先させることになるが，この判断は非常に難しい．その時代の技術レベル，社会の価値観，医療従事者の価値観，正義感，常識などに依存せざるを得ない．

―◇ワンポイント◇―――――――――――――――――――――
 安全は質の重要な一要素！
 医療ミス，医療事故がないことは，質のよい医療の最低条件である．
 治療に伴うリスクは，治癒の可能性などのベネフィットとともに，
 治療の質を構成する要素として考慮される．

Q9 質マネジメントシステム（QMS）とは何か．

A9 質マネジメントシステム（QMS: Quality Management System）とは，質にかかわる日常の様々な活動を有機的に関連づけ，統括的にマネジメント（管理）する仕組みである．また，QMSは質に関する方針および目標を定め，その目標を達成するためのマネジメントシステムで，プロセスと資源（人，モノ，金，情報）からなる．QMSにおいては，複数の人間・部門が協力して，経営目標を達成するためにプロセスの質や資源の質の管理等を行うことになる．

質を保証するために，各部門が，各段階で実施する様々な活動の相互関係を表した図を，質保証体系図という（図1.1参照）．病院でのすべての業務の体系を示した質保証体系図によって，個々のプロセスがQMS全体のどこに位置し，他のプロセスとどう連結し関連しているのかを理解することができる．

QMS構築の目的は，顧客満足（患者満足），換言すれば安全・良質な医療の提供にある．その目的達成のためには，何が必要であろうか．第一に，医療の固有の知識・技術は，再現可能な方法論として欠かせない．しかし，それだけでは十分ではない．それらの知識・技術を活かすためのシステムとして，手順やその手順に従って働く人や用いる設備，機器類などの資源が必要である．

（業務）手順は，業務目的を達成するために必要な知識・技術を，誰が，いつ，どのような形で適用していくかを規定するものと考えることができ，知っていることを組織的に活用する方法を与えるものである．経営資源としての人は特に重要で，その質を高めるために，人をどのように動かすべきか，人にどういう能力をもたせるべきかを考えたうえで，教育・訓練，人材開発や動機づけ，意欲をもたせるような仕掛けなどを設けるべきである．固有技術を十分に発揮するためには，多くの人たちがある特定の目的に向かって，お互いの役割を認識し，協力して達成していけるような枠組みが必要で，そういう意味でもQMSが大いに役立つ．製造業における経験では，失敗の90%以上は，固有技術があるにもかかわらずQMSの成熟度の低さが要因となっている．このことは，現在保有している技術レベルが上がらなくても，QMSを改善すれば質向上につながることを意味している．

例えば"与薬"というプロセスでは，患者を中心として様々な職種の連携があってはじめて患者に処方される．このうちの"注射の仕方"という固有技術だけを改善しても，これを取り巻く一連の流れが相互の業務の円滑な連携によって実現されなければ質がよいとはいえない．相互間の連携がうまく図れなかったと想定してみる．これによって発生し得る，例えば待ち時間の長時間化は，いくら注射が上手だとしても，質全体としての患者の抱く印象は決してよいものではないと容易に想像がつく．オーダーが流れたときの確認の仕方や，検査の結果が医師に届くまでの手順など，与薬プロセス全体が改善されなければならない．このようにバラバラではなく，相互に関連する業務プロセスとして，有機的なつながりを意識したシステムを構築することに QMS の意義がある．

また，改善が絶え間なく随所でなされていたとしても，それらが QMS 全体として有効に機能していなければ意味がないのは当然である．そのためには組織全体が一つのシステムとして機能するようにしておかなければならない．まず，トップ自らが組織の質方針（質に対する方向づけ）を正式に表明する．組織全体の質方針に基づき，部門，階層ごとに具体的な質目標へ展開する（Plan）．質方針と質目標を達成するために，QMS を運用する（各人がやるべきことを遂行する）(Do)．内部監査やマネジメントレビューによって，運用結果をもとに QMS の有効性をチェックする（Check）．その後，QMS の改善へと進める（Act）．このような QMS の全体を覆う大きな PDCA サイクルを回していくことで，筋の通った組織的で継続的な改善が期待できる．

QMS に組み込まれたあらゆるシステムは，そのシステム自体を改善・改革するサブシステムをもつべきである．自身を変化できるシステムにしないと形骸化していく．個人個人が勝手気ままに改善を進めるのではなく，同一の方向に向いた組織的な改善を進めるための仕組みが QMS である．

◇ワンポイント◇

固有技術のレベルを上げ，それら技術の埋め込まれたプロセスと資源を運用できる QMS を構築しよう！

Q10 質を向上させるためには，何から始めればよいか．

A10 まず医療従事者に質そのものの概念を理解させることが，質向上の第一歩である．その際に，あわせて質向上への取組みの原則を理解してもらうことができれば，より効果的であろう．次に，質を確保し得るプロセスを確立し，さらに QMS の構築へと進めるとよい．

最初の取組みとして，"質とは何か"，"お客様は誰か"，"組織の使命や目的は何か" といった基本となる質概念を，病院内の医療従事者全員に理解してもらうようにするとよい．取組みの軸となる質概念の共通理解なくして，有効な質向上はなし得ないからである．また，質向上への取組みに際して，次の原則を理解してもらうことも重要である．

　原則1：患者本位
　原則2：プロセス指向（プロセス志向），システム指向（システム志向）
　原則3：全員参加
　原則4：失敗の研究

"患者本位" については，Q&A 4 で述べているので割愛する．"システム指向" とは，例えば何か問題があった際に，個人ではなくシステムに目を向けることをいう．満足な結果を得るためには，その結果に影響を与えるシステム（プロセス，資源）に着目し，その要素に求められることを明確にして，そのように整え最適化を図る必要がある．もちろん個人の問題にも目を向けるべきではあるが，"To err is human（人は誰でも間違える）" であり，完全に解決することは難しいので，個人の能力に依存せずに誰が実施しても質が保証できるようなシステムを構築し運用するという考え方を指向すべきである．同じ考え方でプロセスに着目することを "プロセス指向" という．

"全員参加" とは，組織の構成員全員の活動は，直接的であれ間接的であれ質に関係しているのだから，全員が自分の持ち場で同じ目的をもってなすべきことを確実にしようという考え方である．"失敗の研究" は，個人の責任を追及するのではなく，失敗は現在のシステムや技術の不備や弱さが現れた結果であるから，その失敗を研究して将来に活かせる教訓を得ようということを意味

している．以降は，この原則に基づき，プロセスの確立，QMS の構築へと進めていく．

プロセスとは，"インプットをアウトプットに変換する，相互に関連する又は相互に作業する一連の活動"と定義される（ISO 9000）．要点は，インプットからアウトプットへの変換であり，所望のアウトプットを得るために，どのような活動・業務を行うかを考察することにある．すなわち，よい結果が得られるようなプロセスの条件，プロセス中で確認すべき事項を明らかにして，これらを標準化して，標準どおりの業務を行うような体制を構築することが期待される．さらに，活動の結果，目標と実績に差があれば，その要因を解析して，よい結果が得られるようなプロセスの条件に改善し，最もよい仕事のやり方に改めていく．

このような，質を確保し得るプロセスを確立するために，地道な活動が必要である．例えば，現在の業務のやり方を知ることから始めるとよい．そして，原則を意識し，最適なプロセスの姿と，現在のやり方の差異を見つけて改善し確立していけばよい．苦情，事故，ヒヤリハット，待ち時間などの評価項目（管理項目）によって改善の必要性を判断し，質の悪さを表すこのような管理項目の実績を減らすようなやり方に改善していくこともよい方法かもしれない．また，人によって同じ作業でもばらつきがあれば，人によるばらつきが起きないような技術的根拠に基づいた標準的なやり方（パスなど）の設定（改訂）を行い，関係者全員に周知徹底し，実行に移していくことも望ましい．

次の段階として，このようにして確立したプロセスのうち，患者満足の達成に必要なプロセスを明確にし，その目的を達成できるような QMS を構築する．つまり，必要な QMS 要素の特定とそれら要素の相互関係の定義づけを行い，プロセスのネットワークを作り，その全体をシステムとして運用するために PDCA サイクルを回す方法を決める．"PDCA サイクルを回す"とは，業務の実行にあたって，計画（Plan）し，実施（Do）し，それがうまくいっているかをチェック（Check）し，うまくいっていなければ処置（Act）をとることで，改善の基本的な考え方である．PDCA は1回転だけではなく，継続的に

回転させることに意義があり，それで"回す"といわれるようになった．

　実際に，構築したQMSを運用するためには，質に関する方針および目標を決め，その実現のために定めたプロセスを動かし，その有効性を継続的に改善していく必要がある．QMSという体系的な仕組みのもとで全員参加による改善・改革を進める，または，改善・改革を進めながら体系的な仕組みを構築することが望ましく，最終的には図1.2に示す仕組みが構築されていればよい．

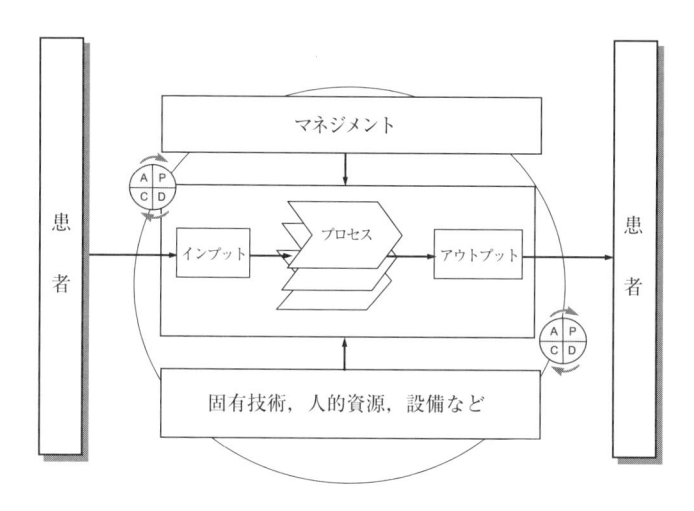

図1.2　QMSモデル

◇ワンポイント◇

医療従事者に"質概念"と"四つの原則"を理解させることから始めよう！

Q11 医療は患者一人ひとりに対応する業務であり，製造業のように同じものを生産する業務とはずいぶん違いがある．"質マネジメント"という考え方は，医療にはあてはまらないのではないか．特に，質マネジメントの基本的考え方である"標準化"は，個人差の大きな医療において有効とは思えない．

A11 質マネジメントは，製造業においても，生産だけではなく，設計などの上流工程においても実施されていることからも分かるように，同じものだけではなく，同じようなものを生み出すシステムの運営にも効果的に適用できることが分かる．例えば，製造業における典型的な設計とは，同じような材料を使い，同じような動作原理を適用して，同じような構造で，似てはいるが少し異なるニーズに適応するように，具体的に材料，構造，寸法などの仕様を決めることで，この質を上げるために，質マネジメントにおける"プロセス指向"という基本的な考え方を適用してきた．すなわち，"よいプロセスがよい結果を生む"という考え方を理解し，よい結果をもたらすプロセスはどうあるべきかについての知見を得て，それを参考によいプロセスに固定していくということを進めてきたのである．

よい質を得るために必要な方法論，知識・技術を体系化して理解し，それらを適用できるような仕組み・システムを構築し，管理していくことが質マネジメントの本質である．この本質に業種の違いはなく，実際，建設，ホテル，航空などのように，顧客一人ひとりに適したサービス提供を行っている業種においても，質マネジメントという考え方は重要視され，効果を上げている．

そもそも質マネジメントとは，顧客の要求に確実に応える製品・サービスを一貫して提供するために必要な手段の体系であるから，その意味からいっても業種を問わないのは当然で，工業的に同じものを大量生産することを目的としたものではないことは明らかである．

なお，質マネジメントでいうマネジメントとは，目的を達成するためにPDCA（Plan：計画，Do：実施，Check：確認，Act：処置）のサイクルを回していくことである．Pにあたる活動として，例えば標準化があげられる．業

Q&A 11

　務上のトラブルが種々繰り返し発生する原因を追究していくと，仕事のやり方について手順が明確になっておらず，その結果としてトラブルが発生しているケースが多い．この点について，事前によく検討して，その手順をマニュアル，要領，指示書などの標準類で明確にしておこうという考え方が標準化である．

　もちろん，業種による製品・サービスの違い，適用している技術の相違はあるので，それぞれの業種，業態に応じた質マネジメントを行っていく必要がある．特に医療は"患者の個別性"の対応が特徴的であり，これを踏まえた医療の質マネジメントをどのように行うべきかについてよく考えなければならない．

　医療においては，ある治療を行うと，それに応じて患者の状態が変わるという結果が得られる．よい結果を得るために，患者状態に応じてどのような医療介入をすべきかについて，あらかじめ十分な体系的知識をもっていなければならない．患者は多種多様であるので，患者状態の類型を認識し，類型ごとに適切な診療方法を知識として蓄積し，それを患者状態に応じて適用していくとよい．このように患者の個別性への対応については，ケースバイケースで行うとしてしまうのでなく，類型に応じてある程度標準的なもの（標準診療指針など）を採用することが大切である．この標準化ができれば，医療プロセスにおいて患者状態に応じてよい方法を適用していくことが可能となる．また，標準的なものにあてはまらない場合には，その都度患者状態に適応して対応していくことになり，医師としての全知全能をここに注力するためにも標準的な診療指針の存在価値は大きい．医療の質に大きな影響を与えるのは医療固有の技術・知識であり，それらを多様な医療従事者がチームとして活用できるように標準化し，システムとして運用していくことが重要である．

　"患者の状態は多様で，個人差のある人間（体）を相手とする医療において，標準化という考えが有効なはずがない"と考える医療従事者も多いかもしれない．しかし，標準化は，画一化でも固定化でもなく，特殊な対象に十分な資源を集中するために役立つ考え方で，導入するだけの価値がある．"画一化"とは患者の状態にかかわらず，いつでも同じようにすることである．一方，"標

準化"とは患者の状態に応じて最もよいやり方を確実にできるようにすることをいう．例えば，定型的な業務の遂行など，ことさら創造性を発揮する必要のない事項を標準化すれば，考えなくてよいところを考えずにすみ，その分患者の個別性への対応に注力できる．標準はムダな思考・作業をなくすことで，内在していた事故（患者の取り違えなど）の回避にもつながる．

　決めることができる事項，決めたほうがよい事項を標準化すればよく，患者の個別性については，ある条件のもとで一番うまくいくやり方を可能な範囲で決めればよい．標準化は独創性の基盤であり，標準化のうえに個別化医療が構築されるのである．

◇ワンポイント◇

"プロセス管理"とは，よい結果が得られるようなプロセス条件を決めて管理することであり，業種を問わず適用できる．
"標準化"とはベストプラクティスの適用，知識の再利用であり，これまた業種を越えて適用できる．

Q12 QMS は，みんなで取り組まなければいけないのか．また，みんなで取り組むとしても，実際には"部門間・職種間の壁"があるため，なかなかうまくいかないと思うが，どうすればよいのだろうか．

A12 あらゆる組織は，人，モノ，金といった経営資源を運営し，顧客や社会に対して価値を提供するために存在している．この組織に，直接的にしろ間接的にしろ，価値，すなわち質にかかわらない人はいるはずもない．総務部門のように，製品・サービスに無関係と思われる部署も，直接的に製品・サービスにかかわる部署が働きやすい環境を整備するなど，よい製品・サービスのために間接的に貢献している．このように質は全員の寄与によって達成可能なのだから，QMS はみんなで取り組まなければならないのである．現に，QMS の姿である質保証体系図には，間接部門を含む医療従事者すべての業務が示される．

現場の第一線が参加する重要性は格別である．顧客満足を得ようとする際，顧客の要望・期待や問題の実態を一番よく，また早く知るのは，ほかでもない現場の第一線で働く営業マン，作業者，事務員などだからである．管理職や質保証部門だけが取り組めばよいというものではない．全員参加によって，現場の第一線の人たちに自主性，主体性，積極性や問題・改善意識が芽生えることにもつながる．

しかし，全員参加には落とし穴がある．真に全員参加の意義を理解していなければ，全員参加でお神輿をかつぐのだから，自分だけは少し手を抜いてもよいだろうという甘えが生まれ，これがこうじて誰も積極的に仕事に参画しないということにもなりかねない．質マネジメント分野で長年用いられている概念"後工程はお客様"はこの落とし穴を回避するのに適している．

工程には，自らが担当する工程（自工程）と，自工程の前の工程（前工程），自工程の結果を受ける工程（後工程）がある．チーム医療を想定すると分かりやすいが，多くの業務は単独ではなく互いに関連しており，次から次へとバトンタッチされ進行していく．与薬プロセス一つをとってみても，職種間の上手な連携がなければ質のよい医療が提供できないことから，関連工程の有機的連結が重要なことは自明である．一部の工程で不備があれば，それが次の工程に

も引き継がれ，最終的な製品・サービスにも悪影響を与え得る．"後工程はお客様"とは，後工程の担当者を内部顧客（お客様）と捉え，自工程で質のよい製品・サービスを作り上げ，後工程に引き渡すことが最終的な製品・サービスの質保証へとつながるという概念である．

　この概念に基づき，自工程の顧客（後工程は誰で，何をする工程か）を理解し，自工程の目的・役割を認識し，自工程のあるべき姿を考察するとよい．また，工程間のインターフェースの明確化や工程間のコミュニケーションをよくすることも欠かせない．この際に，医療事故，患者満足度などの共通的なデータ（数値）を仲介役とした横断的な意見交換の場をもつのも一案である．このように，"後工程はお客様"の概念に基づけば，組織全体の目的を達成するための自分の役割，責任を認識できるため，内向き（自分の価値観）ではなく，外向き（お客様の価値観）で客観的に視野を広げた見方ができるはずで，当然のことながら，部門の壁は解消していく．この概念を浸透させ，それに基づく実施事項をきちんと行っていけば，部門間・職種間の壁は払拭されるであろう．

　以上のように，上手な連携を図るために，個人個人が自分の役割を確実に果たし，次のプロセス，またその次へとすべてが有機的に機能していくことが質向上にとって重要である．全員参加で，プロセス，資源等が有機的につながったQMSを構築すべきであり，QMSの一部として位置づけられている自分たちの持ち場で，各々がQMSにかかわっていかなくてはならない．これまでの病院では，誰かがイニシアティブをとって組織横断的に質向上を進めるような組織風土になかったかもしれないが，全員参加によるQMS構築は，全員がその気概をもち，現実に改善を進めるメカニズムをもち合わせている．QMS構築にあたっては，現場の声を聞き入れ，現実的で効果的なシステムにすることが重要であることに留意してほしい．

──◇ワンポイント◇──
　質に無関係な人はいない．"後工程はお客様"の精神で意識改革を！

Q & A 13

Q13 QMS 導入によって，現場は忙しくなるのか．

A13 QMS 導入時は慣れない考え方に基づく作業となるため，一時的とはいえ忙しくなるであろう．また，QMS 導入によっていままでしていなかったことを行うため，やることが増え，忙しくなったと思うに違いない．しかし，それは質のために本来しなければならなかったことをしているにすぎず，いままでの不合理を廃し，目的達成のために合理的な業務システムを設計，構築，実施するための産みの苦しみである．

　QMS 全体の目的を達成するために，誰が何をするかを明確にして，合理的に仕事が計画されて，それを確実にそのとおり実施し，運用していくようになる．これによって，価値のある仕事だけが効率的になされ，価値のない仕事はなくなり，結局はムダのない仕事だけが残っていく．もし QMS を正しく運用した結果として，忙しさが変わらないようであれば人を増やすべきである（きちんと QMS が構築，運用されていればあり得ないはずだ）．ただその前に，忙しさの起因は QMS にあるのでは，と一度は疑いをもち，適切な資源配分になっているかの観点から見直しを行う必要がある．例えば，仕事の分担（その職種でなければできない仕事以外はほかの職種に任せるなど）やコミュニケーション（互いがチームで働いていくために必要のないコミュニケーションはしないなど）が適切かについて見直すとよい．

　上述のとおり，合理的な QMS を構築し，適切に運用したら，忙しくなるはずなどなく，実施すべきことやその意義が明確になり，働く意欲や士気も向上するであろう．本来，QMS によって業務は楽になるはずであり，ただ単に ISO 9001 などの QMS モデルを，何ら深い考えもなく現在の仕事に上乗せして導入すれば，忙しくなるのは当たり前で，そればかりでなく，有効な QMS にはなりにくい．これを達成するために有効な QMS を構築する，という固い決意のもとで進めていく必要がある．

◇ワンポイント◇

QMS は合理的な仕事の進め方をもたらし，活気ある職場を生む！

Q14 質向上のためにQMSを導入するにあたって，コストはどのくらいかかるのか．

A14 現在まがりなりにも機能しているQMSに新しいQMSモデル要素を建て増しすると考えると，コストアップになるだろう．また，質のために高級な技術を使わなければならないと考えても，設備投資等でコストアップにつながるだろう．しかし結局のところ，組織（病院）が顧客（患者）に受け入れられる製品・サービス（価値）を提供するという目的を達成するために，質は必須であり基本なのだから，質に伴う費用はコストというより投資と捉えるべきである．QMSの導入，構築という変化に伴って当然費用はかかるけれども，教育・研修や人材育成制度の構築などは計り知れないリターンの可能性を秘めた投資である．いくら使って，どれくらいのリターンを得るかという感覚で，合理的な資源投入を行い，質，患者満足が得られるようにQMSを設計していく必要がある．

　質に必要な費用を投資と考え，どれほどのリターンがあるかを考慮して，妥当な投資額を定量的かつ確定論的に検討することは難しい．例えば，表 1.1 は，質にかかわるロスを，目に見えるかどうか，内部か外部かという視点で分けて整理したものである．これらのロスを減少して，総合的にプラスとなるような投資を考えてみたい．

表 1.1　質ロスの考え方

	外　部	内　部
目に見えるロス	クレーム	やり直し・手戻り（不良品）
目に見えないロス	売上げ減	機会損失

　目に見える外部ロスであるクレーム処理にかかる直接費（廃棄・修理，交通・通信，人件費，賠償など）が，売上高比1%を超えると経営的に問題が生じるといわれる．たかが1%かもしれないが，内部の手戻りがあったり，クレーム処理に優秀な人材をとられることによる新製品開発の遅れなどの機会損失であったり，評判の低下による潜在顧客を含めた顧客離れにもつながるので，

実際のクレーム損失は 5～10％程度に相当すると考えられる．内部の見えるロスである不良についても，直接的な損失の数倍の被害を想定し得る．これらの額を正確に見積もることは，起きていないこと，見えないこと（顧客離れ，機会損失）ゆえに原理的に不可能である．

　正確には見積もれないけれども，相当に大きいことは想像に難くなく，質が達成できないためにコストがかさむという悪循環を断ち切り，質ロスを起こさないための予防や評価などの質への投資として，売上の 3％くらいかけても損はしないというのが工業界の常識である．また，一見したところ質に無関係と思えても，実は質に起因して効率を下げたり，コストアップとなっている問題が多く，これらを考えても，質向上への投資はかなりかけてよいこと，そしてその額の妥当性，形式的根拠をこまごまと述べることの空しさを理解してほしい．

　例えば，ISO 9001 を活用した QMS の導入にかかわるコストについて考えてみたい．QMS 担当責任者，専任のリスクマネジャー等の人件費や医療従事者の教育研修や改善作業に伴う費用といった内部的なコスト（投資）もあれば，コンサルタント料，ISO 9001 に基づく QMS 審査登録料といった外部的なコスト（投資）も考えられる．その金額は，病院の従業員数，審査登録の希望の有無などによって異なるため，一概にはいえないが，この中で審査登録料など直接のコストは微々たるものである．

　専任ポストに要する人件費，導入準備，システム改善に必要な内部人件費が主たるものである．特に改善については，医療従事者が本来の業務に上乗せして行うことになるが，組織として当然実施すべきことをしていなかったこれまでのツケを払っているようなものともいえる．いかなる組織も，その経営システムの中には改善のためのサブシステムを組み入れなければならず，これまでかけてこなければ余計なコストに見えるかもしれない．しかし，このマイナスは一時的なものであり，最終的にはシステム全体の効率や有効性が向上し，それ以上の効果が得られる．

　なお，外部的なコスト（投資）であるコンサルタントはできる限り活用しな

いか，ポイントに限った活用に限定して自力で取り組んだほうが，それらの活動を通じた質，質マネジメント，QMSへの理解の深さ，QMSへの愛着，現場に即した真に役立つQMSなど，あらゆる面で効果的と思われる．

必要な投資をしなければ質向上はなく，QMSは質向上のための必要な投資に値する．QMS導入という投資の結果として本当に質が向上すれば，経営目的との適合性からみても望ましく，すぐにとはいえないかもしれないが，長期的には投資を上回る効果が期待できることを強調しておきたい．

◇ワンポイント◇

QMS導入は質向上のための先行投資！

必要な投資なくして質向上はない！

Q15 ISO 9001 と病院機能評価とは何が違うのか．医療においては病院機能評価があるのだから，それを利用すればよいのではないか．ISO 9001 を利用することに何の意味があるのだろうか．

A15 ISO 9001 と病院機能評価との大きな差異は，QMS の運用が線（継続的）か点（断片的）かというところにある．ISO 9001 は，PDCA サイクルを回すことによって継続的な活動となるのに対し，病院機能評価は，C と A の考えが十分とはいえず，せっかく構築したシステムが改善されることなく放置される可能性がある．継続的な質向上が ISO 9001 のメリットである．

　要求事項の観点から見れば，病院機能評価は，病院の評価・活動に特化されていて具体的であり，医療従事者にとって分かりやすい．ただその一方で，何のためにその要求事項に対応しているのか，目的意識があいまいになるという弊害も生じやすい．また，そもそもその具体的な要求事項がすべての病院に対して共通に適しているかという懸念もある．そうはいっても，病院機能評価によってできあがった仕組み・手順に上述の C と A の概念を補っていけば，ISO 9001 にこだわる必要はない．

　一方，ISO 9001 は，あらゆる組織に適用可能なため，具体的な要求事項ではないが，自らの組織に合った QMS を構築可能にする．つまり，ISO 9001 は構築にあたり十分な検討時間を要するかもしれないが，その分だけ目的意識をしっかりもつことができる．病院機能評価が，病院にとって必須の取組みであるのに対し，ISO 9001 は，病院の自主性に任されているため，確固たる目的意識をもって取り組めば，形骸化しない有効な QMS の構築が期待できる．

　このように双方ともに得難いメリットがあり，うまく補完して活用するとよい．例えば，病院機能評価の認定を受けている病院も，ISO 9001 に基づく QMS の導入でより効果を上げることができるであろう．

―◇ワンポイント◇―

ISO 9001 に基づく QMS の導入で継続的に改善できる（PDCA サイクルを回せる）体質を定着させる！

Q16 いままでも病院理念を念頭に置き，患者本位の医療を実践してきたと思う．今回改めて ISO を取得するのはなぜなのか．

A16 まず確認したいのだが，振り返ってみて，本当に"患者本位の医療を実践してきた"といえるのだろうか．つまり，患者本位の医療を，理念を"念頭"に置き個人の思いを中心にして進めるというようなレベルでなく，病院全体のシステムとして提供できるようになっているのかどうか問うてみたい．ISO 9001 に基づく QMS 構築の大きな意義は，このシステム化，体系化にある．ISO の審査登録（認証取得）には，QMS がきちんと機能し運用されていることが，独立した専門家である第三者によって認められたという意味がある．患者本位の医療を医療従事者が継続して提供するためには，病院として"患者本位"という理念やスローガンを掲げ，それを実現するために人，モノ，金といった経営資源を合理的に運営し，個人個人が有機的なつながりの中で自分の役割を確実に果たす必要がある．また，それが継続的に実施されるように，全員が同じ方向を向いて自然体で目的を達成できるようなプロセスや方法論を組み込んだシステム化が必要であって，ISO 9001 はそれを可能にする．

そして，ISO 9001 に基づく QMS 構築に取り組む過程で，質保証体系図（図 1.1 参照）やプロセス（業務）のフロー図（図 1.3 参照）を作成するだろうが，この作業を通じてシステムを可視化できるようになる．可視化には大きな意義がある．可視化によって，自分の位置づけが明確に理解でき，改善が進むようになる．例えばプロセスのフロー図において，ある業務は本当に患者本位で実施されているか，患者の視点が業務の中にきちんと組み込まれているかということが確認でき，不十分であれば改善できるようになる．

"熱い思い"だけでは形にならないので，組織的に質を達成するためのシステム化を進めるために，やる気を起こさせる道具としても，ISO 認証取得は意義深い．ISO 認証取得という活動・目標を通じて，やる気を起こさせ（士気向上），患者本位の質という目的を認識させ，全社一丸となった強い組織，健全な組織に変化させていく（体質改善）ことができるので，組織を変えていく運動論，推進の道具としての価値もあわせもっている．ただし，いざ ISO

認証取得に向けた活動が始まると"ISO認証取得こそが目的"という誤解が生じがちなので注意したい．また，ISO 9001はあくまでもQMSモデルの一つにすぎず，ほかの有益な経営ツール，組織改革ツールを使って，上述したことを主体的に進めることも可能であり，必ずしもISOである必要はない．

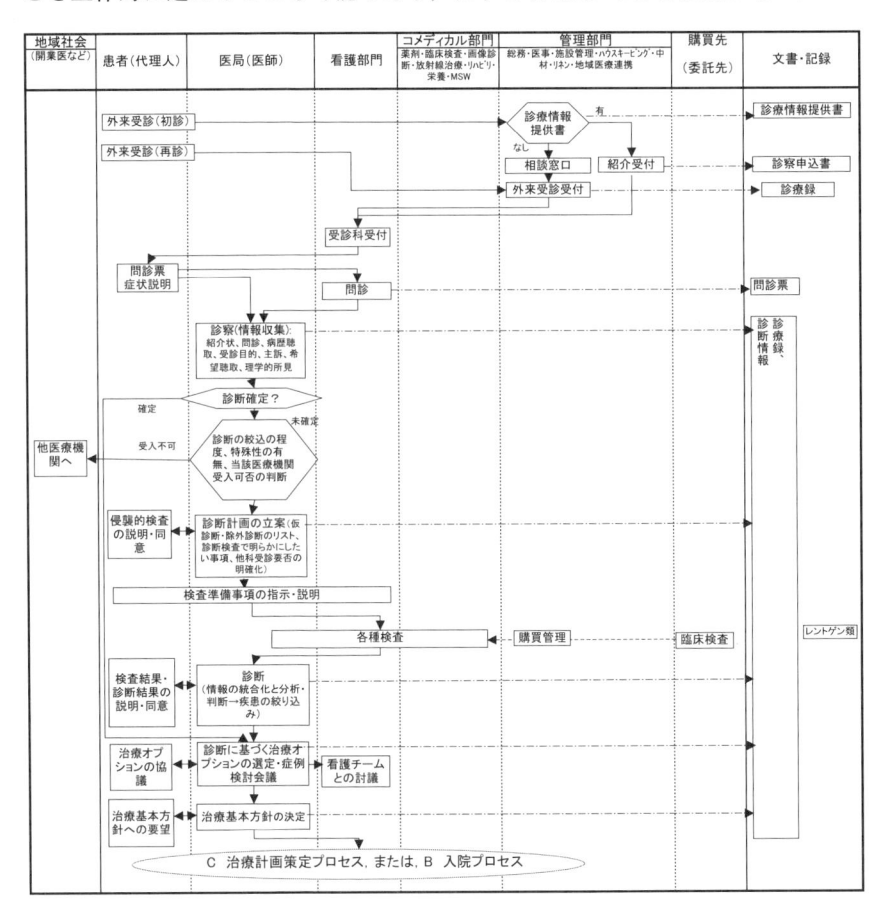

地域社会 (開業医など)	患者(代理人)	医局(医師)	看護部門	コメディカル部門 薬剤・臨床検査・画像診断・放射線治療・リハビリ・栄養・MSW	管理部門 総務・医事・施設管理・ハウスキーピング・中材・リネン・地域医療連携	購買先 (委託先)	文書・記録
	外来受診(初診)			診療情報提供書 有			診療情報提供書
	外来受診(再診)			なし	相談窓口 → 紹介受付		診察申込書
					外来受診受付		診療録
			受診科受付				
	問診票 症状説明		問診				問診票
		診察(情報収集) 紹介状・問診・病歴聴取・受診目的・主訴・希望聴取・理学的所見					診療録・診断情報
	確定	診断確定？					
他医療機関へ	受入不可	診断の絞込の程度，特殊性の有無，当該医療機関受入可否の判断					
	侵襲的検査の説明・同意	診断計画の立案(仮診断・除外診断のリスト，診断検査で明らかにしたい事項，他科受診要否の明確化)					
		検査準備事項の指示・説明					
				各種検査	購買管理	臨床検査	レントゲン類
	検査結果・診断結果の説明・同意	診断 (情報の統合化と分析・判断→疾患の絞り込み)					
	治療オプションの協議	診断に基づく治療オプションの選定・症例検討会議	看護チームとの討議				
	治療基本方針への要望	治療基本方針の決定					
		C 治療計画策定プロセス，または，B 入院プロセス					

図1.3 診察・診断プロセスのフロー図 [例図3 (299ページ) と同じ]

───◇ワンポイント◇───
ISOという経営ツールで，"患者本位の医療"という思いを形に！

Q17 電子カルテおよびオーダリングシステムを導入しているが，これらで医療の質向上をどのくらい期待できるのか．

A17 電子カルテ，オーダリングシステムのいずれも，基本的に情報伝達，情報処理，情報の蓄積・記録や取り出しのための情報処理システムで，いわば箱である．箱であるとはいえ，これまでに多くの病院での導入経験を活かした情報処理システムになっているので，やや安易に導入したとしても，それなりの業務効率が図れるし，ミスが減り，これまでできなかった分析ができるようになり，業務遂行に必要な様々な知識がデータベース化され，質向上につながる可能性を秘めているといえよう．

現在のオーダリングシステムは診療における計画系の部分が弱く，電子カルテは記録性重視で分析に役立てるという面が弱いという限界があるものの，医療の質に果たす役割を考え，病院内における業務フローの中で適切に位置づけたうえで導入し，上手に運用されるなら，医療の質向上への貢献も大いに期待できる．こうした情報システムは，情報の流れと蓄積の枠組みを与えるものであり，①業務目的達成における位置づけと，②システム内で扱う情報コンテンツ（知識）のレベル，の二つの側面に留意して運用すれば医療の質への寄与が期待できるし，うまく運用できなければ医療の質の妨げになることもあり得ることを理解しておく必要がある．

例えば，電子カルテは診療業務のコミュニケーションツールであるため，電子カルテが取り扱う情報とその処理手順によって，診療業務の形・流れが決まることになる．たかが電子カルテの様式を定めるくらいと思うかもしれないが，診療業務の設計にも匹敵する．質向上に寄与するようにするために重要なことは，プロセス設計，つまりツールを使ってどのような業務プロセスを構築するかである．電子カルテの導入にあたっては，関連業務のプロセスを定義する，または定義し直すことから始めるべきである．つまり，病院全体のシステムに組み込まれた業務プロセスの現状を確認し，必要ならば改善し，標準化，すなわち現状で考えられる範囲で最良のものに決める．その標準化された業務プロセスと，情報の流れ（ある情報がどこで入手され，どこで使われるのか，集積

されたデータ分析の流れやフィードバックも含む）がうまく調和した仕組みの全貌を念頭に熟考した延長線上に電子化がある．この段階で，考え抜かれた電子カルテおよびオーダリングシステムを導入すれば，医療の質向上への寄与が大いに期待できるに違いない．そのうえで，医療業務の仕組みをよく理解しているシステムエンジニアを確保できれば申し分ない．

このように，電子カルテおよびオーダリングシステムはただ導入しさえすれば質向上に直結かといえばそうではなく，医療の質向上の一手段となる可能性を秘めているツールにすぎない．ツールを有効活用するには，第一に，ツール導入の目的を明確にし，その目的を適切に展開することが必要である．第二に，ツールに内在する"本質"を理解することである．電子カルテやオーダリングシステムは，病院におけるどのような業務・機能のどのような側面を，それらに内在するどのような特質によって，どのように改善し得るツールなのか，理解したい．

◇ワンポイント◇

質向上もシステム構築の仕方，運用の仕方次第．
導入しさえすれば質向上が期待できるものではない！

Q18 質・安全に関して多数存在する委員会・会議体と QMS とは，どういう関係にあるのだろうか．

A18 いま存在している質・安全に関する委員会・会議体の多くは，質・安全のために構築すべき QMS において，ある機能を果たすように期待されているもののはずである．構築すべき QMS における各委員会の目的や機能を整理・分析し，必要であればそのまま存続させ，場合によっては統合，分割，拡大，移行，解散させ，QMS 全体として最適化を図る必要がある．QMS はこれらの委員会・会議体を包括するシステムであり，各々の委員会活動・会議が QMS の一環として有機的に機能しているかどうかは，QMS のサブシステムである内部監査やマネジメントレビューによってチェックされる．

　QMS 構築にあたっては，このように数多く存在する委員会・会議体を整理していくことになるが，これは委員会・会議体自体の必要性を見直す絶好の機会である．もちろん本当に必要であれば，多数存在している委員会・会議体のすべてを QMS を構成する要素としても一向にかまわない．目的，責任・権限が不明確な委員会・会議体については，その実態を調べて，廃止，目的の明確化，責任・権限の明確化，権限強化など，適切な処置をとる必要がある．

　委員会・会議体の典型は，各部門の業務分掌をまたがる機能や課題・問題について組織横断的に検討し，適切な処置をとるように運営される．例えば，質（Q），コスト（C），量・納期（D），環境（E），安全（S），モラール（M）などの経営要素を全社的に管理するためのものである．したがって，ライン業務にあたることを委員会が担うのは間違っている．例えば，部門 A の分掌業務に"検査"が含まれる場合に，委員会を設置して検査を行うのはおかしなことで，これは部門 A のライン業務として対応すべきである．このような委員会は解散し，再編を図ることが望ましい．もともとライン業務として実施されているべきものならば，QMS の一つの表現である質保証体系図において，部門 A の業務として明確に位置づけられるはずである．

　部門横断的な機能の管理にあたっては，委員会・会議体による運営が必要であるが，同時にこれらの機能を円滑に進め，QMS 全体としての効果を効率的

に上げるために，調整，支援，促進などのための管理部門を置くこともある．例えば，質や安全は，組織を構成する各部門で実現するが，その実現を支援し調整するために，質保証部門，安全管理部門などを置くことがある．

　こうした部門を設置するには人件費を中心とするコストが必要となるので，投資効果を検討しなければならないが，一般的にみて組織全体として重要な機能であり，部門をまたがる調整・統合や現業部門の支援が必要で，また組織全体としての企画が重要である場合には，これを主管する部門を設けるべきである．

　例えば，質はその典型である．質・安全への取組みを検討し推進する委員会として，委員会（質・安全委員会，医療安全推進委員会など）を立ち上げ，質・安全のためのシステムを検討し組織化を進めていくと，各部門において質・安全のレベルアップのための活動を推進すると同時に，これらの活動の推進状況を把握し，必要に応じ支援・調整し，また戦略を定めるなどの企画に専任者が必要なことが分かってくる．工業界において，質や安全のためのこうした部門がない企業は考えられないが，こと医療機関においては，まさに前近代的状況にあり，危機感をもって検討すべきであると信じる．

◇ワンポイント◇

　質・安全に関するすべての委員会・会議体の目的，責任・権限を見直し，**QMS**の重要要素として委員会・会議体を整理・再編しよう！

Q19 質向上活動について，医療従事者に関心をもたせるにはどうすればよいか．特に，医師を積極的に参加させるには，どのように仕掛けていけばよいか．

A19 まず，組織を構成する全員に，"質より重要なものはない"という価値観を浸透させなければならない．質とは，考慮の対象に対するニーズにかかわる特性の全体像である．ニーズは，自分ではなく，顧客（患者）が有するから，質を向上しようとすると，顧客（患者）のニーズを満たすことを主眼にしなければならない．なぜ，素人である患者のニーズを尊重するのであろうか．価値の移動（製品・サービスの提供）において価値の受け取り手（患者）による評価が得られなければ意味がないからである．質の良し悪しは顧客（患者）が決めるということは，質概念とは外的基準の尊重，目的指向にほかならない．

　質（目的）を達成するための方法（管理，マネジメント）に従うことによって，質ばかりでなく，効率も同時に達成できて，コスト，納期なども改善できる．こうした"質"にかかわる基本概念，意義・重要性などを，医療従事者の血や骨に染み入るほどに十分理解させるとともに，他の機関の取組み，世界的な動向といった外部環境に関する状況の理解も促す必要がある．これらの知識を身につけるために，教育・研修や自己学習が欠かせない．教育・研修にあたっては，質向上活動の有用性や意義を論理的に説明すべきで，テキストの用意はもちろんのこと，医療従事者が一目置く講師による講演や，的確な外部動向を踏まえたものが効果的である．知識をもてば，質向上活動に対する無関心さがどれだけ危険であるかが分かり，質向上活動に関心をもたざるを得なくなる．

　次に，質に対する取組みを"組織の目的"として位置づけること，質への取組みこそが組織が共有すべき価値観であることを，明確に示す必要がある．そのためにはトップの態度，言動が重要である．トップが質向上に関する方針を策定し，これらの重要性とともに，病院の長期的ビジョンや危機感などをトップ自らが医療従事者全員に情熱をもって説くことが必要である．病院としての方向を示すことになるので，トップ自らが，自らの言葉で語り，またその証拠

を行動で示す必要がある．組織を構成する全員が心から賛同すればそれにこしたことはないが，表面的ではない賛同者が全体の2,3割程度獲得できれば，質向上活動の本格化につながる．

実践のためには，実際に質向上に関する参加の場を確保しなければならない．参加にはいくつかの方法がある．一つは，チーム医療やカンファレンスなど既存の活動や枠組みの中での参加である．例えば，次のようなことである．

・チーム医療において，質マネジメントが推奨している方法や原則に基づいてプロセス指向を意識した，より効果的，効率的な連携へと改善を図る．
・口頭によるコミュニケーションで記憶に頼っていたものを，誰もが間違えずに必要な情報を確認できるような標準的な書類の様式を決め，それに書き込み，ある程度それが集積，分析，改善へとつながるようにする．
・患者状態に適応したパスを検討する．

二つ目として，QCサークルのような，職位・職種に応じた改善活動を行うためのチームを作ることが考えられる．さらに，質向上活動に対して一層の拍車をかけるためにも，また，組織全体に広めていくためにも，質向上の意義を真に理解しているトップおよび賛同者が一堂に会する場を設置することも有効である．

人事や処遇を活用するのも意識改革の一助となり得る．得にならない，評価されない，となればインセンティブが働かないのは自然であり，きちんと取り組み，効果を上げた人にはそれなりの報酬や褒賞を与えるとよいかもしれない．

医療におけるキーパーソンである医師の参画については，第一に質アプローチそのものの理解，第二に意義・有用性の理解が鍵となる．医師が積極的でない理由の一つは，"質の概念と重要性を理解していない"ことであり，もう一つは"質向上活動や質マネジメントの有用性に疑問を感じる"ということである．前者は理解すれば解決する問題であるが，後者については有用性を論理的に説き，納得させる必要がある．それでも関心が希薄な医師に対しては，質向上の取組みに直接関与させるとよい．例えば，医療事故，患者満足度のデータ

や警鐘事象の分析については医師の関心も高いところであり，手始めにそのような場へ医師を参加させるとよいだろう．もちろん，参加させるだけでは意味がなく，実務を行い，その分析結果を現場にフィードバックさせる役割を担わせることが重要である．このような取組みを繰り返し，データでその後の効果を確認することによって，質向上活動への医師の意識改革，QMSとの関連性の理解，質向上活動の活性化などに役立つことが期待できる．

◇ワンポイント◇
知識の習得によって質への意識をもたせ，トップの熱意や，参加の場を設けることで質向上活動に参加させる！

Q20 医療安全や質向上に関して,最近はやることがたくさんある.一体どれを優先して取り組むべきなのか.

A20 　質の最低限の要素である"安全"に着目し,事故防止などの安全面で問題があるところを優先的に業務改善していく必要がある.その際,単発的で場当たり的な対策を講じても,真の問題解決にはつながらず,形だけの本質的とはいえない取組みで終わってしまう.経済合理性の視点よりも正義感を優先させ,業務改善につなげなければ本当の意味で問題は解決しない.事故防止の取組みを通じて,自分たちの業務改善ができるという意味での事故防止の重要性も理解させ,実践させなくてはならない.軌道に乗ってきたら,対象を広げて,医療の質についてもそれを展開させるべきである.医療の質という観点から具合の悪いものを集めて,そのための業務改善を行うようにしなければならない.なお,何を重視し,優先的に取り組むかについては,トップ自らが決意表明を行い,周知徹底を図るべきことである.

　事故などの問題解決のためには,業務プロセスの不備にこそ注目すべきであることを強調したい.例えば,ある医療従事者が作業中にミスをした場合に,個人を責めるのではなく,人間がエラーを起こしがちな要素がその作業方法に組み込まれていないか,作業方法自体に改善の余地はないか,という視点で業務プロセスへと展開し,問題の実態を把握し,改善を図らなければならない.これによって,同作業に携わる誰でもがもっていた潜在的な危険を回避できるのである.このように,"よいプロセスがよい結果を生む"という考え方でプロセスに注目することを"プロセス指向"といい,さらにプロセスのネットワーク全体であるシステムに着目することを"システム指向"という.プロセス指向,システム指向を取り入れて,医療事故に関する既存の事実やデータに基づく分析をきちんと行い,適切な対策(必要に応じて水平展開)をとっていくことで,確実に事故件数は減少する.なお,分析にあたっては,パレート図,特性要因図などのQC七つ道具を活用するとよい.このような視点で改善していくことによって,プロセスがよくなり,結果として医療の質が向上する.このサイクルを途中で投げ出さずに継続することで,基盤自体が優れたものにな

っていき組織の力がつく．

　システム指向というからには，病院機能評価であれ ISO 9001 であれ，何らかの仕組みを病院がもっていなければならず，そのような仕組みを整備することも急務であるといえよう．仕組み整備の手段として病院機能評価や ISO 9001 など星の数ほど存在する経営ツールの中から，どれを選択すべきか，また，そのツールの中の何から導入していけばよいか，悩みは尽きない．選択や優先順位は，多数ある経営ツールの本質的性質と，病院の経営ニーズや何をしたいがためにツールを活用するのかという目的の兼ね合いからおのずと決まってくる．両者が調和するようなものを選べばよい．これは分析の際に活用するツールであっても同様である．また，DPC（Diagnosis Procedure Combination）などの医療制度改革，医療経済政策に伴うものが出てきたときにも同じスタンスで考えればよい．

　世の中は常にめまぐるしく動いており，次から次へと病院に対してボールを投げかけてくる．だからといって，なんでもかんでもボールを打っていてはいけない．病院にとってのストライクゾーンを見極め，それに適したボールを打ち返さなくてはならない．ボールはどこに向かっているのか，つまり経営ツール，方法論は，本質的に何をねらっていて，どういう基本的方法によって達成しようとしているのかを理解しよう．その本質は何かを見抜く，鋭い洞察力をもたなくてはならない．例えば，ISO 9001 は，顧客満足を向上させるために QMS を構築する方法を規定している．具体的には，QMS の構成要素をあげ，その要素のガイドラインやなすべき事項などが書かれている規格である．医療機能評価，DPC，オーダリングシステム，電子カルテ，リスクマネジメントシステムなど，その本質を理解したうえで，いま自分たちが取り組まなければならない課題に対して，それのどこが使えるのかを考えて取捨選択することがツールの有効活用にもなる．

　医療制度改革，医療経済政策に伴う対応は，病院の経営面での死活問題につながる要素も含むことからも，必然的に優先せざるを得ないであろう．通常は，損をしない程度に体裁を整えることを先決しがちで，それはそれでやむを得な

いとは思う．しかし，できる限り最初の段階で，その制度によってよくしたいと思っている要素が何であるかをまじめに考えて理解し，多少中長期的にでもその実現を目指していくことが重要である．例えば，DPCというのは，本来ある疾患にかかったら合理的な治療は何かということを誘導するものなのであるから，自分たちが主体的にこの目的に沿った仕組み・仕掛けを作っていくべきである．そうすればDPCを導入したとしても，結果的に，効率的な医療が行われて，長期的利益を望めるようになるであろう．

目的適合性によるツールや優先順位の決定という考え方は，業務改善など日常的に，いつでもどこででも取り入れて，いま何に取り組むべきかを主体的に選ばなくてはならない．

―◇ワンポイント◇――――――――――――――――――
　まずは，事故防止に着眼し，徐々に対象を広げていく！
　ツールの選定や優先順位は目的適合性で判断しよう．

Q21 インシデントを減らすには，何をすればよいのだろうか．

A21 インシデントを減らすには，まずインシデントの発生メカニズムの全貌を理解しなければならない．誤りの現象を正しく把握してこそ，実現可能で効果的な対策を講じることができる．発生メカニズムの要素（原因）は，人のエラー，設備の故障，仕事の手順の悪さ，情報システムの不備など，実に様々である．一方，対策も，原因の要素そのものの除去，発生後の影響の緩和化，チェック機能の強化など多面的に考える必要があり，その中から効果的な対策を見極め，実行しなければならない．

インシデント発生の際，人に原因を求めがちであるが，これでは効果的な対策は望めない．インシデントは，システムと人とのミスマッチから生じるものである．"To err is human"（人は誰でも間違える）であり，これを前提としたシステム（人間の特徴を踏まえた人間中心システム）設計が必要である．このように，間違えることは人間的なのだから，人ではなく，システムにこそ注目すべきなのである．この思考なくしてインシデントの減少は期待できない．

システムのどこで発生したのか，何が通常と異なっていたのかについて，発生メカニズムの全貌から原因を分析しなくてはならない．そういう意味から，分析の視点や分析ツールの選択にも注意を要する．例えば，"なぜなぜ分析"は，"なぜ"の意味を正しく把握しないと人が行った不適切な行為そのものを叱責しがちで，必ずしも適しているとはいえない．むしろ，人のエラーを誘い，見逃し，それを拡大してしまう誘因がシステムのどこにあるのかを見つけるための，状況把握，実態把握を広く調査していく"どうなっていたか分析"のほうが，インシデント分析には有効と思われる．

次に，対策の視点について述べたい．一般に，RCA（Root Cause Analysis：根本原因分析）法を用いて明確になった根本原因に対策をとると効果的であるといわれるが，インシデントの分析法としては，それは必ずしも適切ではない．RCAは不具合や事故というトップ事象からたどってその背後に潜むシステムの問題やヒューマンエラーを探る方法であるが，使い方の視点を誤ると人に行き着くおそれがある．また，根本原因は数多く存在するのでそれらすべてに手

を打てないことも理由の一つである．様々な条件を満たし，かつ，よい対策を打たなければならないので，完璧なものを求めるのは難しい．したがって，様々な側面から，最適な対策を広く深く考えて講じることが重要である．

　インシデント減少のための具体的な取組みとして，インシデントレポートシステムの導入が考えられる．有効なシステム運用には，インシデントレポートの書式がその鍵を握る．インシデントレポートは，経験の共有化，インシデント発生要因の抽出，予測的対策のために記入するものである．一人が経験したインシデントから，時間的，空間的な発生要因の可能性やそれに対する予防策を関係者全員で共有化し実施できるので，インシデント発生防止への多大な効果が期待できる．このように，インシデントの発生メカニズムを理解し原因を追究するため，また，インシデント減少対策を練るための，基本となる重要な情報源であるから，インシデントが発生したプロセスやシステムに着目して，原因を確実に記入できる書式にすべきである．インシデントの結果だけを記入する書式が実際にあるようだが，それでは原因を追究することができない．もちろんインシデントレポートを書けばそれで終わりというわけではない．インシデントの発生原因を分析し，正確に把握し，システムへの問題に変換する．そして，該当するシステムに対して適切な対策をとる．また，その対策の効果を検証すべきで，インシデントの減少状況を確認するとよい．

　このように，インシデント発生から対策，効果の検証までの一連のプロセスをインシデントレポートシステムとして機能させることが，インシデントの減少につながる．また，人ではなくシステムに改善を求めるという基本姿勢を医療従事者すべてに浸透させることが重要で，基本姿勢が浸透すれば，心理的，時間的理由などからインシデントを故意に報告しなかったり，これはインシデントではないだろうと自己判断することも減っていくに違いない．インシデントレポートシステムの一連の活動で得られた事例を紹介し，啓蒙，浸透を図るとよい．

◇ワンポイント◇
インシデントの発生メカニズムを解明し，"システム"に必要な対策を！

Q22 インシデントレポートを収集するのはよいが，単にたまっていくだけで分析・対策までにつながらないが，どうしたらよいだろうか．

A22 最初に，レベルの高い分析・対策のために，二つのことを述べておこう．第一に，収集したレポートについての統計的な集計にこだわる必要はない，第二に，すべての事例を分析の対象にする必要はない，ということである．それはなぜか．分析の目的は，将来に活かせる教訓の獲得にあるからである．

重要なことは，"医療事故を絶対に発生させないための情報"というインシデントレポートの目的を意識することである．インシデントレポートの目的を明確にして，医療従事者すべてに周知徹底し，目的意識をもたせることができれば，分析・対策につながらないわけがない．インシデントレポートは，一人が経験したインシデントから，時間的，空間的な発生要因の可能性やそれに対する予防策を関係者全員で共有化し実行に移すための，基本となる重要な情報源である．インシデント減少への多大な効果が期待できる源である．したがって，分析・対策につなげずに収集でとどめていては，インシデントレポートの求める目的を当然達成できない．

原因の分析や対策にあたっては，システムの不備に着目し，認知負担，身体的負担，心理的負担，生理的負担という，人が誤りを起こしやすい状況を軽減するための現実的な対策を検討する視点が重要となる．いざ分析となった際，インシデント減少という目的を達成するためには，必ずしも統計的な分析が有効とは限らないことに注意してほしい．インシデントレポートは，人の価値観によって本当に全部のインシデントが報告されているとは限らず，また，内容も発生メカニズムの全貌ではなく一部が書かれていることが多く，分析側が現場を知らないことなども考えられるので，インシデントレポート件数が〇件で，何が〇件発生したなど，毎月統計し，グラフ化することは，傾向が分かるため有用に違いないが，目的達成にはそれほど貢献が期待できない．1件1件のケースを重視し，教訓を得られそうなものを選び，それをケーススタディ（事例研究）として活用することのほうがより効果的で，重要である．同じエラーであってもインシデントによる影響の重大さは状況によって変わり得るため，教

訓が得られるケース＝重大なインシデント，ではない．また，起こったことの事実すべてを分からなければならないかというとそうでもない．こういうケースが発生し得る，あったかもしれないという可能性が読み取れればよく，過去の経験などから今後も起こり得ると考えられれば，想定メカニズムを書いておけばよい．このように収集された情報の中で，結果として改善に広く役立てられそうな教訓的なケースとなれば，先に述べた視点で徹底的に分析し，システム改善という対策をとるべきである．

　もちろん，とった対策の効果検証も行う．インシデントもその性質によって類型化できるので，類型ごとのインシデント減少状況を見れば効果が把握でき，やる気にもつながる．

　このようなことに留意して，インシデント発生から対策，効果の検証に至るまでの一連のプロセスをインシデントレポートシステムとして，構築し運用するとよい．

◇ワンポイント◇
インシデントレポートの目的を関係者全員で強く意識する！

Q23 リスクマネジャーを置いたはいいが,何をさせればよいのだろうか.

A23 リスクマネジャーは,患者の安全確保のため,病院全体としての安全推進活動を進めることを目的に配置されるもので,医療安全に関する企画者,オーガナイザーおよび推進者である.リスクという言葉の響きから,医療事故(その発生時の訴訟)という,病院にとってのリスクを思い浮かべ,組織防衛が主目的であると誤解があるかもしれないがそうではなく,患者の過誤や損傷を防ぐことに重きを置く患者にとってのリスクの意である.したがって,セーフティマネジャーの呼び名のほうがふさわしく,誤解を避けるためにも,本書ではセーフティマネジャーという.

事故報告制度,医療安全推進委員会などの質・安全にかかわる仕組みの整備と推進,質・安全にかかわる教育の企画と実施,事故分析と組織的改善課題の洗い出し,質・安全にかかわる会議体の管轄などを役割とする.例えば,セーフティマネジャー主催で医療安全推進委員会を開くとする.会議開催にあたって,セーフティマネジャーは,日常業務から分析した,今回議論するのに適切な,組織として考えるべき議題を考える必要がある.そして,その議題が効果的に議論できるように,適任者にプレゼンテーション,説明,講演などを依頼したり,事例を選定するなどの用意を主体的に行わなければならない.また,医療事故が発生し,対策として該当する業務プロセスを改善することになった場合には,セーフティマネジャーは中立的な立場で事故防止プロセスの確立・運営のために,ライン部門への適切なアドバイスや改善のための議論の材料提供などの支援を適宜行うべきである.例えば,同業他社や他業種の企業などから当該プロセスのモデルを集め,それらを材料に自病院にとっての最適なプロセスの姿を議論したり,外部からしかるべき人を招いて議論したり,自ら積極的に学習し,知見を得るなどが考えられる.質・安全にかかわる教育に関しては,医療従事者に対して,例えば質の概念・基本的な考え方であったり,改善に役立つ手法であったり,プロセス指向に立ったインシデントレポートの記入方法などがある.

病院におけるセーフティマネジャー設置の目的を考え,それに見合った役

割・権限を与えなければ意味がない．望ましいのは，患者安全の重要性のアピール性が高く，"本気で安全に取り組まなければ"との思いを医療従事者に抱かせることができる病院全体の安全に関して責任・権限をもつ院長，副院長クラスである．それが難しいようであれば，事故防止・対策を担う中心人物としての意義を明確にするために，必要な権限，例えば現場での情報聴取などをセーフティマネジャーにもたせるべきで，強い権限を付与するために，例えば院長直轄にするとよい．また，セーフティマネジャーをQMS主管部門長（質保証部長など）にすることができれば，確実にQMSに医療安全（事故防止）の視点を組み込むことができ，有効である．なお，医師と看護師との代表としてそれぞれのセーフティマネジャーを置き，医師のセーフティマネジャーには問題指摘とその対策の徹底，看護師のそれにはライン部門への支援というように役割を分担させるのも一案かもしれない．

現在，病院で活躍しているリスクマネジャー，セーフティマネジャーは，データや情報の集計を担当し，事故分析会の議長どまりで終わっていることが少なからずあるように思われる．しかしそれでは不十分で，主体的に質・安全に関することをいろいろと調べ，重要課題を設定し，みんなを誘導し，理解を得ながら進めていかなければならない．医療安全という視点で，QMSの改善という大きな輪を中心となって回していく役目を担うべきである．

なお，患者安全確保のために行う，予防から再発防止対策までのプロセスを，セーフティマネジャーを中心にしたフロー図として作っておくとよい．

◇ワンポイント◇

リスクマネジャーは，医療安全の企画者，オーガナイザーおよび推進者であり，その意味でセーフティマネジャーである！

第2章 質マネジメントの基本概念

　医療事故を契機にして，医療の質・安全の保証に対する社会ニーズが高まっている．この間，医療界でも医療の質・安全に対する様々な活動が開始されるとともに，工業界で大成功を収めた質マネジメントの考え方，方法論，手法を医療分野に適用するための共同研究，さらには本格導入の試みが広がりを見せている．そして，質マネジメントは，医療においても有効であることが明らかになり，現在では，どのように導入・推進すべきかを実践的に検討する段階に進展した．本章では，その質マネジメントの全貌を概観し，この経営のアプローチが，どのような意味で医療にも有効であるのかを考察する基礎を与える．

2.1 質マネジメントの系譜——経済大国日本を支えた質マネジメント

(1) 品質立国日本

　1980年のこと，米国の3大テレビネットワークの一つNBCで"If Japan can ..., why can't we?"という番組が放映された．番組の主題は，工業製品において世界に冠たる質を誇り奇跡的な経済発展を遂げた日本の成功の理由を分析し，"日本にできてなぜ米国にできないのか"と訴えるものであった．

　バブル崩壊後，経済構造の変革に手間取り，15年近くを経てようやく景気回復への手がかりをつかむことができた現在の日本，そして見事に自信を取り戻した米国を考えると隔世の感がある．

　だが確かに，歴史的事実として，日本は，1980年代に，品質立国日本，ものづくり大国日本，ジャパンアズナンバーワンなどともてはやされ，質を武器に工業製品の競争力を確保して世界の経済大国にのし上がったことは間違いない．

　まず手始めに1970年代に，製鉄において大型の高炉とコンピュータ制御を

武器に米国の製鉄産業に致命的な打撃を与えた．そして，低燃費，高信頼性，高品位によって米国の自動車産業に殴り込みをかけた．さらには，家電製品，半導体でも，圧倒的な高品質，高信頼性，合理的な価格によって，世界の市場を席巻した．ついには，日米経済戦争などといわれる経済摩擦を起こすに至った．こうした経済・産業活動を支えたもの，それは日本的経営と日本的品質管理（質マネジメント）であった．

(2) TQC

日本の質マネジメントの思想・方法論は長いこと TQC（Total Quality Control：総合的品質管理）と呼ばれていた．その TQC の何たるかをひとことで表現するのは難しい．その発展の過程において確立されてきた様々な概念，思想，哲学があり，先人の血と汗と涙の結晶ともいえる優れた技法，手法がある．TQC は，枝葉末節を取り払うと，"質を中核とした，全員による改善を重視する経営管理の一つのアプローチ"と表現してよいだろう．

TQC の特徴は三つのキーワード，"質"，"全員参加"，"改善"に凝縮される．組織は顧客にその組織のアウトプットである製品・サービスを提供することによって存続し得る．したがって，TQC には，そのアウトプットの質こそを経営の中核に置くべきであるという哲学がある．そして，アウトプットの質を確かなものとするには，それを生み出すプロセスの質を上げなければならないと主張する．

TQC はまた，組織のアウトプットの質を達成するために，組織を構成する全員による参画が効果的，効率的であることを証明してきた．質を確保するためには，固有技術とその技術を活かす管理システムの双方において高いレベルが要求される．TQC は，いついかなるときも不十分なこれらの技術および管理システムを改善するよう推奨し，そのための豊富な道具も提供してきた．

TQC は古典的な経営学（経営論）にあきたらなかった経営者を引きつけた．それは古典的経営論にはなかった新しい考え方や方法論が，競争力のある企業の基盤を構築するうえで有効で魅力的だったからである．

2.1 質マネジメントの系譜

　収入の基礎となる組織のアウトプットの質を中核に置くことは，いわれてみれば当然のことである．組織のアウトプットの質を確保するための活動は，それを生み出す"仕事の質"の向上を目指す活動につながり，結局は"組織の質"そのものを向上させる活動となる．さらに，"全員参加"の思想に基づく経営は，管理する人／される人，多数の"考えない人"の存在という構造から，全員が目的達成のために努力するという極めて効率的な組織運営への変化をもたらした．

　改善を重視するという方法論もまた魅力的であった．これは，プロセス，システムを定義してそのとおりにやらせるという欧米の管理スタイルにはないものであり，したがって古典的経営論の教科書には書かれていない．一部の優れた人が構築した枠組みで多数の人が働く構造ではなく，全員が今より高いところを目指して不十分でもとにかく動き始めるという独特の経営管理哲学をもっている．各部門の個別の改善の寄せ集めがいつのまにか総合的な質マネジメントシステム，経営管理システムの構築につながっていく推進方法も斬新であった．しかも，改善が決して単なる精神論ではなく，科学的問題解決法，統計的データ解析法，言語データ解析法などの確かな科学的方法に裏付けされていた．

　TQCは日本的品質管理の代名詞のように使われていたが，最初にこの用語を使ったのはA.V. Feigenbaum［A.V. Feigenbaum (1961): *Total Quality Control*, McGraw-Hill］である．彼は，それまで品質部門の仕事であったQC（Quality Control：品質管理）を，会社の全部門の品質スタッフの仕事にしてシステム化すべきであると主張し，その新しい概念をTQCと名づけたのである．

　この魅力的な用語を知った日本の品質管理界では，見事な（誤解に基づく）拡大解釈をした．三つの意味でTotal（総合的）な品質管理にしたのである．第一にFeigenbaumの主張と同じく全部門の参加，第二に経営トップから第一線の作業者・事務員までにわたる全階層の参加，そして第三に質中心という原則を堅持しつつも，質だけでなくコスト，量・納期，安全などあらゆる経営

目標を品質管理の対象とした．

(3) TQCの発展

日本の近代的品質管理は1949年に始まったといってよい．1970年代に至る20数年の間に日本の工業の発展とともに，いや工業の発展を支える管理技術として，大きな発展を遂げた．それは，1950年代の製造業の製造部門における製造工程での製品品質の管理から，生産準備，設計，企画などの上流工程へ，生産技術，設計，営業，事務などの部門へ，製品品質だけでなくコスト，量・納期，安全なども管理の対象にする，というように拡大してきた．TQCを適用する業種も建設，電力，サービス，ソフトウェアなどの非製造業へと広がった．

1980年代半ばまでTQCは我が国の製造業を中心に高い評価を受けてきた．それはなぜか．要は時代の要求に合致していたということであろう．すなわち，これまでの企業経営において最も重要であった"よいものを安く作る"ための経営システムの構築に多大な貢献をし得る方法論であり，"長期的利益"の基盤の構築に直結するものであった．このように，我が国の工業の発展において，製品の"質"を経営戦略の中核に置くことが有効であり，そのための様々な概念と方法論をTQCとして提供してきたからにほかならない．

"お客様"あるいは"質"という概念，さらには経営における質の重要性を真に理解し，行動に移すことは容易ではない．このように，TQCはアタマでは分かってもカラダで理解することが難しいのではあるが，これを可能にすべく，理論と実践の両面から様々な表現，方法論，手法を通じて語ってきた．しかもこれを信じた組織の成功ということで有効性を実証してみせた．

"管理"とは，単なる監視でも統制でもない．TQCは，組織における管理の概念や有効な方法論を，PDCAサイクル，プロセス管理，事実による管理，重点指向，源流管理，未然防止などによって提示し，その有効性を実証した．また，TQCは，"全員参加"による"改善"の重要性を説き，その有効性を遺憾なく実証した．これらは管理論における思想革命であった．QCサークル活

動（第一線の職場で働く人々が継続的に製品・サービス，仕事などの質の管理・改善を行う小グループ）はこの思想革命を具現化する場であった．

TQC は，質や管理にかかわる思想だけでなく，これらの思想を具現化するための"具体的手法"をも備えていた．単なる思想，概念，理論だけでは，実践において有効ではあり得ない．いわゆる QC 手法の開発と適用例の提示によって，製品・サービス，プロセス，システムの改善を現実のものとした．

組織における経営管理体制の改善・改革にはトップのリーダーシップが必須である．TQC は，高度な思想をトップの指導のもとに全員で具現化する方法であり，"経営トップ層"を巻き込む活動であり得た．これもまた，TQC が現実に適用され有効であった一つの理由となった．

以上を要約すれば，TQC の強み（アイデンティティ）は，"質概念の普及・啓蒙"と"管理の大衆化"にあったといえる．

全社で質中心経営を遂行していくには，高度な思想や方法論が必要である．これらを分かりやすく実施可能な形で提供し大衆化に寄与したのが TQC であった．それが経済成長・市場拡大期に必要となる企業経営における価値観・方法論と合致し，その結果として多大な寄与をした．

(4) TQM

1995 年ごろから，TQC を TQM（Total Quality Management：総合的質経営，総合的質マネジメント）と呼ぶ企業が増えてきた．TQC 界においても，経営環境の変化の中で，これまでの TQC をその中核として継承しつつも，新たな質経営のモデルとしての TQM の再構築が図られた．

こうした状況を踏まえて TQC を発展的に再構築しようという TQM の全体像は，図 2.1 に示すようなものである．すなわち，

① TQM が目指すものは，"企業目的の達成への貢献"である．それは，"存在感"のある組織の実現，組織の使命（ミッション）の達成，適正利益の継続的確保であり，すなわち，顧客・従業員・社会・取引先・株主との良好な関係・満足度の向上である．

② これら企業目的の達成には，顧客の視点，質の追求という経営哲学に基づく顧客満足の高い製品・サービスの提供が基礎として必要であり，それを現実のものとするのが"組織能力（技術力・対応力・活力）"の向上である．

③ こうした組織能力は，全社の組織を効果的，効率的に運営する体系的活動によって現実のものとなる．すなわち，"経営トップのリーダーシップ，ビジョン・戦略"のもとで"TQMの考え方・価値観"と"科学的手法"を適用することによって，主要経営基盤としての"人"と"情報"という経営資源を重視して，管理・改善・改革の考え方を具現化する適切な"経営管理システム"のもとで"質保証システム"と"経営要素管理システム"

TQMの全体像

企業目的の達成への貢献
「存在感」のある組織の実現
組織の使命（ミッション）の達成　　適正利益の継続的確保

顧客・従業員・社会・取引先・株主との良好な関係・満足度の向上

顧客満足の高い製品・サービスの提供

顧客の視点，質の追究

組織能力（技術力・対応力・活力）の向上

全社の組織を効果的・効率的に運営する体系的活動

経営トップのリーダーシップ，ビジョン・戦略

経営管理システム（維持・改善・改革：方針管理，日常管理，経営要素管理）
　品質保証システム　　　経営要素管理システム

主要経営基盤の充実
「ひと」　　　　　　「情報」

TQMの基本的考え方と手法
TQMのフィロソフィー　　　　TQM手法

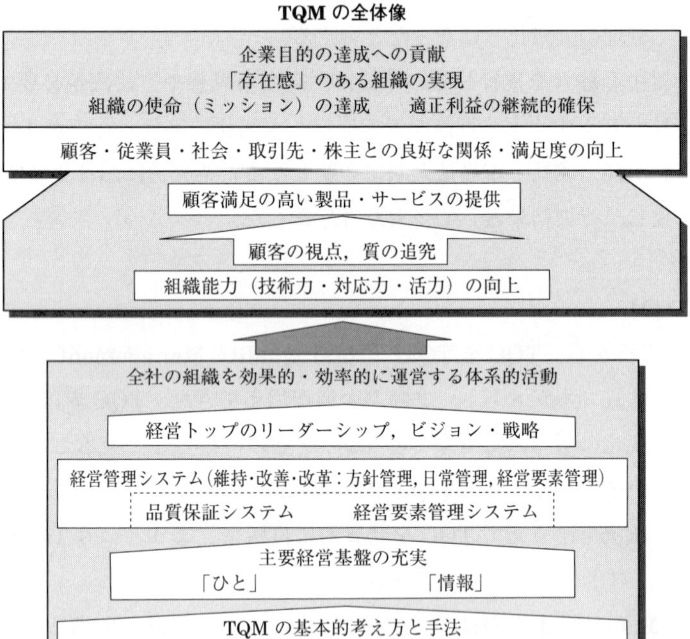

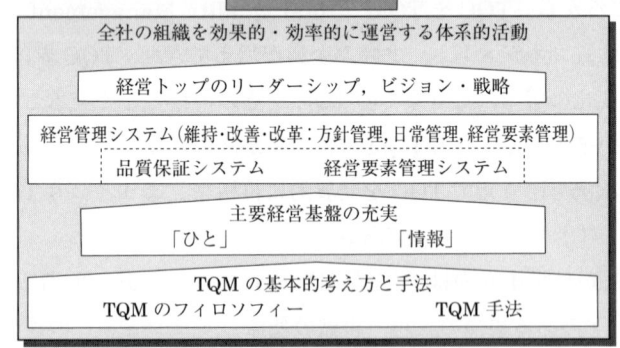

図 2.1　TQM の全体像
［出典　TQM委員会編著(1998)：TQM — 21世紀の総合「質」経営, p.31, 日科技連出版社］

2.1 質マネジメントの系譜

の合理的な運営によって実現される．

TQM がどのような要素から構成されているかをうまく説明するのは難しい．ここでは，基本的考え方，マネジメントシステム，手法，運用技術の四つに整理し，表 2.1 に示す．

工業界が，戦後 30 年ほどでその骨格を形成し，その後も今日に至るまで経営の中核に位置づけている質マネジメントの全貌は，製品検査やクレーム処理といった狭い範囲にとどまらず，組織を構成する人々の能力開発，意欲向上までを視野に入れるものである．

本章の以降の節では，上記の表 2.1 のうち，第一の"基本的考え方"につい

表 2.1　TQM の構成要素

基本的考え方
　・質，マネジメント，人間性尊重
マネジメントシステム
　・経営トップのリーダーシップ，ビジョン・戦略
　・経営管理システム：経営管理システムの運営，日常管理，方針管理
　・質保証システム：質保証体系，質保証システム要素
　・経営要素管理システム：経営要素管理の運営，量・納期管理，原価管理，
　　　　　　　　　　　　環境管理，安全・衛生・労働環境管理など
　・リソースマネジメント：人，情報・知識・技術，設備などの質のマネジ
　　　　　　　　　　　　メント
手　法
　・科学的問題解決法（QC ストーリー），課題達成手法
　・QC 七つ道具（Q 7），統計的手法，新 QC 七つ道具（N 7）
　・商品企画七つ道具（P 7），戦略的方針管理七つ道具（S 7）
　・QFD, FMEA, FTA, DR
　・他の経営管理手法（OR, VE/VA, IE 手法）の活用
運用技術
　・導入・推進の方法論：標準的ステップ，体制・組織，教育・指導，評価・
　　　　　　　　　　　診断
　・組織・人の活性化：個人・部門のレベルアップ・活性化のための諸活
　　　　　　　　　　動，企業の表彰制度(デミング賞，日本品質管理賞)
　・相互啓発，情報獲得：全国的推進体制，相互啓発・情報交換の場，ベン
　　　　　　　　　　　チマーキング

て解説する．医療において，質マネジメントを適用するにあたって必要となる基礎知識，基本的考え方を述べることにする．

2.2 質中心経営——お客様は神様です

(1) 価値の提供〜製品・サービスと顧客

　組織は，その活動の主たるアウトプットとしての製品・サービスを顧客に提供し，それによって対価を得て，そこから得られる利益を再投資して価値提供の再生産サイクルを維持する．この製品・サービスの質を中心とする経営アプローチである質マネジメントについて本格的に考察するのであるならば，まずは製品・サービスが何で，顧客が誰であるかを明らかにしておかなければならない．これが明確にならないと経営の目的が明らかにならないことになる．

　医療において"製品・サービス"とは何だろうか．質マネジメントの第一義的な対象となるもの，組織が顧客に提供しようとしている価値が内在しているものは何であろうか．製品・サービスとは，ある意味では，組織が（製品・サービスを提供するために）確立したプロセスの出力である．だとすると，"医療プロセス"というプロセスにおいて処理される（処理という用語は不適切かもしれないが，医療プロセスにおいて価値を付与する活動という意味である）第一の対象は患者であるが，これを製品・サービスと考えるべきだろうか．確かに患者は医療プロセスにおいて何らかの価値を付加される対象ではある．しかし，医療プロセスのアウトプットは，患者そのものではなく，患者の"状態の変化"であり，患者が医療プロセスの間に受けた医療サービスの総体であると考えるべきである．そうであるならば，製品・サービスは"患者等に提供される医療サービス全体"であると考えるのが自然ということになる．

　次に，医療における"顧客"とは誰であると考えるべきだろうか．顧客の第一義は患者本人（または患者の代理人）であると考えるべきである．製品・サービスを"医療サービスの全体"と考えるなら，その医療サービスの受け取り手は患者であるから，当然のことである．

もっと広く考えるなら社会全体までを考慮すべきだろう．たとえ製品・サービスの価値の直接の受け取り手だけを顧客と考えるとしても，社会，正確には地域社会，地域住民，当該医療機関の潜在顧客（患者）もまた顧客と考えてよいという意味である．

だが，医療の質向上の緒についたばかりの段階で，非現実的理想をいっても始まらない．第一段階として，医療における主たる顧客は，患者またはその代理人に限定し，これら患者等の満足から取り組むべきであろう．その先の段階では，医療を提供する組織の社会的責務を考察して，社会そのものも第二義的な重要顧客であると認識した活動を推進すべきである．

(2) 質，品質

質とは"ニーズにかかわる対象の特徴の全体像"と定義される．質が考慮の対象についての特性，特徴の全体像を意味していることに異存はないであろう．この定義のポイントは"ニーズにかかわる"の部分である．質について考慮の対象としたもの，それが製品・サービスであれ，システムであれ，人であれ，プロセスであれ，業務であれ，何であれ，その対象に対するニーズに関する特徴・特性に関心がある．

ニーズとは，誰のニーズであろうか．顧客，すなわち提供する製品・サービスの受け取り手がその製品・サービスに対してもつであろうニーズである．提供側でなく，価値の受け取り手が関心を寄せ何らかのニーズを抱く，その特性に関する全体像，これが質の意味である．

このような質の定義には，深遠なる意味が隠されている．それは，質の良し悪しは外的基準で決まるということである．製品・サービスの提供側から見て，その受け取り手側という外部の価値基準によって決まるということである．目的指向といってもよいかもしれない．製品・サービスの提供にあたって，外的基準に適合するという目的のためにすべての行動がなされるべきであるということが示唆されている．自分の勝手な価値観でなく，目的に照らして自分の活動が妥当かどうか判断するという行動様式が推奨されている．質マネジメ

ントが，広範囲に適用される理由の一つは，質がもつこのような基本概念にある．

　さて，この項の標題を"質，品質"としているが，なぜこのように二つの用語を並記したのか，少し説明しておく．"ニーズまたは期待を満たす能力に関する特性の全体"を意味する"quality"の訳語として我が国では長く"品質"という用語を用いてきた．しかし，本書では原則として"質"という用語を用いる．その理由は，顧客に有形の価値を提供する業種だけでなく，無形の価値を提供するすべての産業において，心理的障壁なく受け入れられるようにしたいからである．品質および品質管理の適用範囲が広がるにつれ，品質という用語が，ともすると"品物の質"という意味を示唆しかねず，サービス産業では"品質"という用語の使用になじみがないこと，および"品質"と表現すると"有形の製品の質"を思い描くという固定概念があることを考慮し，あらゆる産業においてその定義の意味するところを端的に表す用語として"質"を採用した．意味は変えないが用語だけを変えるということである．"品質管理"，"品質保証"，そのほか"品質○○"という用語も用いるが，それは歴史的事実を述べるときや，いまだ習慣になっていないことを考慮してのことであり，本質的な意味は同じである．

　医療における質マネジメントを考えるにあたって，第一に，患者とその関係者に提供される医療サービス全体をその考察の対象とするとき，"質"とは何を指しているのだろうか．"患者とその関係者に提供される医療サービス全体の質"とは何か．"治療前後における患者の状態の変化に関する，医療の受け取り手のニーズ・期待をどの程度満たしたかを表現する特性の全体"がその第一義といえる．家族等の患者の関係者も顧客に含めて考えると，患者の状態変化が，患者の関係者に与えた利益あるいは損害も含まれる．

　医療の質の定義として，この定義はかなり狭い．この程度に狭く定義しておくにしても，その質には，診療の質と診療に直接関係しないその他のサービスの質とがある．診療は，健康のアウトカムを第一義的な目的とするものであるが，医療には，こうしたアウトカムだけでなく，患者への応対，待ち時間，プ

ライバシーの尊重など医療が提供するサービスの全体が含まれる．診療にしても，看護ケアの質，検査の迅速化など，診療指針・計画の質，その実施プロセスのほかに，関連する診療行為の質が考えられる．

(3) 質中心経営

　質マネジメントにおいては，経営における質の重要性を強調し，質を中心とする経営を推奨する．組織はそのアウトプットである製品・サービスを顧客に提供し，それによって対価を得ようとするのだから，製品・サービスが顧客のニーズ・期待に応えるような特性・特徴を有していなければならない．

　この意味で，製品・サービスの質がよいこと，すなわち顧客ニーズに適合することは，経営の目的そのものであり，経営においては製品・サービスの質を中心に置くべきである．

　質を経営の中核に位置づける根拠は，質の根元性にある．製品・サービスの質に限定してみても，その質はコスト，量・納期，安全，環境などあらゆる製品・サービスの特性に影響を与える．一見するとコストや納期の問題に見えるがその根本原因は多くの場合"質"にある．質が達成できないから，コストアップにつながり，手戻りが生じ納期遅れとなる．

　質の意味を理解できれば，質マネジメントの方法論を用いることによって，経営におけるあらゆる質的問題をその管理対象とすることができる．

　さらに，質はコスト，納期など他の管理対象に比較し概念としても根元的である．製品・サービスの質がコスト，納期などと矛盾するとき，質を重視することは質の根元性ゆえに大きな過ちには結びつかない．長期的かつ広い視野に立つ場合，この質を重視するという行動原理は多くの場合ますます正しい．

　経営に対するマイナスの影響の視点から，経営における質の重要性を論じることができる．"質ロス"という考え方である．質ロスは"内部ロス"と"外部ロス"に，また"目に見えるロス"と"目に見えないロス"に分けられる．目に見える外部ロスの典型は，顧客の苦情・クレームにかかわる損失である．目に見える内部ロスの典型は，不良，不適合にかかわる損失である．

質に関して留意すべきは，目に見えないロスである．目に見えない内部ロスとしては，例えば失敗の手直しによる機会損失，つまり質に起因する問題の処置に貴重な人材が浪費され，将来に向けた活動が十分にできなくなるという損失である．目に見えない外部ロスの典型は売上の減少である．クレームが来るうちはまだよい．価格があまり高くない製品・サービスでは，質が悪いことが理由で大した苦情もないのに売上が徐々に減ってくるものである．このような重大な事態を生みかねない目に見えないロスも，もとをたどれば質が起因しており，このような点からも"質"の重要性は計り知れない．医療においては，典型的な商品と異なり単純な経済原理が働かないが，それでも長期的に，また視野を広げて見れば，状況は同様である．質が悪いために必要となるやり直しや後始末はそれ自体がムダであり，通常は優秀な診療スタッフによって実施される．病院に対する小さな不満・苦情の蓄積がもたらす評判の低下は，徐々に患者の数を減少させる．

質を達成するためにはマネジメント（経営・管理）が必要である．その基本は"システム指向"である．システム（プロセス，資源）をマネジメントの対象にするという行動原理は，結果を生み出す要因系に焦点を当てるという意味であり，これは効果的・効率的なマネジメントのための普遍的な原理である．

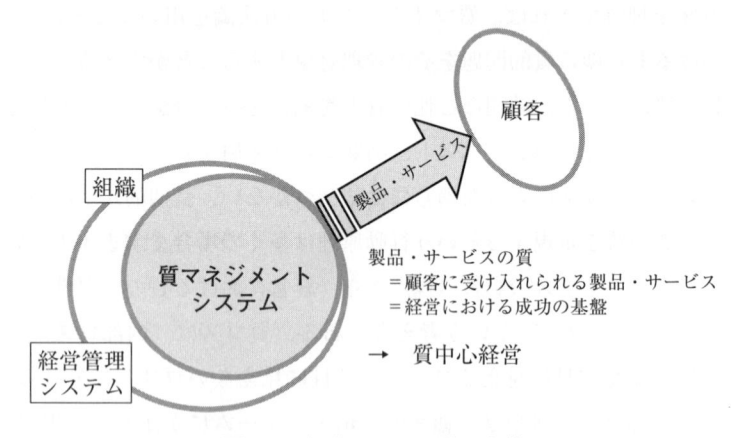

図 2.2 経営における質の意義

2.2 質中心経営

　組織は，顧客に価値を提供するために設立され活動を行う．その価値は，製品・サービスに内包され，製品・サービスを通して顧客に提供される．その製品・サービスの質のためには，それを生み出すシステムに焦点を当て，質のためのマネジメントシステムについて考察することが本質的である．こうした考察に基づいて導かれる質マネジメントシステム（QMS）モデルは，理の当然として，総合的・包括的なものとなる．結果として，組織のブランド価値，業績の向上につながる．以上を図示したものが図2.2である．

(4) 顧客指向，質＝顧客満足

　14インチの安いテレビ，32インチのワイドテレビ，40インチのハイビジョンテレビのうち，どの製品の質が最もよいといえるだろうか．この問いに対する妥当な答えは"これは品種の問題であって質の問題ではない"であろう．32インチのワイドテレビを見られないほど狭い部屋に住んでいる人にとって質のよいテレビとはある程度小さいものである．要は"質の良し悪しは顧客の満足度で決まる"ということである．決して提供者側が決めるものではない．高級ということと高品質ということは別のことである．倫理に反しない限り，質がよいとは，よく売れるものである．このように，質マネジメントにおいては，質とは"顧客満足度"，"使用適合性"であり，製品・サービスを提供する側の論理ではなく，それを受け取る側の評価で決まると考える．

　なぜ顧客満足なのだろうか．"医療における質の良し悪しは患者が決める"といわれて素直にうなずけるだろうか．"患者中心"，"患者本位"，"患者満足"といわれるが，なぜそれが善なのだろうか．医療の専門性のない患者が，なぜ高度な技術に裏打ちされたサービスである医療とその結果について，それがよいとか悪いとかの判断を下す権利があるのだろうか．実はこの疑問は，通常の製品についても同様で，素人である顧客の判断が専門家である供給者側のそれより上に位置づけされる理由は何かという根元的な問いでもある．

　品質論の原点には，およそ社会において他人に認められなければよいとはいえないという哲学がある．"誰もいない森で木が倒れて音がした．それを音が

したといえるか"という禅問答がある．誰かが認知していない限り，存在しないのと同じという考え方があり得るという意味である．どんな取引でも，もちろん医療行為でも，それを誰かに認めてもらわない限り，相手が"よい"といわない限り，意味がないということである．

顧客指向（顧客志向）の考え方を，マーケティング分野では，マーケットイン／プロダクトアウトという表現で説明する．

マーケットイン（market-in）とは，市場（または顧客）の中に入って，市場のニーズを把握し，これらを満たす製品・サービスを提供することをいう．顧客第一の考え方にほかならない．

これに対し，プロダクトアウト（product-out）とは，提供側の勝手な思い込みで作ったものを顧客に売りつけることをいう．卸売・小売店への押し込み販売，市場把握・市場分析抜きの製品・サービスの開発・販売などが，その例である．

ところで，この概念を軽率に理解していけない．マーケットインとは，単に顧客のニーズに迎合することではない．このような製品・サービス提供は，決して真の顧客満足を与えないであろう．プロダクトアウトでは，提供側の得意な技術を駆使することができるから，状況によっては，顧客満足を実現し得るかもしれない．プロダクトアウトというよりは，顧客ニーズを斟酌したコンセプトアウト（技術に裏打ちされた提供者からの訴求）こそが，真のマーケットインというべきであろう．

医療においても，近年盛んにいわれる患者中心医療，患者本位，患者満足は，いずれもマーケットインの考え方の現れといえる．忙しいのに同じことを何度も念を押され，答えるのが面倒でぶっきらぼうな説明をする医師の態度はプロダクトアウト的ということになる．だからといって"苦しい．殺してくれ"といわれて殺すことがマーケットインでないことは明らかである．患者の真意は"苦しい．この苦しみを取り除いてほしい．しかも病気を治してほしい"ということであろう．こうした患者の真のニーズを斟酌し，その期待を満たすことこそが真のマーケットインである．

2.2 質中心経営

顧客満足,患者満足の考え方を,医療の QMS においてどう実現するかについては,3.2.2 項を参照されたい.

(5) 顧客は誰か——顧客の多様性

質とは顧客満足であるといっても,次に顧客は誰かという難しい問題に直面する.本節の (1) で論じた"価値の提供"という簡単な図式では,顧客とはその価値を代価を支払って入手した者ということになる.しかし,一般的には,顧客,つまりはどのような製品・サービスであれば満足するのかということを考慮すべき主体は,多様である.例えば,顧客とは,顧客(customer,お金を払って買う人)なのか,それとも使用者(user,実際に使う人)なのであろうか.もちろん一致することもあるが,通常は,その両方を考えなければならない.

ギフト商品の顧客は誰かという問いもおもしろい.少なくともそのギフト商品を購入する人と贈られる人がいる.両方とも顧客と考えるべきである.したがって,ギフト商品の質を考察するときには,贈る人,贈られる人の双方が満足するかどうかについて考えなければならない.

顧客として,購入者,提供者以外の第三者を考えることもできる.すなわち,製品・サービスが作られ,使われ,廃棄される際に影響を受ける人々も,顧客と考えて製品・サービスの企画・設計を行わなければならない場合もある."社会的品質"という概念である.この考え方は,公害問題が発生した 1970 年代に一般的になった.例えば,自動車の排気ガスは,大気を汚染してもよいとすると,安く性能のよいエンジンを作ることができて,この点だけでいえば,購入者も自動車会社も満足に違いないのだが,社会(地球環境)はそうともいかず,自動車会社は,排ガス規制に適合した製品を提供する義務がある.

製品・サービスの質の企画・設計においては,常に多様な顧客に留意する必要がある.建築物,放送,電力供給サービス,学校教育などの顧客が誰であるか,深い考察が必要である.

医療において,顧客とは,"医療機関が提供するものを受け取る人または組

織"のことであり，したがって第一義的な顧客は患者である．製品・サービスとその質を設計するにあたり，顧客ニーズが重要な意味をもつことから，患者が意思決定や意思表示を正確に行えない場合は，患者のニーズを代弁できる人を含めて顧客と考えるのが妥当である．例えば，患者が子供の場合には通常その親，患者の意識が正常でない場合はあらかじめ指名された，または妥当とみなされる患者の代理人がこれにあたる．顧客をより広い意味で用いることがある．例えば，その病院を信頼して特定の検査や手術のために患者を紹介し退院後の継続治療を担当する診療所は，広義の顧客に相当する．会社の委託による職員健診では，健診を受ける個人だけでなく会社も顧客と考えられる．SARS患者の隔離治療の場合は，その患者だけでなく地域社会もまた顧客と考えられる．

(6) 後工程はお客様，内部顧客，プロセスオーナー

顧客（使用者）に対する質を経済的，効率的に達成するためにどうすればよいか．最終工程で確認するというのは効率的でない．組織の全員が質にかかわるのだから全員が頑張ったらよい．だが"全員でやる"というのは，通常は"誰もやらない"と同義語である．それなら，各工程が次の工程に自分の工程の"製品・サービス"の質を保証するということを繰り返せばよい．これが"後工程はお客様"の考え方で，組織を効果的・効率的に運用するための深遠なる示唆が含まれている．

"質とは顧客の満足度"というが，満足を与えるべきは最終の顧客ばかりでない．それにつながる途中にある自分の仕事の結果の影響を受ける人々をも顧客と考えて，自分の仕事の質を保証するよう教えている．これは米国でも"internal customer"（内部顧客）という概念として広く受け入れられた．これがこの格言の第一の意義である．

第二の意義は，一人ひとりが組織の最終目的との関連において自己の業務の意義を理解し，その責任を果たしたときに，組織全体として効率的に目的が達成できるという教えである．この考え方もまた米国で"process owner"（プロ

セスオーナー）という概念として広まり，自分の業務に責任と誇りをもち，自己の業務の質を保証するというマネジメントの方法論を生み出した．

"後工程はお客様"とは，結局，自分の工程の質を明らかにし，その不十分さの原因追究をし，低減を図ることを，すべての人に求める考え方である．現場第一線の業務において，問題がどこにあるかは直接の担当者が最もよく知っている．だから直接の業務担当者がその業務の改善を行うのが最も効率的である．質マネジメントの中心的な考え方である"顧客指向"，"プロセス重視"，"全員参加"，"改善"が，すべてこのさりげない表現に凝縮されている．

医療においても，この考え方（内部顧客，プロセスオーナー）は，職種による組織が形成されている中で，患者中心のチーム医療に有用であろう．すなわち，各人が全体の中でどのような役割を果たすべきか認識し，帰属職種の価値観にこだわることなく，良質で安全な診療という目的を達成するような行動様式を促すことにつながるだろう．

また，ともすると医師が絶対の指揮権をもっていて，不満をもちつつもいわれるままに業務をこなすうちに，徐々に主体性，自律性を失いかねない医師以外の医療従事者の意欲向上に貢献できるだろう．

2.3 質の側面——質の見方・捉え方

(1) 設計品質／適合品質

製品・サービスの質には少なくとも二つの側面がある．"設計品質"と"適合品質"である（図2.3）．製品・サービスはある要求を満たすように意図して設計される．要求をどの程度満たす設計になっているかが設計品質である．適合品質とは，実際の製品・サービスがどの程度設計の意図に合致しているかの程度である．もちろん，重要なのは設計品質である．これが悪いと，全社をあげて売れない製品・サービスを清々粛々と作り提供し続けることになる．

質のこの二つの側面は，"計画の質"と"計画との一致度合い"といい換えてもよい．すなわち，計画（実施しようとしたこと）がどれほど目的に合って

いるかと，実施（現実に実施したこと）がその計画にどれほど合っているかである．これは，あらゆる対象に対してもつべき視点である．

医療の場合，診療の質にかかわる問題を，基本的なところで，診療方針・診療計画の妥当性・適切性と，その方針・計画どおりに実施できたかどうかという二つに切り分けて考えることが例となる．もっと日常的な業務の例では，与薬において量を間違え投与直前に危うく発見して事なきを得たという問題に対して，まずは，そもそも処方箋の指示内容は正しかったのか（指示，計画の質），それとも処方箋の指示は正しかったが，何らかの原因で実施においてミスをしたのかのどちらであるかを切り分けることなどがある．さらに，実施の手順に問題があるのか，それとも手順どおり実施しなかったのかというように，計画と実施の問題のいずれであるかを分解していくことも有用である．

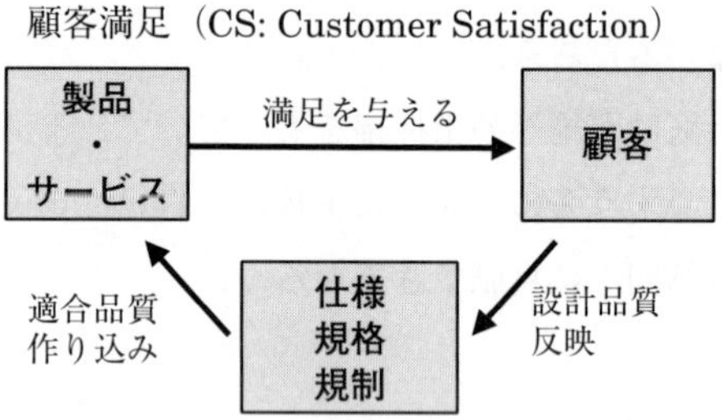

図 2.3 質の二つの側面

(2) 業務の質

質マネジメントは，質を品物の質にとどまらず，あらゆる考慮の対象の質と考えることによって，大きく領域を広げ，効果を大きなものとした．製品・サービスの質を達成するためには製品・サービスを生み出すプロセスの質を問題にしなければならない．ここからプロセスの質という概念が生まれる．同様にして，何らかの成果，効果を生むために実施している業務，仕事の良し悪しについて考えるとき，業務の質，仕事の質といういい方をする．このようにして，質を考える対象を，製品・サービスから，工程・プロセス，システム，業務，

仕事，人，組織などに拡大し，これらの改善活動につなげるのは必然であった．製品品質に限らず，コストや納期などを決定づけるプロセスの改善も，そのプロセスの質を改善することにほかならず，結果として，質マネジメントは企業の体質改善の道具として発展することになった．

近年のTQMへの呼称変更で強調されるのは，こうした製品・サービスを生み出すためのプロセス，システムだけでなく，企業・組織の存在や活動そのものの質，つまりは"経営の質"，"組織の質"の向上である．

医療において提供される主たる製品・サービスは"患者の状態の変化"という無形の価値であり，この質を維持し向上させるために医療提供プロセスの質，診療行為の質が重要であり，質を考慮する対象を拡大することは有効であり，本質的である．そればかりか，医療における製品・サービスには，医療サービスの過程で患者との接点において提供される医療行為そのものもまた製品・サービスと考えることができて，その意味でも業務の質について考察することは医療において本質的である．医療提供組織内において，その質的レベルを向上するために，診療の質，診療プロセスの質，医師の質，看護業務の質，看護師の質，病院の質などが，どのような要素・側面から構成されるのか，さらにそれらがどのような要因によって左右されるのかを考察することには大きな意義がある．

(3) 当たり前品質／魅力品質

質とは顧客満足であるということは，すなわち質が顧客の心理的充足感を意味していることになる．この心理的充足度と，製品・サービスの性質がもたらす物理的充足状況の関係の研究から，狩野は，"当たり前品質"，"魅力品質"という概念を提唱した（図2.4）．

当たり前品質とは，物理的な性質が満たされていても当たり前で特に心理的な充足感は与えないが，不十分であると不満を感じるような特性をいう．製品・サービスの基本的質がこの性質をもつものと考えられる．例えば，自動車におけるブレーキ故障，エンジン始動トラブルなどである．

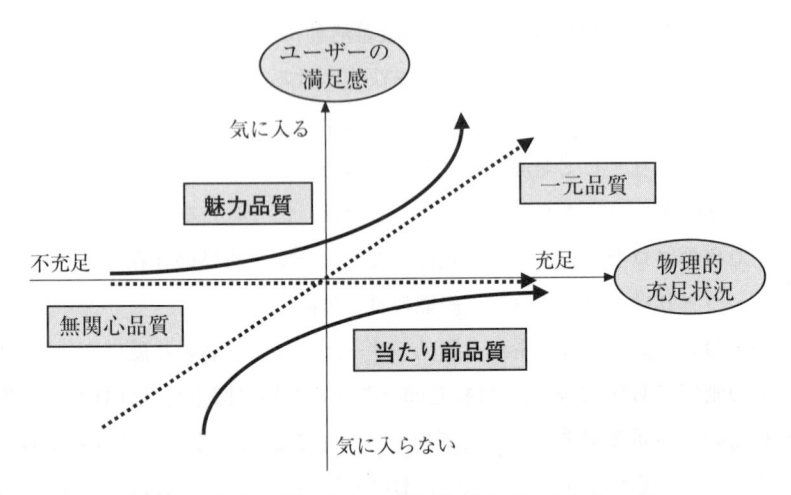

図 2.4 魅力品質・当たり前品質（狩野理論を参考に作成）

　これに対し，物理的な性能が多少悪くてもそれほど不満を感じず，性能がよいと満足するような質特性を魅力品質という．例えば，車を長時間運転したときの疲労感のなさなどである．

　関連して，物理的充足状況と心理的満足感が比例する関係にある質特性を一元品質という．例えば，車の走行性能などである．また，心理的満足感が物理的充足に関係しないような質特性を無関心品質という．

　これらの概念は，質設計において有用である．魅力品質によって売上向上に貢献し，当たり前品質はクレーム発生に直接関係する．さらに，これらの質の側面は，製品・サービスに対するニーズの成熟度の解釈も与えるものと考えられる．すなわち，ある質特性の価値や意義が顧客に認知されないときは無関心品質，少し認知されてくると魅力品質，ある程度一般的になると一元品質，常識的になると当たり前品質という発展過程を経るものと考えられる．

　医療での当たり前品質は，何といっても"安全"，"医療ミスのないこと"，"治癒が常識の疾患の場合，確実に治癒すること"などであろうか．魅力品質は，奇跡的な救命，心温まる看護，アメニティ，素人に理解できる懇切ていねいな説明などであろう．いや，これらの一部は，当たり前品質とはいわないま

でも，一元品質というべきであろうか．すなわち，本音では期待を抱いていても通常は満たされないことを経験していれば魅力品質となるし，期待を抱いてもそれほど裏切られないなら一元品質，ほとんど満たされるなら当たり前品質となるだろう．質のレベルに対する認識は相対的なものであるので，いつでもどこでも期待してよいのなら当たり前になり，そうでなければ魅力的となる．その意味で，医療における当たり前品質，魅力品質とは，その国，地域の医療のレベルを表現する一面をもち合わせているといってもよいかもしれない．

2.4 質の保証——安心して買っていただける製品・サービスの提供

(1) 質保証の概念

顧客が満足する製品・サービスを提供すること，あるいはそのための活動を"質保証"という．質保証という概念は，製品・サービスの複雑さ，および生産者（メーカー）と顧客（購入者）の距離の増大とともに生まれた比較的新しい概念，方法である．

質の保証のためには，はじめから質のよい製品・サービスを提供できるシステムを構築・運用するとともに，もし質の悪い製品・サービスを提供した場合には適切な補償をし，また再発防止をするという広範な活動が必要になる．

"質保証"という概念が生まれたのはそう古いことではない．工業の進歩による生産・販売の大規模化と製品構造の複雑化とに密接な関係がある．近年まで通用してきた質に関する責任の原則は，自分の所有物に対しては自分で責任をもつという"買い手危険もち"であった．商品が複雑になり，また大量生産・大量販売によって売り手と買い手の距離が遠くなると，使ってみて不具合があれば取り替えるという"売り手危険もち"という原則に変更しなければ売れなくなってきた．こうして質保証という考え方が生まれた．

当初の質保証（品質保証）は，新品の"補償"という考え方が中心であった．しかしながら，1950年代以降の家電ブームを迎え，新品の保証にとどまらず，

購入後もある一定期間中に生じたメーカー責任の不具合に対してメーカーが補償するという"品質保証書"つきでなければ販売ができなくなってきた．このような状況で，修理や取り替えによって補償するだけではユーザーの信頼も得られず，またメーカー側も修理や取り替えの費用の増加が経営を圧迫するので，メーカーは保証期間後も性能を発揮することを保証するような体制の見直しと改善を行った．

製品・サービスの複雑化に伴って"補償"という考え方が生まれ，それが"保証"にまで発展した理由として，生産・販売の大規模化の影響を見逃すことはできない．生産・販売の大規模化というと，生産工場の自動化とか流通チャンネルなどを思い浮かべるかもしれない．しかし，地味ではあるが最も重要なのは，実は質保証である．質を重視しこれを保証しないと，売上そのものが伸びないし，補償にとどまっているとその費用ゆえに製品・サービスの競争力が低下する．

(2) 質保証の進展

時代の進歩に伴い，保証の対象である"質"の意味が拡大してきた．日本では，1960年代の後半に入り，耐久消費財の普及と信頼性技術の進歩によって，商品の"信頼性"が重視されるようになった．このような機能商品の普及に伴い"商品というモノを買う"という考えから"その商品が有する機能（ハタラキ）を買う"というようにユーザーの考え方が変わってきた．耐久消費財という名が示すように，ユーザーが期待する相当期間，故障しないで稼働する確率が高いという信頼性が要求され，メーカー側も信頼性設計，信頼性試験，市場故障データの解析などを質保証活動の中に取り入れるようになった．

特に高価な耐久消費財あるいは生産財では，修理しながら使うのが普通であり，その場合にはいかに迅速に修理されるかという保全性が重要となる．故障が起こらないことを追求する狭義の信頼性活動に加えて，壊れてもすぐに修理して稼働するようにするという保全性の追求も重要になり，このためのアフターサービス体制が質保証の重要な要素となった．

2.4 質の保証

　1970年代初めに生じた公害を契機として，従来の質の考えの拡大を余儀なくされた．従来の質はメーカーとユーザーとの関係で論じられてきたが，公害の発生は，メーカーはユーザーを満足させるだけではなく，同時に第三者（社会）にも迷惑をかけない製品・サービスを設計・生産・販売することが必要であることを示した．このような観点で捉えた質を"社会的品質"という．

　日本の品質管理の歴史を振り返ってみると，質保証の方法論も"検査重点主義"，"工程管理重点主義"，"新製品開発重点主義"へと進歩を遂げてきたことが分かる．

　日本が米国から近代的品質管理を学んだ第二次世界大戦直後は，製品品質を保証する方法の中心は"検査"であった．検査の基本的考え方は，保証の対象になっている製品の集まり（ロット）について，その全部または一部についていくつかの特性を計測・評価することによって，そのロット全体の質レベルを評価し，ある一定以上のレベルと判断されたものだけを出荷あるいは以降の工程に流すというものである．一部だけを測定する際には，確率論を基礎とする抜取検査によって一部の情報から全体を推測し合理的な判断を行う．これを反映して，抜取検査は当時の品質管理の主要なテーマであった．

　だが，検査には弱点がある．検査だけでは質は向上しない．一部から全体が推測できるような安定した製品ロットにはなっていないかもしれない．全数検査を行ったとしても評価すべきすべての質特性を評価することは不可能である．検査後に特性が変化することもある．検査は作ってしまった不良品を除くだけの機能しかない．はじめから良品を作るほうがよいに決まっている．こうして日本では1950年代に入って，製造工程をきちんと管理することによってはじめからよいものを作ろうという考え方が広まった．当時の"品質は工程で作り込め"という教えは，この考えを端的に物語っている．

　1960年代になると，いくら製造工程が整然としていても，製造工程における不良率がどんなに低くても，売れなければ何にもならないという考え方が生まれてきた．すなわち，規格に合致しても質がよいとはいえず，真に質を保証するためには，まずはよい製品仕様を作ることが重要であるとの考えが芽生え

た.しかも,製造工程でのトラブルをよくよく分析してみると,その原因の多くは上流工程である生産準備や設計・開発にあることが次第に明らかになり,その後10年ほどのうちに,新製品開発において質を確保しようという考え方が主流を占めるようになった.こうして生まれたのが"品質は企画・設計で作り込め"という言葉である.

(3) 質保証システム

質を保証するとは"顧客に信頼感を与える"ことであるから,保証とは,はじめから質のよい製品・サービスを生み出せるようにすることと,もし不具合があったら適切な処置をとることの二つからなるだろう.前者をさらにブレークダウンすれば,手順を確立する,その手順が妥当であることを確認する,手順どおりに実行する,製品を確認する,という四つの活動になろう.後者は,応急対策と再発防止策に分かれよう.これらを表2.2にまとめておく.

これらの体系的活動を全社あるいは全事業部レベルでまとめ,商品企画から,開発(設計,試作,試験を含む),量産(生産準備,購買を含む),販売,サービス,市場質評価に至る一貫したシステムの大要を図示したものを質保証体系

表2.2 質保証活動の要素

1. 信頼感を与えることができる製品・サービスを顧客に提供するための体系的活動
   ① 顧客が満足する質を達成するための手順の確立
   ② 定めた手順どおりに実施した場合に顧客が満足する質を達成できることの確認
   ③ 日常の作業が手順どおりに実施されていることの確認と実施されていない場合のフィードバック
   ④ 日常的に生産されている製品・サービスが所定の質水準に達していることの確認ならびに未達の場合の処置
2. 使用の段階でメーカー責任のトラブルが生じた場合の補償と再発防止のための体系的活動
   ① 応急対策としてのクレーム処理,アフターサービス,製造物責任補償
   ② 再発防止策としての質の解析と前工程へのフィードバック

図という．この図には各ステップにおける業務を各部門に割り振ったフロー図として示されることが多い．関連規定や主要な標準類も示すと便利である．

(4) 質保証の組織と運営

質保証体系を構築する際には，商品企画，開発・設計，生産，販売・サービスといった顧客への製品・サービス提供のステップと各ステップの入出力・手順を明確にすることに加えて，質保証のための組織と全社的な運営についても考慮する必要がある．

質保証に対する経営陣のかかわりとして，質方針，組織，経営陣によるレビューを組み込む必要がある．経営陣は明確な質方針を打ち出して，質に対する方向づけを示し，組織全体のベクトルを合わせることが求められる．質保証体系の実体は，組織，仕事の仕組み，資源である．その意味で，経営陣は，質にかかわるすべての人の責任，権限，相互関係を明確にして，会社全体として質を達成できる組織を作らなければならない．質にかかわる全組織的な責任者の任命を考慮することもよい．また経営陣は，質保証体系が期待どおりに機能しているかどうかを確認し，必要な処置をとるために，自らが定期的にレビューをするとよい．その一つの形がトップ診断である．

質は，当然のことながら，全社各部門にかかわる．通常の組織は，設計，生産，販売といった機能的組織形態をとっているから，これらの組織を横断的に運営する仕組みがないとうまく機能しない．そのため，会議体や委員会を設置するのが普通である．

多くの企業では，月に1回程度の"品質会議"を開催している．ここでは，定例的な全社品質状況の報告と対応策案，質保証体制にかかわる課題と対応，個別の全社的重要品質問題の状況と対応などが議論される．会議においては，全社的見地から問題・課題を捉えることと，それを受けて各部門が実施すべき事項を明確にすることが大切である．

全社各部門に横断的にかかわる質保証上の特定重要課題については，委員会を組織して問題のありかを明確にし対応策を検討することも行われる．ここで

も，問題を全社的見地から把握することと，解決に向けての各部門の役割を明確にすることが重要である．

　質保証のための組織として，質保証部門の設置についても考慮する必要がある．質保証部門は，質保証活動の事務局として，各部門における質保証活動の推進を支援し，質保証にかかわる全社的な課題・問題を明確にし，その解決を図るために設置される．組織上は，中央集権的組織では社長直轄や事業部長直轄，生産と販売の責任が分かれている場合には工場長または生産部長直轄にするのが一般的である．

　質保証部門の，全社の質保証活動の事務局としての役割としては，以下のような事項があげられる．

① 経営陣のブレーンとして
　・質方針の起案
　・経営陣に対する質状況の報告
　・年度質保証計画の起案
② 全社的質保証体制の充実
　・質保証規定の改廃の起案
　・質保証体制の整備・推進
　・PLP 体制の整備・推進
③ 全社的調整
　・ライン各部門間にわたる質問題に対する調整
　・クレーム処理についての全社的調整
　・品質会議の主催
　・全社重要品質問題解決にかかわる調整
④ 質保証活動
　・クレーム処理
　・試験設備管理
　・検査業務管理
　・質監査の企画・実施

・質報告書などの発行

なお，医療における質保証の全貌，質保証システム，その構築については，以降の第3〜5章において詳解する．

2.5 マネジメント ── 目的達成のためのすべての活動

(1) マネジメント，管理

質マネジメントにおける"マネジメント"，"管理"とは"目的を効率的に達成するためのすべての活動"を意味する．管理社会，管理強化などの用語が与える語感は，監視，締めつけ，統制，規制などであろうが，質マネジメントにおいては，マネジメント，管理をそのようなものとは考えてこなかった．

マネジメント，管理の意味に関して最も重要なことは"目的達成"である．目的達成のために監視，統制，規制があるかもしれないが，それはあくまでも目的を効率的に達成するための合理的な（理にかなった）手段としてである．目的達成のためのすべての活動を意味するゆえに，その対象は広範なものとなる．

マネジメント，管理の基本が目的達成というのだから，マネジメント，管理のためには目的を明確にしておかなければならない．その目的として何を定めるかは極めて重要である．マネジメント，管理の目的を選定する際には，"重点指向（重点志向）"を心がけるべきである．取り組むべき課題は常に多いが，重要なものは少ない．これをパレートの法則という．V. Pareto は，イタリアの社会学者・経済学者で，所得分布に関して，全体の2割の人が，所得全体の8割を占めるという法則を指摘している．質マネジメントにおいて取り組むべき課題についても"vital few, trivial many"（重要なものは少なく，つまらないものが多い）という法則が成立している．

TQC では"control"を"管理"と訳し，管理の意味を上述したように広義に解していた．"control"の語源は"counter + roll"であり，基準と対照するという意味である．そこには，基準，計画を設定するという行為は含まれない．

ISO 9001の国際的普及とともに質マネジメントにかかわる様々の概念が急速に国際化した．それに伴い，Quality Control（QC）の意味が"質マネジメント活動要素および技法"というような程度であって，日本で実践されてきた"品質管理"の意味を正しく伝える用語は"Quality Management"であることが明白になってきた．我が国においては，TQCと呼んでいた時代から管理を広義に理解していた．本書では基本的に誤解がないよう，"マネジメント"という用語を用いる．分かりやすさや固有名詞の説明などの関係から，"管理"という場合もあるが，本書では"management"，すなわち目的達成のためのすべての活動という意味で用いており，状況に応じて改善，革新，戦略までをも包含することに留意してほしい．

(2) PDCA：マネジメントサイクル

質マネジメントにおいては，前項の意味でのマネジメント，管理を行う際に，PDCAのサイクルを回すことが効果的・効率的であるとしている（図2.5）．

Plan（計画）においては，まず，マネジメント，管理の対象の"目的"を明確にする．不良を減少したい，売上を向上したい，画期的新製品を開発したい，などである．次に，目的達成の程度を計る尺度を決める．不良率，売上高，市場導入後6か月の売上などである．第三に，その管理項目に関して到達し

Plan	①目的を明確にする ②管理項目を決める ③目標（管理水準）を決める ④実行手順（作業標準）を定める
Do	①教育・訓練を行う ②実行手順どおりに実行する
Check	①目標が達成できたか？ ②他に不具合はないか？（副作用）
Act	①応急対策：現象を取り除く ②再発防止策：根本原因を除去する

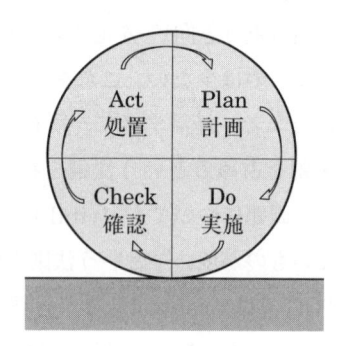

図2.5　PDCAのサイクル

2.5 マネジメント

たいレベル（管理水準，目標）を定める．

計画においては，"実行手順（作業標準）を定める"ことが重要である．計画とは，そのとおりに実施して自然に目的が達成できるようなものをいう．目標だけ示して実現手段を全く考えていない計画は，計画とはいえない．

Do（実施）においては，実施者に対して実行手順の教育・訓練を行う．これがなかなか難しい．他人に何かを伝えて意図どおりに実施してもらうことの難しさは，誰でも多かれ少なかれ経験しているだろう．人は自分の経験してきたこととの照合において，他人の言葉を理解しようとするからである．言った人と聞く人とで経験したことが違えば，同じ言葉の意味するところが微妙に異なってしまうのは仕方ない．なるべく現場で実物で教えること，了解した（と思っている）ことをいわせてみることなどが対応策になるだろう．

実行手順どおり実行してもよい結果が出ない（つまり実行手順が悪いということである）ときに，手順を変えてよい結果を出したとする．このとき，管理者はその実施者をどのように扱うべきだろうか．決まりを守らなかったのは悪い．しかしそうしなければよい結果を出せなかった．この場合，ルール，手順の不備はすぐに申告させるべきである．さもないと，様々な業務実施上のよい知恵が組織の知識として蓄積されない．結果さえ出せればよいというものではない．その基盤としてのプロセスを"明日のために"獲得しておきたいのである．

Check（確認）においては，当初の目標の確認とともに，いわゆる副作用が起きていないかどうかを調べることも大切である．この際留意すべきことは"事実に基づく"確認を心がけることである．"……となっているはずです"，"……と聞いています"では危ない．思いどおりいくものなら最初から確認など考える必要もなかったはずだ．何かあると思って調べるのだから事実に基づかない限り意味がない．

Act（処置）に，質マネジメントの特徴が現れる．確認において目標とのずれがあったら処置をとる．不具合現象そのものの除去とともに，二度とそのようなことが起きないようにその問題発生の原因を除去することも重要である．

このことを強調するために，根本原因を取り除く処置を"再発防止策"と称してことのほか強調している．

例えば，顧客からある部品500個の設計・生産の受注を受けて，50個作ったところで材料硬度に関する不具合が発見されたとしよう．熱処理に問題があって，その50個の処理をやり直して所定の硬度となるようにする処置が応急対策である．時にはスクラップ（廃棄処分）にすることが応急処置となる．ではこれから作る450個をどうするか，確実な熱処理ができるように工程に工夫をする．これは最も直接的な再発防止策である．他の工程や設計内容の変更を行うかもしれない．だが，そのような不安定な工程を設計し，管理計画を立案したその方法に問題があると思えば，工程設計や製品設計の方法というQMSに対して処置をとる．

質マネジメントにおいては，こうした深い処置をとることを勧めている．このような処置ができるためには，現象から原因，それも根本原因にまでさかのぼる解析が必要で，質マネジメントに科学的問題解決法が含まれ，その際に用いる様々な手法が用意されているのは，再発防止への強い思い入れがあるからである．

2.6 マネジメントの原則——巧みなマネジメントのための秘訣

(1) 事実に基づく管理

質マネジメントは"事実に基づく管理"を推奨している．科学的管理を標榜する以上，基本的要件であるといってよいだろう．

こんな例がある．ある工場で生産工程で発生する不具合を，生産，生産技術，設計，品質保証の部門の協力によって低減する活動が始められた．毎週1回の打ち合わせ会議で発生した不良，原因，対策をまとめる表を作成していたとしよう．この表を見てみると，"○○不良：××件，原因：作業ミス，対策：落ちつかせる"などと書いてある．原因を調べるときにこれといった調査をしていないとすると，この活動は何の効果も生み出さないだろう．

事実に基づく管理は，KKD（Keiken：経験，Kan：勘，Dokyo：度胸）を否定するものではない．調べれば分かることは事実を調べよ，といっているのである．何を調べるべきかを検討するとか，将来のことなど，KKDが必要なときにはこれを使う．しかし，列挙できたことはあくまでも仮説であって，これを検証する努力を怠るべきではないと教えているのである．

同じ趣旨で"3現主義"という原則もある．"3現"とは"現場"，"現物"，"現実"という三つの"現"を意味している．何か問題が起きたら，現場に行って，現物で，現実的に取り組めという教えである．

事実に基づく管理といっても，得られている事実だけでは危ないことに注意する必要がある．いわゆる潜在している事実があるかもしれないからである．例えば，潜在クレームがあげられる．顧客からの苦情がないということがすなわち，本当に苦情・不満が存在しないという意味ではなく，単に顧客が何も不満を訴えていないだけで，いずれその不満が顧客の減少，リピートオーダーの減少として顕在することになるかもしれない．

医療の分野では，EBM（Evidence Based Medicine：根拠に基づく医療）の重要性が指摘されているが，趣旨は同じである．事実に基づく論理的思考を科学的というのなら，どのような分野でも，目的達成のための行動であるマネジメントが，科学的でなければならないのは当然である．

(2) プロセス管理

質を達成するための方法論として，質マネジメントは検査の重要性を認めつつも，検査で不良品を取り除くよりも有効な手段として"工程で品質を作り込む"ことを推奨する．検査で何とかするよりも，はじめから質のよい製品・サービスを提供できるプロセスを確立しようとしており，うまくいけば効率的であることは間違いない．

一般によい結果を得るためには，その結果を生み出すプロセスに着目するのが有効である．これが"プロセス管理"の基本的考え方である．プロセス管理とは，"結果を追うだけでなく，プロセス（仕事のやり方）に着目し，これを

管理し,仕事の仕組みとやり方を向上させることが大切"という考え方に基づくマネジメントの方法である(図2.6).

プロセス管理においては,よい結果が得られるようにするためにどうしたらよいかを明らかにする必要がある.すなわち,プロセスで作り込むべき質とプロセスの条件との関係を知らなければならない.日本の質マネジメントにおいて,検査ではなく統計的手法を駆使した工程解析,品質解析が製造工程における中心的活動と位置づけられたのは,実に1950年代にさかのぼる.

プロセス管理という考え方は,一般的な業務の質を管理する際にも有効である.事務作業においてミスが発生したとき,チェックしろ,チェックを強化しろというアプローチもあり得るが,ミスの原因を明らかにしてプロセスを改善することによって発生率を減少させるほうが有効である.

パス(クリニカルパス,クリティカルパス.以下,パスという)は,診療という患者状態適応型プロセスにおいて,よい結果を得るために,プロセスにおいて質を作り込み確認するプロセス管理の原則を具現化する思想と方法論を与えている.パスを正しく適用すれば,よい結果を得るために必要なプロセス条件を明らかにすることによって,既に分かっているよい方法をガイドするという意味での診療プロセスの標準化が促進できる.

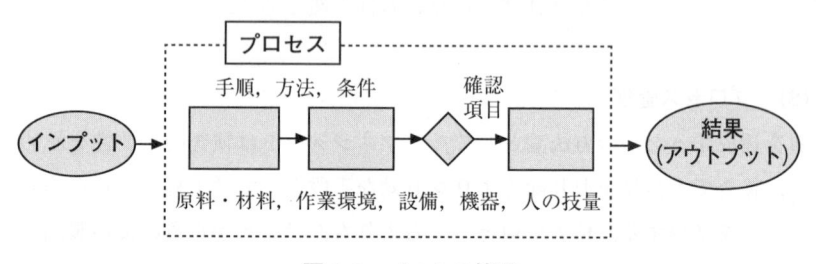

図 2.6 プロセス管理

(3) 応急処置・再発防止・未然防止

質マネジメントは,PDCAのサイクルにおいてA(Act)に特別の思いがあると前述した.フィードバックのあり方として,深く広い処置をとるべきと考

2.6 マネジメントの原則

えており，処置として応急処置，再発防止，未然防止という概念をもっている．

"応急処置"とは，望ましくない状況，現象そのものを除去することである．これに加えて，原因不明，あるいは原因は明らかだが何らかの制約で直接対策のとれない異常に対して，とりあえずそれに伴う損失をこれ以上大きくしないために，仕事の結果や原因系に対してとる処置，再発防止に先駆けて行う暫定処置を含めて考えてもよい．

"再発防止"とは，問題が発生したときに，工程や仕事の仕組みにおける原因を調査して取り除き，今後二度と同じような原因で問題が起きないように対策を行うこと，原因分析に基づく原因の除去をいう．

"未然防止"とは，実施に伴って発生すると考えられる問題をあらかじめ計画段階で洗い出し，それに対する修正や対策を講じておくことをいう．これが，マネジメントにおける"予測と予防"という概念につながる．

PDCAのCにおいて望ましくない事態に直面したとき，応急処置にとどまらず，再発防止，未然防止のための処置をとることによって，マネジメントのレベルが上がる．これこそが，PDCAのねらいでもある．再発防止，未然防止のための有効な処置を導出するためには，問題の発生，見逃し，拡大させた原因に対する深い解析が必要である．こうした問題解決力を基盤とするマネジメント能力の向上によって組織の実力が上がっていくのである．

医療におけるこれらの処置の相違を理解するために，与薬において患者に投与する直前に投薬量の誤りを発見して事なきを得たという例を取りあげよう．その誤りが，1/2アンプルを用いるべきところ全量を点滴容器に注入してしまったことだとしよう．応急処置は，正しい投薬量で投与することである．誤りの原因が，投薬量が変更になったにもかかわらず，それ以前と変わらないと早合点して点滴の準備をしたことにあるとしよう．そして，処方箋で確認しながら準備し，一つずつ確認するのがルールであるが，投与内容の全体を一覧して，薬局から上がってきている薬剤を準備し，事後の確認をきちんとやっていなかったとする．再発防止策は，解明できた誤りの原因の構造に応じて，実にいろ

いろ考えられる．処方箋の指示の一項目ごとの実施，薬剤・投与量の確実な確認，変更表示の工夫，二重の確認などである．さらに，ルールを破って作業する背景・要因の分析に基づき，再教育，無理のないルールへの改善なども是正処置となる．未然防止としては，変更があったときの業務処理プロセスの見直し，日常的に守られていないルールの特定とその理由の分析と対応などが考えられる．もし，この与薬ミスが，誤って倍の量の投与がなされたあとに発見された場合，誤投与から発見までの時間によるが，患者に対する何らかの緊急対応が重要な応急処置となる．

(4) 改 善

内部にシステム自体を改善するためのサブシステムをもっていなければ，よいシステムとはいえない．質マネジメントは問題解決を重視してきたが，それは過去の失敗を執拗に悔やむことを推奨しているのではなく，製品・サービス，プロセス，システムの改善を継続的に行うことの重要性を強調してのことである．いついかなるときも，技術やシステムは完全ではあり得ず，それゆえ常に改善を怠ってはいけないという考え方である．しかも，この活動を全員が行うことを推奨する．

"全員による改善"は我が国の質マネジメントにおける特筆すべき方法論であり，これを実践において有効に機能させる枠組みをもっていた．特に，QCサークルが第一線の作業者層にとっての全員参加の改善の場として果たした役割は大きい．QCサークル活動を通じて全員参加の場を具現化することによって，いわば"全員管理者"を実感し，"私の仕事"を意識し，"プロセスオーナー（私の工程）意識"を高揚した．QCサークル活動で職場の改善をすることによって，質と生産性は向上し，仕事への自負心も高まった．

前項に深く関係するが，有効な改善を組織的に実施するためには，その基礎として発生した問題の解決能力が必須である．表2.3に問題解決にかかわる能力を示す．このような能力を組織的に保有し向上していくことが肝要である．

表 2.3 問題解決にかかわる能力

把握：その問題の何が，どの程度，どのような意味で問題なのかを理解している．
目標：その問題をどの程度まで改善すべきか，明確な目標がある．
目算：解決に至るシナリオを描いている．
事実：問題の実態を事実によって把握している．
調査：その種の問題が過去にどう解決されたかを調査している．
論理：問題発生の仮想的メカニズムを論理的に組み立てている．
実証：仮説を実証して発生メカニズムを究明している．
手法：手法を使いこなしている．
対策：問題発生の因果の本質を理解したうえで現実的な対策案を立案している．
余病：対策案が引き起こすかもしれない副作用について考察している．
効果：メカニズムの確認も含め，対策の効果を確認している．

2.7 標準化——ベストプラクティスの共有

(1) 標準と標準化

"標準化"とは"標準を設定し，これを活用する組織的行為"と定義される．また"標準"は"関係する人々の間で利益または利便が公正に得られるように統一・単純化を図る目的で，物体・性能・能力・配置・状態・動作・手順・方法・手続・責任・義務・権限・考え方・概念などについて定めた取決め"と定義される．

すなわち，標準化の目的は"統一"と"単純化"である．統一することによって，"互換性"が確保され，ねじ，プラグ，電球のようにどこでも使えるようになる．用語，記号，書式などを決めることによって，"コミュニケーション"が図れる．特別の説明を要することなく知識，情報，価値観を"共有"することができる．同じものを大量に作ることができて集中的生産が可能となる．単純化することによって，大量生産，効率向上，コスト低減，質向上が可能となる．一般にこのように標準化によって，質と効率の向上が図れるのである．

そうではあるが，結局のところ標準化とは統一なのだから，窮屈な規制・ル

ールがあり，自由が束縛され，ルール絶対主義の石頭が闊歩し，決まり切ったことしかできない無能集団ができあがるに違いない．自由な発想が阻害され，その結果として独創性が阻害され，画一的なものの見方が広まり，多様性に対応できなくなり，ものを考えないマニュアル人間が増加することも懸念される．そもそも進歩というものはルール破りから始まるということを考えても，標準化がよいこととは思えない．こうした反論が聞こえてくる．これらの反論は標準化に対する皮相的な理解ゆえの誤解である．

(2) 標準化の意義

標準化はマネジメントの手段であり，標準とは計画である．2.5節の(2)で述べたように，Plan（計画）のうち，実行手順を定めるという機能は，例えば作業標準を定めることであり，その意味で標準とは，ある目的を達成するために繰り返し適用される実現手段の計画にほかならない．

標準化は"知識の再利用"手段である．標準と呼ばれるものには2種類ある．第一は，決めなければならない標準であり，統一による混乱の回避が目的である．例えば，右側通行・左側通行は，どちらでもよいが，とにかくどちらかに決める必要がある．さもないと正面衝突が頻発する．第二は，決めたほうがよい標準である．これは，経験の活用，計画の簡略化といい換えてもよい．標準とは"既に経験してよいということが分かっているモノや方法"であり，このような標準の活用は，知識の再利用，経験の有効活用，省思考（思考や計画を省く）である．すなわち，標準化の極意は，現時点で最適と思われる方法の採用による実施のための計画立案における"省思考"にある．

標準化とは，よいこと，正しいことの適用なのである．誰かが経験をして"正しい・よい"ことが既に分かっているモノや方法を適用することによって，質と効率の同時達成を図ること，これが標準化のねらいである．ベストプラクティスの共有手段といってよい．

標準化は，改善の基盤となる．現状の方法（計画，基準）を明確にしておいて，不具合の原因を"計画"，"基準"に求め，計画・基準（＝標準）の改訂に

よってシステム改善を図ること，これが改善の原則である．改善とは決して思いつきで何かを変えることではない．

標準化は，独創性の基盤でもある．新しいこと，難しいこと，重要なことに資源（人，モノ，金，情報）をつぎ込むために，どうすればよいかが既に分かっていることについては，考えない（省思考）で標準（ベストプラクティス）を適用するのが賢い方法というものである．標準化は独創性の芽を摘むという指摘があるが，これは誤解である．よい結果を生む方法の標準化によって改めて計画する必要をなくし，その分を独創的な仕事に振り向けるべきである．

標準化の考え方と方法を医療の QMS においてどう実現するかについては，3.2.2 項を参照されたい．

2.8 人間性尊重——品質管理は人質管理

(1) 能力向上／人材育成

質マネジメントは，マネジメントにおける人間の重要性を指摘し，人間をマネジメントシステムを構成する無機的な部品として扱うのではなく，やる気のある，考える能力をもった，有機的な存在と認めている．

質マネジメントにおいて，人は，仕事に主体的に取り組み，自分の職場の問題・課題を解決することによって自分自身を成長させ，より豊かな人生を送るようにすべきであり，そうしたときに，組織としても効率が上がると教えている．人の能力を伸ばすための教育・訓練を熱心に実施するように推奨するだけでなく，問題解決・課題達成能力を高めるためのインフラ整備も重要と説く．

医療においては，医療に従事する人々の力量が医療の質に与える影響が大きいことから，他の産業に比して，人材育成，能力向上がことのほか重要である．医療，看護，薬剤，検査などにかかわる実践的な知識，技能（スキル），そして能力向上への意欲が重要で，修得の機会を積極的に提供することが望ましい．

医療の現状を考慮すると，これらの医療技術（固有技術）とともに，仕事を

効率的に進めるためのいわゆる管理技術やヒューマンスキルの重要性を強調し，積極的な教育・訓練を行うべきである．これによって，固有技術を十分に活かし，組織として仕事のできる人材が増える．

(2) 自主管理

質マネジメントは，マネジメントにおける2種類の人間，すなわち"管理する人／される人"という構図を否定する．機能としての管理者はあり得るが，それはその人の管理者としての機能を認めているだけである．その人が偉いわけではない．人を命令に服従させるよりも，自主的に考え実行できる人間にするほうが効率的なマネジメントができるとしている．もちろん，誰もが高い管理能力をもっているわけではないので無制限に拡大するのではないが，責任・権限の委譲は能力に応じてなされるべきであって，地位や階級概念によって制限されるべきではないと，質マネジメントでは考えている．

医療においては，医師の裁量権，指揮権が特に大きいことから，患者への直接の医療提供において，チームで動くことが要求される看護師の自主管理，自主性尊重について健全なモデルを構築する必要がある．医師の指示に何も疑問を抱かず，いわれたことだけを実施し，患者からのメッセージを医師に的確に伝えられない看護師は，提供する医療の質を落とすことになる．逆に，自主管理を盾に，専門職種の権利を主張しすぎることもよい結果を生まないだろう．専門職種としてのそれぞれの役割を認識し，その責任・権限の範囲内で"自分で考え，自分で決める"という態度が重要である．

(3) 全員参加

質マネジメントは，組織のアウトプットの質を効率的に確保するためには，全員が参画するのがよいと強く推奨している．この意味で，質マネジメントにエキスパートは必要ない．いや，かえって悪い影響を与えかねない．そのエキスパートに任せておけばよいと，他の人々の参画が遅れるかもしれないからである．

2.8 人間性尊重

　現場の小集団活動として生まれた"QCサークル"は，我が国の質マネジメントが生み出した代表的な活動であるが，"全員による改善"の場，およびグループワークによる相互啓発の場を提供する仕掛けとしての意義が大きい．QCサークルが有効に機能するためには，管理者層の理解，指導，支援が重要である．

　医療で，従来から存在する仕組みとして看護研究がある．看護師として要求される専門性を維持し向上するための，それぞれがテーマをもって研究に取り組むものであるから，質マネジメントの考え方，方法論に照らせば，看護職における全員参加の改善の場として活用できると思われる．運営を工夫することによって，それぞれに必要な能力向上を実践の場で実現できる方法となるであろう．

　病院においても工業界と同様にQCサークルの導入が広がりつつある．その運営に工夫が必要であることは間違いないが，視野を広げ，自己の仕事を見直し，業務改善能力を確実に向上させることに役立っている．

第3章　質を実現するためのマネジメントシステム

3.1 技術とマネジメントシステム

3.1.1 医療の質・安全の確保のための要件

主に工業分野における質保証・質改善への取組みの経験から，製品・サービスの質を確保するための一般論として次の六つの要件をあげることができる（図3.1）．安全の確保についても同様のことがいえる．

① 動機：質・安全への取組みの動機，インセンティブ，ドライビングフォース
② 思想：質・安全にかかわる基本的考え方，コンセプト，フィロソフィー
③ 技術：質・安全を確保するための再現可能な方法論，知識
④ マネジメント：技術を活かす管理の仕組み，システム，プロセス，手順，インフラ

（標準化の対象とすべき根拠となる技術）
（技術的根拠のある方法の標準化）

⑥ 推進（運動論）

③ 技術
　方法論
　知識

④ マネジメント
　システム
　プロセス
　インフラ

⑤ 人
　能力
　意識
　士気

② 思想（コンセプト，フィロソフィー）

① 動機（インセンティブ，ドライビングフォース）

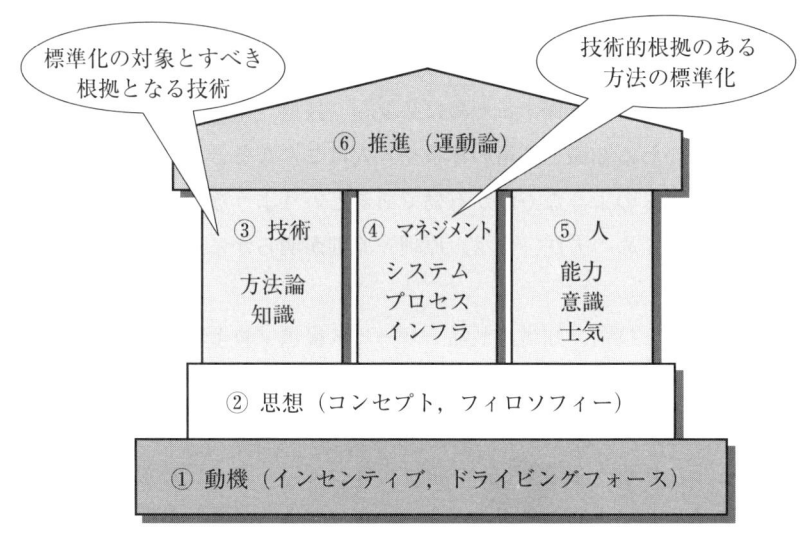

図3.1　質・安全の確保のための要件

⑤ 人：能力，士気，意識，感度，認識
⑥ 推進：運動論

すなわち，第一に，質・安全に取り組もうという気になることが必須である．いまさら何をと思われるかもしれないが，実は"事が起こる"ためにはこれが最も重要である．そのために，質・安全への取組みを奨励，誘導するインセンティブやドライビングフォースが必要となる．

第二に，質や安全に関する価値観が必要である．思想，哲学といってもよい．例えば"質第一（効率，コスト，納期などよりも質が重要で，それによって経営的にもよい結果をもたらす）"，"安全第一（製品・サービスにかかわる安全性，従業員の安全が経営の基盤であり，経済性・効率などよりはるかに重要である）"，"患者本位［医療に関して素人である患者の（潜在しているかもしれない真の）ニーズ，価値観を最重要とする］"，"人間中心システム設計（人間の思考・行動形態の特徴，例えば認知・認識，判断・意思決定，疲労・マンネリ，社会・集団との関係，肉体的能力などに関する特性を踏まえて，質・安全を確保できるような業務システム，情報システムを設計する）"というような基本的な考え方がそれである．こうした思想や価値観が確立していることによって，様々な新しい方法論の開発の方向性が正しいものとなる．

第三に，質や安全を確保するために必要な"技術"や"知識"である．例えば，診療にかかわる知識・技術の体系や，人はこんなときにミスを起こしやすい，ミス防止にこのような方法が有効であるというようなこと，さらには質のよい仕事をするための方法，コツ，原理・原則が明らかになっていることが必要である．

第四に，それら技術，知識を製品・サービス提供プロセス，業務手順の中に埋め込んで，実際にそうした技術，知識が活かされるようなマネジメントシステムを構築し運用しなければならない．実施方法を手順化したり，責任・権限を明確にして，仕組みを構築し，仕掛けを作っていくことが必要である．

第五に，そうして決めた仕組みどおりに実施できる"人"を鍛えておかなければならない．たとえ技術が確立し手順化してあっても，必要な知識をもち合

わせていない人，技能の点で劣る人，やる気のない人がいたら，質も安全も確保できない．そこで，知識，技能，意欲に満ちた人材が活躍できるような組織運営を行っていく必要がある．

第六に，上述したことを推進していくための，推進論，運動論，いわばイベント，お祭り的な盛り上げもまた必要である．

3.1.2　固有技術と管理技術

質のよい製品・サービスを効率的に提供するために必要なことは何か．3.1.1項であげた六つの要件のすべてが必要であろうが，この中で最も直接的に質・安全に貢献する要件を二つあげてみたい．

第一は，その製品・サービスに固有の"技術"である．自動車を作って売りたいのなら，例えば主要な材料である鉄の性質に関する膨大な知識が必要だし，内燃機関（エンジン）にかかわるこれまた膨大な技術知識をもっていなければならないし，そもそも顧客・市場ニーズの構造（どのような顧客層・市場セグメントが，どのようなニーズをもち，それらニーズが要因に左右されるか）を理解していなければ適切な製品・サービスの企画はできない．医療においては，どのような疾患があり得るか，そのとき患者はどのような状態になり得るか，それぞれの状態においてどのような状態変化が起こり得るか，望ましい状態に誘導するにはどのような医療介入がよいかということに関する知識をもっていなければまっとうな診療はできない．さらに，これら状態の把握，医療介入に関する基礎知識，基礎技術を保有していることが必要である．

第二は，こうした技術を組織で活用していくための"マネジメント"システムである．せっかくの高い技術をもっていても，それが特定個人だけのものであれば組織全体として共有することはできないし，組織として保有していたとしても，しかるべきときに適切に活用できるような仕組みを構築しておかなければその知識・技術は日の目を見ない．

この二つの要件のことを"固有技術"，"管理技術"ということがある．固有技術とは，製品・サービスの提供に必要な，製品・サービスに固有な技術のこ

とである．固有技術には，製品・サービスの設計にかかわる知識・技術，実現・提供にかかわる知識・技術，評価にかかわる知識・技術などがある．一方，管理技術とは，固有技術を支援し，仕事を効果的，効率的に実施できるようにし，また，様々な運営上の問題を解決していくために有効な技術のことをいう．組織運営の方法，質マネジメント，原価管理などの仕組み，QFD（品質機能展開），統計的方法などの技法は管理技術の例である．固有技術は"製品・サービスに固有の技術"，管理技術は"固有技術を活かすための技術"ということができる．

六つの要件との対応でいえば，固有技術は"③技術"，管理技術は，広く捉えるとその他の五つの要件すべて，少し狭くは"②思想"，"④システム"，"⑤人"ということになるであろう．

この二つの技術のうち，どちらが重要か，知りたくなるかもしれない．非常に難しい質問ではあるが，やはり"固有技術"と答えざるを得ないだろう．例えば，それはマネジメントシステムのレベルというものは，そこに埋め込まれている固有技術のレベル以上にはなれないことから判断できる．どんなに立派なシステムを構築しても，そのシステムの血となり肉となるべき製品・サービスに固有の技術・知識が貧相な状態では，逆立ちしても，たとえ奇跡が起きようとも，顧客に満足を与える製品・サービスを継続して提供することはできないからである．

そうではあるのだが，"管理技術"の重要性を忘れないでほしい．"固有技術を活かすための技術"といわれるとつかみ所がないが，"原理的によい結果をもたらす方法論をいつでもうまくいくようにする方法"とか"同じ失敗を繰り返さないための技術"といい換えてもよい．固有技術が確立していても，その技術によって常に良質な製品・サービスを再現できるとは限らない．その証拠に失敗の再発は日常茶飯である．一度失敗したことと本質的に同じ原因の技術的失敗をしないためには，周到な業務システムの設計が必要である．そして，管理技術によって実現しようとするものは，こうした組織運営である．"管理技術"とは，実は極めて高度な技術であるため，その深遠なる意義はなかなか

理解できないかもしれない．だが，個人の才覚に頼る芸術ではなく科学（再現可能な方法論にかかわる知識獲得・適用の方法論）としての医療の質の維持・向上に必須である．また，"①当たり前のことを，②バカにしないで，③ちゃんとやる"ことがとりわけ重要な医療安全のためにも不可欠なものである．本書は，医療の質・安全のために，固有技術の重要性を十分に認識しつつ，管理技術に焦点を当てるものである．

医療分野でいえば，固有技術とは，診断，治療，看護，検査，手術などのいわゆる医療技術そのものである．そして管理技術とは，これらの医療技術を駆使し，患者の満足度，病院経営の効率などを向上させる技術のことをいう．

医療においても，最も重要な管理技術は"組織管理の方法"である．これには，組織構造の設計，責任・権限の定義，業務設計，教育・研修，人事考課など種々の組織運営の方法などが含まれる．質マネジメントや原価管理の仕組み，統計的方法の活用なども，他産業と同様に活用できる管理技術である．

医療において，医療分野で固有に編み出され活用されている管理技術の例としては，パス，EBM，インシデントレポートシステムなどがあげられる．パスは固有技術ではないか，と思われるかもしれない．確かにどのような診療行為を行うかなどのパスコンテンツは固有技術によって決まるが，それら固有技術を可視化して，知識・情報の共有化，標準化を実現する方法がパスの本質，特長であり，管理技術としての役割である．すなわち，パスとして業務を可視化することによって，医療従事者同士あるいは患者との情報の共有・連携を図ることができるのである．また，このように業務を標準化することは，仕事のばらつきの削減と効率化，不具合の解消，質保証が可能となり，医療の質向上につながる．

同様に，EBMは，根拠に基づいた診療を提供することを目的とするもので，まさに医療の固有技術の向上のために行うものである．EBMの基本的考え方は，事実を蓄積して法則を抽出し，科学的根拠のある方法を適用し管理するというものであり，事実に基づく管理を実践するという形で管理技術を活用しているといえる．

インシデントレポートシステムは，インシデントが発生したらそのレポートを書き，かつ現象と発生メカニズムを正確に把握して，システムの改善を可能にするものである．これも，科学的な問題解決法，PDCAサイクルといった管理技術を利用したものとみなすことができる．このように，管理技術は，コアになる知識（固有技術）を十分に活用するために必要な方法なのである．

管理技術としては意識されていないが，管理技術をうまく活用して医療の固有技術を向上している例は数多くある．例えば，症例検討会である．症例検討会は，個別症例の診断・治療の計画・経過・結果に関して検討する会議で，診療が妥当なものであるかをレビューする場である．このように計画したこと，実施したことをレビューし，適宜PDCAサイクルを回すことは，質を保証するために用いられる管理技術である．レビューは一個人でもできることではあるが，検討会という形で複数の人で議論しながら検討すれば，衆知を集めることができる，計画・実施した人以外の視点が入る，議論しているうちに気づくことができるといった点で，一人で行うよりも効果的である．つまり，個人で行うよりも効率的，効果的にレビューできる"管理技術"を用いていることになる．

また，パスにおいては，その改訂を通じて様々な改善が行われている．パス（診療プロセスの可視化，標準化）をベースにした改善という管理技術を用いて，診療という固有技術を向上している好例である．

このように，固有技術のレベルを向上するために管理技術は有効な道具となる．既に無意識のうちに管理技術を利用して固有技術の向上を行っている活動もある．しかし，管理技術を系統的に学び，その整理された知識体系を活用していけば，より広範により効率的にレベル向上を図ることができるであろう．医療技術にかかわる知識だけを増やしていくよりも，管理技術を活用しながら医療技術を深めていけば，よりよい医療を提供できるということを強く認識すべきである．

3.1.3 固有技術の可視化・構造化・体系化

3.1.2項で述べたように，3.1.1項であげた質・安全のための六つの要件のうちで，最も直接的に質と安全に貢献するのが"③技術"である．

実は，我が国の質マネジメントの歴史において，製造業以外への適用は必ずしも大成功とはいえなかった．その理由は，固有技術の可視化・構造化・体系化のレベルが低かったことにあると解釈できる．上述したように，質のよい製品・サービスを効率的に生み出すには，まずはその製品・サービスの企画，設計，実現，提供，付帯サービスに固有の技術が必要である．さらにこれら技術を活かすマネジメントやマネジメントのためのシステム（マネジメントシステム）も必要である．管理技術，経営科学ともいわれる質マネジメントは，このマネジメントに多大な貢献をする思想・方法論である．だが，固有技術が可視化され，形式知として美しい構造で体系的に記述されていないと，せっかくのマネジメントシステムも中身のない骨組みにしかすぎなくなる．

一部の製造業で質マネジメントが大成功を収めた理由は，例えば不良低減において，要因の候補として列挙した特性や条件が，技術的に見て的を外すことが少なかったからである．自動車工学，金属材料学など，ある分野の技術・知識が体系的に整理されているからこそ，未知と思われる現象についても，その発生メカニズムをほぼ正しく想定することができたのである．要素となる技術がある程度確立しているからこそ，質マネジメントのような管理技術が有効に機能したといえる．

この視点で，医療の質・安全の向上を効果的に進めるには，診療の質と安全の確保に必要な知識体系，技術基盤の構築が必要なことが分かる．例えば，医療の価値を生み出すプロセスを特定し，その入出力関係を記述し，考慮すべき特性とその要因の関係を技術・知識として蓄積していくことが必須である．

さらに，医療分野において重要な視点は，確立した技術をどの医療提供者も間違いなく活用できるようにするための技術，方法論である．特に医療の質・安全保証という視点ではこの側面が重要である．一般的に，医師を頂点とする専門家の関心は研究開発にある．新たな診断・治療法，新薬の効能の実証，め

ずらしい症例の解明など，新規性が高く，独創的な，研究開発に関心が向かいがちである．ある分野の発展のためにこうした研究開発が必要なことは論をまたない．だが同時に，当たり前の技術を，しかるべきときに，しかるべき方法で使いこなす技術，換言すれば質確保のための技術標準の確立も進めなければならない．先端技術だけで支えられる産業は，産業として未熟であり存立が難しく，また確立した固有技術の利用技術（管理技術）を軽視している分野も，産業として未成熟であるといわざるを得ない．

こうした考察を経て明らかにされること，それは医療分野にふさわしい構造での知の体系化の重要性である．医療においては，患者状態に応じて適切な医療介入を行うことによって患者の病態を改善することが第一義的に期待されることであるから，これに適した構造での知識体系が必要である．患者状態適応型パス[1,2]は，この思想に基づく，診療知識の構造化手法の一つである．

安全についても，医療提供に関する様々なプロセスの特徴・性質に固有のリスクと，それらリスクの回避・軽減策にかかわる知識体系を構築することによって，安全を脅かす状況を予測的に評価することができるようになる．

3.1.4 質マネジメントへのアプローチ

さて，管理技術の意味，意義，位置づけが理解できたとして，この深遠なる技術をどのような方法で組織の運営，経営に取り込んでいけばよいであろうか．工業界は，質マネジメントの導入・推進を通じて，管理技術をマスターした．質マネジメントは，3.1.1項で提示した六つの要件のうち，特に"②思想"，"④マネジメント"，"⑤人"に関して，具体的な指針を与えたのである．医療分野においても，工業界での実績を考慮すると"質マネジメント"に期待する

---

[1] 飯塚悦功・棟近雅彦・水流聡子監修(2005)：医療の質安全保証を実現する患者状態適応型パス［事例集2005年版］，日本規格協会

[2] 飯塚悦功・棟近雅彦・水流聡子監修(2006)：医療の質安全保証を実現する患者状態適応型パス［事例集2006年版］—臨床プロセスチャートの検証調査結果（26件）付き，日本規格協会

のがよいと信じる．質マネジメントには，その本質に根ざす，次に示すような普遍的な強みがあるからである．

- "質"に注目している．
- "システム（プロセス，資源）"を対象としている．

"質"というものは根元的なものである．製品品質に限定してみても，狭義の質はコスト，納期・量，安全，環境などあらゆる製品・サービスの特性に影響を与える．一見するとコストや納期の問題に見えるが，その根本原因は多くの場合"質"にある．質の意味を広義に解すれば，あらゆる質的問題を質マネジメントの方法論を用いて管理対象とすることができる．さらに"質"はコスト，納期など他の管理対象に比較し，概念として根元的である．狭義の質がコスト，納期などと矛盾するとき，質を重視することは"質"の根元性ゆえに大きな過ちには結びつかない．長期的かつ広い視野に立つ場合，この"質"を重視するという行動原理は正しい．システム（プロセス，資源）を対象にしている点について多くを語る必要はあるまい．この行動原理は，よい結果を得ようとするときに，結果を生み出す要因系に焦点を当てるという意味であって，これは効果的，効率的なマネジメントのための普遍的な原理である．

質マネジメントがもつこうした普遍性ゆえに，質マネジメントのあらゆる側面が医療分野に適用可能である．これらの要素のうち，特に重要なのは次の側面であろう．

- 質概念：我々が何らかの行動をするとき，"質"こそを管理対象とすることの，正しさ，重要さを理解すること．
- 仕事の質（業務の質）："質"は，どんな対象についても考えることができることを理解すること．特に"仕事の質"といういい方をしたときに，改善への大きな可能性が開けることを理解すること．
- 経営への"質"の寄与：経営・管理において，"質"を確保することが，経済性その他の側面よりも根元的であり，重要であることを理解すること．
- 顧客指向：提供側ではなく，サービスや価値を提供される側の評価こそが

重視されるべきであることを理解すること．別のいい方をすれば"目的指向"の重要性を認識すること．
- 管理／マネジメントの概念：管理が"目的を効率的に達成するためのすべての体系的な活動"であると理解することによって，これまでの締めつけ，強制，監視，統制などという概念とは異なる価値観で改善に取り組めることを理解すること．
- PDCAサイクル：P（Plan），D（Do），C（Check），A（Act）というサイクルを回すという説明によって，これまで漠としていて改善への糸口がつかめないでいた"管理"に対する具体的イメージを獲得すること．
- 事実による管理：あらゆる場面において事実を把握することの重要さを認識すること．
- プロセス管理：よい結果を得ようと思ったら，"プロセス"を管理しなければならないという考え方を身につけ，プロセス改善に取り組むこと．
- 人間性尊重：質を維持し向上するうえで人間が最も重要であり，人間の強さ・弱さを理解し，人間を尊重したマネジメントシステムを構築することの重要さを認識すること．
- 全員による改善（全員参加）：組織を構成するすべてが参画し改善することの重要さ，有効性を認識すること．
- 問題解決：改善のためには"問題解決"が基本となるが，これには事実に基づく論理的思考という意味での科学性が重要であることを認識すること．
- 手法の活用：質マネジメントの思想，方法論を具現化するために，多くの手法が確立していて，必要に応じて活用することによって，効率的・効果的改善を進めることができることを認識すること．

医療における"質"を正しく認識できるなら，医療における"製品・サービス"や"顧客"という概念を理解できるなら，そしてさらに上位の"組織の質"という概念が理解できるなら，質マネジメントは医療分野における"経営"の有力なツールになり得る．

こうした考察を経て，本書は，かなりの確信をもって，医療への質マネジメントについて詳しく考察し，解説し，導入の指針を提示しようとしている．

3.2 医療機関におけるマネジメントシステムのあり方

3.2.1 QMSとは

マネジメントシステムとは，"方針及び目標を定め，その目標を達成するための相互に関連する又は相互に作用する要素の集まり"である（ISO 9000）．質マネジメントシステム（QMS）とは，"品質に関して組織を指揮し，管理するためのマネジメントシステム"と定義されている（ISO 9000）．いい換えれば，質を達成するための仕組み，業務のやり方である．具体的には，質マニュアル，手順書，記録などの業務のやり方を定めた文書類と，それらに基づいて業務を行う人，設備などの経営資源（組織の構成要素）から構成される．これらの文書類に記載される業務のやり方は，単にやり方を定めたものではなく，こうすれば製品・サービスの質がよくなるという技術的な裏づけに基づいたものでなければならない．

質を保証する，質を作り込むという観点からは，QMSを次のように説明できる．システムで保証するというのは，個人個人の能力に頼るのではなく，決められた仕事のやり方に従って業務を実施していけば，質のよい製品やサービスが実現できるということである．もちろん医師や看護師によって技量の差はあり得る．その技量の差を，個人の努力によって埋めていくことも必要である．しかし，実際には経験年数や知識量の異なる人々が混在する状況で，安全な医療を提供していかなければならない．たまたま技量の低い人が担当だったので，よくない治療結果になってしまったというのでは，患者の立場からすればたまったものではない．どの医師，どの看護師であっても確かな医療を提供するためには，システムで保証する必要がある．質のよい医療を適用するための方法を定めたのが，QMSである．

このように，誰がやっても質のよい医療が提供できる完璧なシステムがあっ

てほしい．しかし，最初から完璧なシステムを作ることは困難である．現状では最良と思われる業務のやり方を定めておいて，問題があれば正していく，つまり改善を行っていくのが実際的である．改善は，PDCAサイクルを回すことによって行われるが，個人個人が勝手にPDCAサイクルを回していたのでは独自の処置や対策が生まれ，かえって混乱を招くことになる．組織的に改善を行うためには，それを統括的に管理する仕組みが必要であり，QMSには改善のための仕組みも含まれる．

例えば，標準について考えてみる．標準があればそれが改善の対象となり，改善の促進と対策の維持，継続につながる．その標準は，組織の人々に共通のもので，すべての人が守らないといけない．個人用の作業標準書を個人が勝手に作ったのでは，コミュニケーションがとれなくなるので意味がない．組織が正式なものとして認める標準を作成し，それを周知徹底するような標準を管理するための仕組みが必要である．このような標準を統括する仕組みは，QMSの一要素である．

QMSの目的は，組織が立てた質に関する目標を達成することである（4.1.3項参照）．質に関する目標とは，例えばインシデントを減らすこと，顧客満足度を上げること，待ち時間を短くすることなど様々なものがあり得る．これらの達成のために，QMSを用いて次のような活動を行う．

① 顧客のニーズを明確にする．
② 組織の質方針および質目標を設定する．
③ 質目標の達成に必要なプロセスと責任とを明確にする．
④ 質目標の達成に必要な資源（人，モノ，金，設備など）を明確にし，提供する．
⑤ 各プロセスの有効性と効率とを評価するための指標および方法を決め，評価する．
⑥ 不適合，不具合および問題を予防し，その原因を除去するための対策を実施する．
⑦ QMSの継続的改善を実施する．

3.2 医療機関におけるマネジメントシステムのあり方　　115

QMS を構築する方法，モデルは様々なものがあるが，システムに必要な要求事項を国際標準として定めた ISO 9001 が代表的なものである．医療機能評価の評価項目も，QMS 構築の基礎とすることができる．これらを含むマネジメントシステムモデルの概要は，3.3 節で解説する．

3.2.2　医療における QMS
(1)　QMS 構成要素の例

ここでは，医療における QMS としてどのような形態が望ましいかについて考察する．前項の QMS の説明は業種，業態によらない一般的なものであるので，まず医療における QMS のイメージを浮かべてもらうために，構成要素の例をあげてみよう．

QMS とは質を達成するための仕組み，業務のやり方である．業務のやり方を定めたものとしては，作業標準，業務手順，業務規定，マニュアルなどがある．与薬実施手順書，処方箋監査マニュアル，院内感染対応標準などは QMS の要素である．治療の標準的な方法を定めたパスが近年多用されているが，これも標準の一種であり，QMS の要素である．

これらの業務は，人が作業を実施するだけでなく，道具，器具，設備，施設などを用いる．これらもシステムの構成要素である．輸液ポンプ，人工呼吸器，ストレッチャー，与薬カート，自動検査装置などが相当し，これらの機器の状態が業務の質に影響するので，設備管理，精度管理は QMS の活動要素である．

業務を実施するのは人であるが，組織で仕事をする場合には，人を個人ではなく，この部門のこういう役割の人という形で指定する．ということは，業務のやり方を決めるというのは，どのような部門をもち，各部門はどのような業務を行うかを決めるということである．すなわち，組織構造や責任と権限を決める必要があるということであり，これも QMS の要素となる．

QMS には，それ自体を改善する仕組みも必要である．病院では，事故を減らすためにインシデントレポートを収集，分析し，改善に活かしている．この

ような仕組みをインシデントレポートシステムと呼ぶ．このシステムは，QMSに組み込むべき改善のための典型的な要素である．

　改善を行うためには，現在問題が起きているのかいないのか，起きているとすればどのような問題か，を把握する必要がある．問題は，ある部門だけで解決できるものもあるが，部門間で連携しなければ解決できないものもある．例えば，与薬プロセスは医師の処方に始まり，薬剤師による調剤・準備，病棟への搬送，看護師による準備・施行のように，複数の部門にまたがって実施される．ここで，部門間のコミュニケーションミスによるインシデントが起こったとすれば，単独の部門で分析し対策を実施するだけでは解決することができない．この問題を検討するためには，複数の部門からなる会議体を構成しなければならない．そのような会議体の代表が，病院における委員会である．委員会活動も，質改善のための重要な活動要素である．

　これまでに述べてきたように，既に病院で行われている様々な活動は，QMSの構成要素である．しかしそれらが，組織として整合性をもち，効率的，効果的に行われているか，質を確実に保証するために抜け落ちている要素はないか，といった観点でのシステムの検討が十分行われていないのが現状である．後に述べる質保証体系図のようなシステム全体を可視化する道具を用いて，現在行われている活動の位置づけ，不足している活動の明確化，各活動の関連性の整理などを行い，確実に質を保証できるQMSを構築する必要がある．

(2)　質保証体系

　患者が病気の治療を受ける際には，例えば外来診察→診断→入院→検査→手術→リハビリテーション→退院のように，病院における種々の業務プロセス，部門を経ることになる．このような医療プロセスにおいてどのように質を重視し，保証するかを明確に規定したものを質保証体系図という．これは診療部，看護部，検査部，薬剤部などの各部門および委員会などが，医療プロセスの各段階でどのような役割を果たすのかを明確にした図である．この図は，各段階における業務を各部門に割り振ったフロー図の形で書くのが一般的で，各業務に関連する規定や標準類とともに示されることが多い．質保証体系図は，QMS

の全体像を表したものであり，例を図1.1に示した．

　この図では，質保証のためにどのような活動が，どのような順序で，どの部門が担当をして実施することになっているのか，その活動の流れと責任部署が明らかにされている．すなわち，病院全体で，いつ（when：どの段階で），誰が（who：どの部門が），何を（what：どの活動を），どのように（how：どの手順に従って，why：どの基準に基づいて）が示されることになる．

　質保証体系図を書く目的は，質保証のためのシステムの全体像を把握するためである．質保証活動において活用される手順，標準類をいつ誰がどのように使うかを示し，管理するための標準となる．全体として，現在どういうルールで運営されているのかを表現しておくことは，システムの不備を特定し，改善していくために不可欠である．

　この図を用いて，各活動要素の流れが自然かどうかを診断できる．また，各活動要素のインプットとアウトプット，インプットからアウトプットを誤りなく得るための手順が確立されているかどうかを検討できる．各ステップにおいて参画する部門が適切かどうか，部門間のコミュニケーションがどのようにとられることになっているのかも確認できる．

　(1)においてQMSの構成要素の例をあげたが，これらは互いに関係をもっている．例えば，業務手順でいえば，検査結果を見て診断が行われる，診断結果から看護計画が立てられる，のように，ある業務のアウトプット（結果）が次の業務のインプットになる．このように関連する業務がうまく連携することで，質は保証される．この連携がうまくいっているか，抜けや漏れなどがないかをチェックするための道具が質保証体系図である．従来は，病院全体がどのような動きになっているかを検討することは少なかった．(1)にあげた要素がそろっているだけでは不十分であり，病院全体でのどのように質を保証していくかを検討することが必要である．図1.1に示した質保証体系図は，このような要素間の関係を検討した結果であり，あるべき医療QMSの形態の例である．

(3) 標準化

(1)で述べたように,業務の標準的なやり方を定める,輸液ポンプを統一するなど,標準化はQMSを構築するうえで,中心となる活動である.標準化の意義等については,2.7節で解説したので,ここでは医療における標準化をどのように推進し,標準によるマネジメントをどのように実施するかについて述べる.

医療分野においても,用語,病名,卒後研修プログラム,臨床指標などに関して標準化が進みつつある.また,臨床検査の分野では,試薬,検査方法などの標準化は従来から進んでおり,他病院でのデータも参考にすることができる.

一方,治療方法についての標準化は遅れている.専門性の高さ,高度な技術,患者の状態変化に適応しなければならないことによる類型化の困難性,診療科あるいは病棟によって標準が異なり,あるいは標準が遵守されない傾向があることが原因である.診療の標準化の道具として,パス,診療ガイドライン,EBMが用いられており,これらを活用することは有用である.

また,診療に関連する多くのプロセスにかかわる作業,仕組みに関しても標準化されていないことによる問題が多く発生している.例えば,処方箋の書き方や指示方法は,病院が変われば異なる.ひどい場合には病院内でも異なることがある.チーム医療を実施するにあたっては,指示や情報を確実に伝えることが必須であり,これらの標準化が必要である.その他の作業手順に関しても,病棟ごとあるいは従事者ごとに異なる場合が少なくない.標準化されていないと,遵守違反に気づくことによるミスの防止ができない,他科とのやりとりで齟齬が生じる,改善が進まないなどの問題が生じる.

医療の質を保証するためには,まず医療機関内のすべての業務の標準化が必要である.その前提として,理念・方針の制定,規則・規定の整備と医療従事者の質向上,すなわち教育・研修の充実が必要である.教育・研修の実施にあたっては,医療従事者が抱きがちな標準化=画一化という誤解を解く必要がある.標準化の意義を正しく理解させることで,標準化への取組みにも前向きに

3.2 医療機関におけるマネジメントシステムのあり方

なり，意味ある標準化につながる．患者に個別性があるのが医療の特性であり，治療では個々の患者ごとに対応しなければならないこともあるが，すべてが患者個人に特有のものだけではなく，共通に適用できることも数多くある．多様な対応の中から共通に適用できる部分を見出して，よいと思われる方法に統一し，個別に対応しなければならない部分は何かを明らかにしていくことが大切である．

標準が文書化されていない病院は多いが，多くの場合は明文化されていないだけであり，大半の人が共通のやり方で行っている標準が存在していることが多い．まずは，現状の業務方法を調査して，文書化することから進めるとよい．

先の定義にあるように，標準は一般に文書化されたものを指す．暗黙の了解というのもあるが，組織で標準を運用する際には，文書化されていなければ様々な不都合が生じる．標準類の運用，管理は，文書管理を行うこととほぼ同義である．文書化および文書管理の方法については，本書4.1.4項を参照されたい．

日常的な業務は繰り返し行われるものであり，標準化すべき業務である．日常管理は，標準に基づいて行った業務についてチェックを行い，問題があればその標準を改訂し，改訂後の標準を周知徹底するサイクルを回すことを意味する．標準をベースにした管理であり，標準の完成度が高ければ，誰が実施しても質の高い業務を行えることになり，システムによる組織的な質保証が可能となる．

業務において何らかの不具合が生じた場合に，再発しないように改善を行う必要がある．その場合，着目すべき要因には様々なものがあるが，標準は管理，改善の基盤となるものであるから，標準という視点からの分析が有効である．以下に作業ミスの場合の分析の視点を示す．

表3.1は，中條がエラーや標準の不遵守の発生状況に応じて，どの区分の組織要因を主原因とするかを判断するために示した基準である．作業ミス等を標準の観点で見た場合，まずきちんとした標準があったのか，なかったのかで分けることができる．なかった場合が"I) 標準が確立していなかった"に当て

表 3.1　人間行動の発生状況と組織要因の対応関係

人間行動の発生状況による分類		関連する組織要因
I) 標準が確立していなかった	(a) 標準を作っていなかった	標準の作成
	(b) 標準が技術的に誤っていた	標準の技術的検討
	(c) 標準が管理されてなかった管理	標準の維持・改訂
II) 作業者は標準に従って作業していなかった	(a) 標準を知らなかった	教育
	(b) 技能不足のために標準どおりできなかった	訓練
	(c) 標準に従う気がなかった	動機づけ
III) 作業者は標準に従って作業していた	(a) 作業計画が作業者に対する負荷を考慮したものでなかった	作業計画
	(b) 作業方法がエラーしやすいものであった	エラープルーフ化

［出典　中條武志(1993)：ヒューマンエラー事例の分類に基づく作業管理システムの評価, 品質, Vol.23, No.3, 日本品質管理学会］

はまり, あった場合は "II) 作業者は標準に従って作業していなかった" 場合と "III) 作業者は標準に従って作業していた" 場合に分かれる. 3 列目の "関連する組織要因" に示されるように, それぞれ問題の状況によってとるべき対策は異なる.

例えば, II, III は, いずれもよい標準が存在していた場合で, 作業者が標準に従っていたのか, そうでないのかで分けられている. II の標準に従っていない場合においては, (a) の作業者が標準を知らなかったときにはそれを教育する必要がある. また, (b) の技能不足でその作業ができないときは, 訓練する必要がある. さらに, (c) の標準があるにもかかわらず従おうとしないときには, 作業標準で決められていることの意味, 意義などを説明して, 従う必要があることを理解させなければならない. すなわち II に関しては, なぜ知らなかったのか, なぜ必要ないと思ったのかという点について詳細に解析を行い, 標準作業を衆知徹底させる方法について検討すべきである.

このように, ある作業ミスが起きた場合に, それにかかわる作業標準の問題を追究する観点は様々なものがある. PDCA サイクルにおいて, 標準は P に

あたる．不完全かもしれないが計画を文書化し，それに基づいて実行し，チェックする．そして問題があれば，上述の様々な観点から分析し，標準の改訂，教育による徹底を行って再発防止を図る．これが標準によるマネジメント（改善）の基本である．

(4) 委員会活動

　質にかかわる組織的課題は，単一の部門で解決できるものよりも，複数の部門間にまたがるもの，部門間連携によって解決しなければならないものが多い．これは病院だけではなく，一般企業においてもそうであり，クロスファンクショナルチームといった複数の部門から選ばれたメンバーで構成されるプロジェクトチームで問題解決にあたったり，質，コスト，納期などを，部門をまたがって管理する機能別管理と呼ばれる方法を用いたりしている．病院では，部門ごとでは対応できない課題に対応するためには，委員会やプロジェクトチームを組織することが多い．委員会は常設で置かれることが多く，プロジェクトは特定の目標達成のために結成され，その目標が達成されれば解散されるものである．日常業務上生じた部門間にまたがる問題は，委員会で検討されるのが一般的である．委員会は，病院での質にかかわる問題解決にあたるために必要であり，QMS の組織構造を考えるうえで重要な要素となる．

　委員会には，病院が独自に運営上必要なものとして設置するものと，法令や第三者評価など外部から設置が求められているものがある．前者には患者満足向上委員会，情報システム委員会などが，後者には安全衛生委員会，教育委員会などがある．

　病院での委員会は，異なる部門の人々が集まって課題を検討する場となるので，チーム医療の推進，医療の質向上にとって重要な活動である．しかし，一般に設置している委員会の数が多くなっており，十分に機能していないのが現状である．アクションのない委員会は不要ということであるから，再編を試みる必要がある．アクションが行われないのは，委員会の目的，機能が明確になっていない，委員会に責任と権限が与えられていないことに起因することが多いので，これらの見直しも必要である．

真に常設の組織として必要な委員会であるなら，コストの制約はあるものの専門の部門を設けて業務分掌を定め，専任の人員を配置すべきである．質向上を推進する部門は必要であり，質向上委員会や医療安全推進室のような専任部門を設けるのはその例である．

(5) 安全管理

一般に製品やサービスが安全であるというのは，機能・性能がよい，耐久性があるなどと同様に，質を構成する一要素であるから，質マネジメントの活動対象として含まれている．したがって，安全の側面だけ特別に抜き出して活動する必要はないのであるが，医療においては他の製品・サービスと違い，人の命に直接かかわる業種であるから，安全は最優先に確保されなければならない質の要素である．それゆえ，安全管理という活動は，あえて前面に出してQMSの中でも重点的な活動であることを示したほうがよいし，実際に重点的な活動を行うべきである．医療安全推進の体制は安全だけでなく，医療業務の質全般を向上させるためにも活かすことができる．その体制をもとに質の向上に努め，質向上によって安全が確保されるという状態になることが望ましい．

安全確保には，組織的な質向上活動が必要である．すなわち，管理責任者である院長が安全管理体制の構築を決断し，効果的な経営資源の配分（専門担当職員配置，予算の配分など）をしなければならない．特に近年では，医療の高度化，複雑化に伴いミスや事故の発生の可能性が高くなっており，患者安全を推進する医療安全推進室などの組織が不可欠になっている．医療安全推進室長は，院長，副院長クラスの責任と権限をもつ人を任命し，安全推進に必要な経営資源の配分などが早期に決断できる体制にしておくことが必要である．

病院全体としての安全推進活動を進めるために，安全対策を企画，推進，実行する者をセーフティマネジャーという．セーフティマネジャーの役割には，事故報告制度，医療安全推進委員会などの質・安全にかかわる仕組みの整備と推進，質・安全にかかわる教育の企画と実施，事故の分析と組織的改善課題の洗い出し，質・安全にかかわる会議体の管轄などがある．業務の重要性と業務量を考慮すれば，専任のセーフティマネジャーを任命する必要がある．また，

医療安全推進室長と同様に，病院全体の安全に関して責任・権限をもつ院長，副院長クラスの人をあててその重要性を示さないと医療安全は進まない．

　質・安全にかかわる活動を円滑に進めるために，医療現場と医療安全推進委員会の橋渡しの役割を担う医療安全推進委員を置くこともある．医療安全推進委員は，医療安全推進委員会の構成メンバーとなり，医療安全推進室やセーフティマネジャーによる様々な企画，方針などを各部門に推進するための支援を行う．例えば，インシデントに関しては職員にインシデントを積極的に報告することを促す，当事者から受けた報告を委員会へ報告する，委員会で分析して対策を立案する，必要な情報を職員へフィードバックするなどの役割をもつ．セーフティマネジャーや医療安全推進委員などの要員は，その役割ごとに必要な能力をもつことが望まれる．特に，質マネジメントの考え方や技法を習得する必要があり，そのため適切な教育および訓練計画を策定し，実施する必要がある．

　インシデント・アクシデントの報告制度は，2002年からすべての病院あるいは有床診療所において院内報告制度が義務づけられた．効果的な安全対策には，収集した情報を，的確な原因分析に基づき改善策を実施し，必要な情報を職員に迅速に還元する仕組みが必要である．自発的に報告させるためには，犯人探し（責任追及）ではなく，再発防止（原因追究）が目的であることを示す必要がある．インシデントレポートは，収集するだけでは意味がない．最終目的は，適切な対策をとり，インシデントを減らすことである．近年は，部門間の連携ミスによるインシデントが増えてきており，医療安全推進委員会のような全職種が参加するような会議体で，部門間連携の問題が議論されるようにならなければならない．安全性を高めるには標準化の推進が不可欠であり，標準化の推進も医療安全推進委員会の重要な役割の一つである．

(6) 患者満足

　質がよいというのは，顧客の要望を満たしているということである．機能・性能がよい，不良品でない，事故がない，長持ちするなどは，質のよいことの要素であり，最終的には顧客満足が得られることが必要である．医療における

顧客の第一は患者であり，QMSの第一の目的は，患者満足度の向上であることを理解しなければならない．

顧客が満足する製品・サービスを提供することで顧客満足度を向上させることを含めて，組織のすべての活動を顧客の視点で捉えて実施していく考え方を，顧客指向または顧客重視と呼ぶ．医療分野においても，顧客指向で医療を実践していくことが大切である．まずは患者がどう思っているのかを知る努力が大切であり，顧客の要望を斟酌して，患者のためになることを実行していくことが顧客指向である．医療の場合，患者自身が医療の内容に不案内で，自身の状態を正しく把握できず，医療自体が複雑かつ非定型的な多種多様の患者状態適応型プロセスであることから，患者の要望を把握することは難しい．それらを把握するためには，患者の話をよく聞き，医師などの医療従事者との対話を通じて要望を定めていくとともに，マーケティングと満足度調査，他施設との比較が必須である．また，患者の価値観を尊重する必要もあるので，患者の自己選択権を含めた医療を考慮しなければならない．

要は患者を単なる医療を受ける人と認識するのではなく，積極的な医療参加者・パートナーと捉え，患者教育を推進することが重要である．顧客である患者の要望を重視し，患者の権利に重点を置き，患者の積極的参加も考慮に入れた，証拠に基づく診療を行うことが患者重視の医療である．

顧客指向を実現するには，顧客のためのQMS構築に向けた設計を行うことが重要である．各部門，各職種の機能を互いに理解したうえでチーム医療を実践することを念頭に置いて，質保証体系図などによって，顧客重視のプロセスを設計することが望ましい．

患者満足度の指標には，診療内容のほかに，外来待ち時間，日常生活の支援，プライバシーの保護，職員の言動や態度，説明の分かりやすさ，質問や相談のしやすさ，などがある．また，Picker調査などがベンチマークに活用されている．患者満足に関しては，ただ患者の声を聞くだけではなく，患者が自分自身の要望を最も満たしてくれる医療機関の選択に必要な診療情報開示が必要である．診療の質を上げることが患者満足を上げる最も重要な要素であるが，医

療技術だけではなく，待ち時間短縮や食事内容，プライバシー保護なども重要である．

患者の声を収集する方法としては，アンケート調査，投書箱の設置，患者相談窓口の設置などがあり得る．アンケート調査では，治療期間中に調査を行うと，患者側の遠慮によってバイアスがかかるおそれもあるので，退院後に調査を行う，外部調査機関を利用するなどの配慮が必要である．自施設だけの結果では，患者満足レベルの達成度が分かりにくいので，複数の施設が参加している満足度調査プログラムに参加することは有用である．

収集された患者の声は，定期的に分析して，QMS の改善に結びつけることが大切である．インシデントと同様に，応急処置だけでなく再発防止処置が行われるまで分析を徹底する必要がある．1 件 1 件個別に対応するよりも，患者の声を分類して，QMS のどのような要素にかかわるものが多いのかを把握することが大切である．ここで分析した結果は，QMS をチェックするための内部監査やマネジメントレビューのインプットとして活用し，患者の視点からもプロセスをチェックするとよい．また，改善した内容については院内に掲示して患者に見えるようにすると，取組みを理解してもらうことでそれが患者満足にもつながるとともに，答えてもらえることが分かれば患者側からより多くの有益な意見を出してもらうことに通じる．

3.3 マネジメントシステムモデル

効果的な QMS を構築するためには，組織の特性に応じてその組織に適切な形態を考えていかなければならない．しかし，一から考え始めるのは大変なことであり，雛形をベースにしてカスタマイズしていくほうが，効率的に構築することができる．雛形となるようなマネジメントシステムのモデルは，多くのものが提案されている．以下では，各モデルの特徴を解説するので，選択の際の参考にされたい．

3.3.1 ISO 9001

(1) ISO 9001 とは

ISO 9000 ファミリー，または ISO 9000 シリーズとは，1987 年 3 月に制定され，1994 年 7 月に改訂され，さらに 2000 年 12 月に大改訂された QMS に関する一連の国際規格である．この中で ISO 9001 は，QMS に関する要求事項が示されたもので，審査登録制度における基準文書として利用されている．

ISO 9001 の内容は，質マネジメントの活動の中でも質保証に重点が置かれている．2.4 節で解説された質保証よりも，範囲の狭い限定された活動である．ISO 9001 での質保証とは，質要求事項が満たされているという信頼感を顧客に提供することである．つまり，提供している製品やサービスがちゃんとしていることを伝えるために行う活動である．要は，"きちんとやっている" ことを示す活動であるが，それを実証すること，つまり証拠をもって示すことが必要とされる．

ではきちんとやっていることの証拠とは何か．一つは手順書である．きちんとした手順が書かれていれば，それによってきちんとやっていると示すことができる．ただし，書いてあるだけでそのとおりにやっていなければ無意味なので，もう一つの証拠は，その手順書どおりに実施したという記録，結果を確認したという記録である．この手順書と記録という証拠によって，"このとおりに計画し，実施し，検証しているから大丈夫です" という保証を行うのである．ISO 9001 を導入すると文書や記録が過剰になるという批判もあるが，質保証の意味を考えれば文書と記録が必要になるのは当然である．それゆえ，きちんとやっていることを示すために最低限必要な文書と記録が何であるかをよく検討しないと，不必要に文書を増やすことになる．

ISO 9001 は，1994 年版までは質保証の規格であった．2000 年に大改訂されたときに，顧客満足と継続的改善という二つの要求事項が追加されて QMS が規格の表題となった．これらが追加されたとはいえ，規格の中心は質保証である．非常に簡単にまとめてしまえば，ISO 9001 は，"手順を定めてそのとおりに実施する．もし不備があれば，手順を継続的に改善し，より高い顧客満

3.3 マネジメントシステムモデル

足を目指す"ための規格といえる．

ISO 9001 の章構成を表3.2に示す．"5."～"8."にある"経営者の責任"，"資源の運用管理"，"製品実現"，"測定，分析及び改善"が QMS の主要プロセスである．"4."には，QMS の構築にかかわる一般的事項とシステムの文書化に関する事項が記載されている．この規格がもつ特徴を，次項で述べる．

表 3.2 ISO 9001 の章構成

序文	6.1 資源の提供
1 適用範囲	6.2 人的資源
1.1 一般	6.3 インフラストラクチャー
1.2 適用	6.4 作業環境
2 引用規格	7 製品実現
3 定義	7.1 製品実現の計画
4 品質マネジメントシステム	7.2 顧客関連のプロセス
4.1 一般要求事項	7.3 設計・開発
4.2 文書化に関する要求事項	7.4 購買
5 経営者の責任	7.5 製造及びサービス提供
5.1 経営者のコミットメント	7.6 監視機器及び測定機器の管理
5.2 顧客重視	8 測定，分析及び改善
5.3 品質方針	8.1 一般
5.4 計画	8.2 監視及び測定
5.5 責任，権限及びコミュニケーション	8.3 不適合製品の管理
5.6 マネジメントレビュー	8.4 データの分析
6 資源の運用管理	8.5 改善

(2) ISO 9001 の特徴

ISO 9001 は，もともとは買い手（顧客）が売り手（製品・サービスの提供者）に対して，よい製品・サービスを納めてもらうために最低限行うべきことを規定したものである．2.1節で述べた TQM のように，組織が質マネジメントに関して行うべき活動を包括的，網羅的に示したものではない．最低限行うべきことが示されているので，QMS に関して経験のない組織にとっては，取り組みやすい QMS のモデルを示しているといえる．特に，前項で述べたように，質保証，すなわちきちんとやっていることを，証拠をもって示すことが活動の中心になっており，TQM での活動範囲に比べれば相当狭く，最低限やら

なければならない要求事項が示されている．

　最低限やらなければならないことが規定されているということは，QMSの基礎ができていない組織にとっては，QMSの基盤作りを行ううえで，参考とするモデルとして適している．特に次に示すISO 9001の特徴は，医療機関でISO 9001に基づいたQMS構築を行う際に理解すべき，また活用すべき特徴である．

(a) 要求事項のwhatとhow

　ISO 9001には様々な要求事項がある．その中には何をやるべきか（what）は示されているが，それをどのような方法（how）で実現するかは示されていない．ISO 9001の基本精神は，"howは組織が決める"である．例えば，"7.3.1 設計・開発の計画"には，"組織は，製品の設計・開発の計画を策定し，管理すること"と，設計・開発の計画を管理することは要求されているが，それをどのような方法で行いなさい，ということは規定していない．

　しかし，ISO 9001は審査登録の基準文書として使われているので，世の中にはこうすれば合格する，といったアンチョコ，虎の巻のような文献が多く売り出されている．そうすると，あたかもその方法を用いなければならないといった誤解が生まれるが，そのような決められた方法というのはないことを理解しておかなければならない．つまり，howは組織がよく考えて決めなければならない．これは(b)で述べる特徴にも共通するが，一見howを指定してくれたほうが楽に見えるかもしれないが，組織の特性に合わせたQMSを構築するうえでは，指定されないほうがよいのである．

(b) 汎用性・一般性

　ISO 9001は，すべての業種，業態，規模の組織に適用できることを標榜している．例えば，部品という言葉であれば，ハードウェア製品を構成する要素を思い浮かべるが，サービスやソフトウェアでは何を意味するかが不明である．サービスやソフトウェアにも適用しようとすると"サービスやソフトウェアを構成する要素"，"システムを構成する要素"のように汎用的，一般的な表現を用いることになる．このように汎用的，一般的にするということは，抽象的に

なってしまい分かりにくくなるということである．どれにも当てはまるようにすると，どれにも当てはまらないような表現になってしまうこともあり，読み手に高い解釈の能力が要求される．これが，ISO 9001 は分かりにくいと評される一つの理由である．

　一方，汎用的，一般的であることは，自由度が高いということでもあり，その組織に合った QMS を構築できるという，大きな特長になるのである．非常に具体的に要求事項が示されると，分かりやすい反面，細かく規定されることになり，その組織の特性に合わない場合も出てくる．例えば，ISO 9001 の中で"文書化された手順"が要求されているのは文書管理，是正処置など 6 項目であり，そのほかの手順については，文書化するしないは組織の自由である．何をどの程度文書化するかは，10 人の組織と 1 万人の組織では当然異なってくるはずであり，事細かにこれを文書化しなさい，と規定されては不都合な組織も出てくる．この点は，3.3.2 項で述べる病院機能評価と大きく異なる点である．

(c) 改　善

　ISO 9001 では，改善することが強調されている．QMS の有効性を改善することが規定されているし，プロセスを定めてその監視を行い，PDCA サイクルを回しなさい，と記述されている．規格の "8." には，明示的に継続的改善という項が設けられている．また，審査登録を受けたとすれば，半年ないしは 1 年に 1 度，継続的に審査登録機関によるサーベイランスが行われる．

　QMS を構築して目指すところは，システムで質を保証する，すなわち誰がやっても大丈夫なように手順，仕事のやり方を確立することであるが，最初から完璧なシステムができるはずはない．できそこないから始めて改善していかなければならない．医療の質は，現在の業務手順を少しずつでもよいから改善していくことで向上していく．現在医療機関に求められているのは，改善を継続的に行っていくことであり，改善が強調されている ISO 9001 は，この点で医療機関に適している．これも，病院機能評価と大きく異なる点である．

(d) プロセスアプローチ

ISO 9001 には，"5."～"8." までに実施すべき項目が記載されているが，それらの背景にある考え方，実践すべきことをまとめたものが "4.1 一般要求事項" に書かれている．ISO 9001 を利用しようとする人は，この項を繰り返し読んで理解してもらいたい．詳細は，本書の 4.1 節で述べるが，ここに記載されていることは，"製品やサービスを提供するにあたって必要なプロセスを明確にし，そのプロセスを監視して，PDCA サイクルを回す" ということである．これをプロセスアプローチと呼んでいる．

医療においても，診療のプロセス，与薬のプロセス，検査のプロセスなど，様々なプロセスがある．プロセスが分かりにくければ，診療業務，与薬業務，検査業務といってもよい．業務をある単位のプロセスとして捉えて，それがうまくいっているかどうか "監視" して，うまくいっていなければうまくいくように PDCA サイクルを回すのである．これが ISO 9001 でやろうとしていることである．

(e) 文書化

ISO 9001 での質保証は，手順書や記録できちんとやっていることを示す活動であり，文書体系の構築と文書管理が必要である．ただ，やみくもに手順書を増やしてはいけない．きちんとやっていることを示すのに必要な手順書はどれかを見極めながら作成しなければならない．つまり，どれが重要な業務で，文書化されるべきかを考える必要がある．

文書化することはかなりの労力を要するが，あいまいなものを明確にする，同じ内容を人々の間で共有できるという文書のもつ特性によって得られる効用は大きい．よいシステムを作ることと文書体系を整備することは不可分であり，ISO 9001 を利用することで文書の整備が進む．

(f) 顧客指向

ISO 9001 の 2000 年改訂で，顧客満足にかかわる要求事項が加わった．QMS の目的が "顧客満足"（顧客の立場から見て顧客要求事項をどの程度満たしているか）であることを明確にし，プロセスアプローチによって，顧客満

足を達成し得る QMS の計画を立てるように規定している．つまり，顧客指向を強調している規格である．

顧客指向を QMS の目的の中心に据えることは，医療において組織的改善を進めるうえで組織の求心力となり，推進力にもなる．利益向上，効率の追求，社会的貢献といったことを目的の中心とする場合には，異を唱える人もいるかもしれないが，顧客満足を目指すことは誰も反対はできない．顧客指向が強調されていることを，病院の改革に利用しない手はない．

3.3.2 病院機能評価

(財) 日本医療機能評価機構は，1997 年から病院機能評価を行っている．評価の基本的枠組みは，病院の状況を一定の書式に記した書面に基づく書面審査と，サーベイヤー（評価調査者）が実際に病院に出向いて行う訪問審査で構成される．評価の結果，医療サービスを提供する体制が整備されていると判断された場合には認定が行われる仕組みである．Donabedian が唱えた医療の質の要素であるストラクチャー，プロセス，アウトカムのうち，ストラクチャーとプロセスを評価している．ストラクチャーとプロセスは，マネジメントシステムを包含するものであり，病院機能評価の評価項目に従うことで，QMS の構築が可能である．

例えば，4.20.3 項には次の評価項目が示されている．

4.20.3 医師の指示が確実に伝達され実施されている．

4.20.3.1 医師の指示が記録され確認される仕組みが確立されている．

4.20.3.2 指示に基づいて安全・確実に実施し記録する仕組みが確立している．

4.20.3.3 医師の指示と確認に関して円滑なコミュニケーションが図られている．

これに従えば，医師の指示を記録し確認する"仕組み"，指示に基づいて安全・確実に実施し記録する"仕組み"が構築される．そのほかの評価項目にも仕組みを求めるものが多数あり，QMS の構築に活かすことができる．

病院機能評価では，"第1領域：病院組織の運営と地域における役割"，"第2領域：患者の権利と安全確保の体制" などの六つの領域ごとに評価項目が示されている．評価対象としては，あらゆる組織ではなく病院に特化しているので，上述の例に示したように具体的であり，医療従事者にとって分かりやすい．このように実施すべきことが具体的に書かれていることは，やることが明確で分かりやすいという反面，実施事項，実施方法などを細かく規定してしまい，組織の特性にとっては合わないものも出てくる可能性がある．より具体的に要求事項を規定する場合，組織にとってよい QMS ができるためには，

・評価項目全部を満たせば質保証のための完璧なシステムができあがる．

・要求される評価項目がその組織の特徴に合っている．

ということが必要条件となる．もちろん，病院機能評価の評価項目もこの条件を満たすべく検討がなされていると思われるが，完璧なシステムの要件を明示することは難しい．むしろ，できそこないでもよいからまず QMS を作ってみて，それを改善していくことのほうが重要である．

しかし，現状の評価項目からは，改善が強く意識されているとは思えない．PDCA サイクルの C（Check）と A（Act）をどのように行うかについては，記述されていないのである．また，病院機能評価でのサーベイランスの間隔は5年である．一度合格して次のサーベイランスが5年後となると，受審を意識した活動は3年くらい休んでしまうのが人の性である．もともと ISO 9001 でも病院機能評価でも，外部機関による審査はサンプリングで行われるのであり，その組織の全活動をすべての時期にわたって見ているのではない．だからといって，病院機能評価の審査はおかしい，と批判するのは的はずれである．本来，QMS 構築というのは自組織のために行う活動であり，組織の日々の活動として何をやるべきかを考える必要がある．すなわち，病院機能評価の評価項目に従って仕組みを作り，それを改善していく活動を継続的に行っていくことの重要性を認識しなければならない．

病院機能評価は，診療報酬との関連もあって，病院にとって認定を受けることが常識になりつつある．認定を受けるにはそれなりに時間と費用がかかるの

3.3 マネジメントシステムモデル 133

であるから，それを QMS 構築の機会とするのが効果的，効率的である．きっかけは受審でかまわないが，そこでできたシステムをどのように継続的に改善していくかについて，知恵を絞らなければならない．

3.3.3 TQM
(1) 総合的質マネジメントとは

　質マネジメントとは，買い手の要求に合った質の製品またはサービスを経済的に作り出すための手段の体系である．質マネジメントを効果的に実施するためには，市場の調査，研究・開発，製品の企画，設計，生産準備，購買・外注，製造，検査，販売およびアフターサービスならびに財務，人事，教育など企業活動の全段階にわたり，経営者をはじめ管理者，監督者，作業者など企業の全員の参加と協力が必要である．このようにして実施される質マネジメントを TQM（Total Quality Management：総合的質マネジメント）または CWQM（Company-wide Quality Management：全社的質マネジメント）という．

　従来，日本で行ってきた総合的質マネジメントは TQC（Total Quality Control）と称してきたが，英語の control はもともと基準と対照するという意味であり，基準，計画を設定する行為は含まれていない．TQC では経営活動全般を扱うので，日本でいう質マネジメントの意味を正しく伝えるには Quality Management と呼ぶべきであることが明らかになってきた．既に欧米では，日本での総合的質マネジメントを TQM と呼ぶのが一般的となった．また，日本で TQC を推進する母体である(財)日本科学技術連盟が，1996 年に TQC から TQM へと呼称変更を宣言した．したがって，最近では総合的質マネジメントを TQM と呼ぶのが一般的である．通常は TQC と TQM は同義語と捉えてよい．

(2) TQM の要素

　TQM とはどの範囲をいうのか，あるいはどのような要素が含まれるのかについて，明確に定義されたものはない．それゆえ，TQM は分かりにくいと評される場合もあるが，その発展過程を考えれば明確な定義なく実践されてきた

こともうなずける．質マネジメントは，最初から TQM という形で実践されてきたわけではなく，検査から始まった．"不良品を市場に出さない"ように，良品と不良品を検査によって選別したのが最初である．そこから，"最初から不良品を作らない"ために製造工程の質マネジメントへとさかのぼり，"不良品でないだけでは売れない"ことからさらに企画・設計という源流での質マネジメントが重視されるようになった．このようにして製品にかかわるすべての段階へと広がるようになり，また適宜有用と思われる手法，技法が取り込まれてきた．このような発展過程を経ており，定義よりもいかに現場で巧く使うかについて研究されてきた実践的な方法論である．

とはいうものの，1990 年頃には成熟したスタイルが確立され，(1) で述べた TQC から TQM への呼称変更を機に，(財)日本科学技術連盟の中に組織された TQM 委員会で TQM の活動を整理する研究が行われた．そこでまとめられた TQM の要素は次のとおりである．

TQM は，フィロソフィー，コアマネジメントシステム，QC 手法，運用技術の 4 要素から構成される．フィロソフィーとは，質マネジメントを進めるうえでの根底にある考え方で，質の意味の浸透，全員参加，改善，後工程はお客様，管理サイクル（PDCA サイクル），プロセス管理，事実に基づく管理，人間性尊重などである．コアマネジメントシステムとは，質を重視した経営を行い，先のフィロソフィーを具現化するために活用される経営管理の仕組みである．特に，日常管理，方針管理，経営要素管理（機能別管理）は，その根幹をなす 3 本柱である．

QC 手法は，問題解決，課題達成において用いられる様々な技法である．統計手法をはじめ，問題解決の方法である QC ストーリー，言語データを扱うための新 QC 七つ道具，商品企画のための商品企画七つ道具，戦略立案のための戦略立案七つ道具，品質展開と品質表，FMEA，FTA を含む信頼性技法などが含まれる．運用技術は，TQM を推進するうえでの様々な工夫である．TQM 推進室のような組織の構築とともに，提案制度，QC サークル，トップ診断，TQM 診断，QC チームなど運動論として展開するための種々の制度が

3.3 マネジメントシステムモデル

ある．なかでも QC サークルは，日本的 TQM の発展のために多大な貢献があった．質マネジメントの考え方の教育，全員参加への意識づけに大きく寄与してきた．

(3) TQM 実施上の注意と医療における意義

TQM は (2) で述べた要素からなるが，これらをすべて取り入れなければならないとか，決まった形式のやり方があるというものではない．実施する組織が使命，理念を考慮しながら，自身の弱み，課題を明確にし，それを解決するために必要な要素を選択して実施していくことが大切である．

医療においても，質マネジメントの目的は，買い手すなわち患者（および家族）の要求に合った医療を提供することである．そのためには，医師，看護，薬剤，検査，コメディカル，事務などの医療にかかわるすべての部門の参加と協力が必要である．これらすべての部門が協力して組織的に行う質マネジメントが，医療での TQM である．

TQM 以外にも多くの経営改善プログラムはあるが，TQM では医療の質向上に合った様々な概念を提供しており，他のプログラムよりも医療の質向上活動に適している．例えば，"改善"である．TQM を一言でいえば組織的改善活動であり，あらゆる場面での改善を強調しており，そのための方法を示している．医療に今求められているのは，製品・サービスの質，業務の質の組織的改善であり，そのためにも TQM は有用である．

組織改善運動の目的は，利益の追求，社会的貢献，組織体質の改革など様々なものがあり得る．いずれにしろ，その目的が組織の人々に共有化され，真に目指すものであると認識されることで改善運動は促進される．医療の組織的改善運動においては，その目的を患者（家族）という顧客の満足を得ることであるとした場合には，おそらく異を唱える人はいないであろう．TQM では，質がよい＝顧客の要望を満たすことという考え方に代表されるように，顧客指向も強調している．顧客重視の姿勢こそが，病院改革への求心力になる．

TQM で改善を進める際に，基本となる考え方はプロセス指向である．プロセス指向は，"よいプロセスがよい結果を生む"という考え方を理解し，問題

を正していくために仕事のやり方，仕組みを変えていくことを主に実践する改善の進め方である．個人の能力に依存しないように，誰がやっても質が保証できる体制を作るためには，プロセス指向を浸透させることが必要である．

TQMでは，標準を改善のためのベースとして位置づけてきた．医療分野では，製造業などに比べて最も遅れているのが標準化である．モノ，作業，仕組み，技術，測定など，標準化の対象にはいろいろなものがあり，医療でこれらを標準化することは，質向上に大きく寄与する．また，それをベースに改善も進む．

TQMは全員参加の活動である．全員参加というのは，特別な活動に参加するということではなく，質を達成するためにそれぞれの人がやるべきことをやるという意味である．チーム医療において各職種の人が，やるべきことをやるというのに通じる考え方である．

残念ながら，医療でのTQMの実践事例は少なく，医療におけるTQMのモデルは確立されていない．工業界で発展してきたTQMの要素のうち，医療でも有用なものは何か，これから開発しなければならない技法，手法は何かについて研究を進めることは，今後の大きな課題である．

3.3.4　その他の経営改善プログラム

組織が持続的に成長するためには，現状業務を維持するだけでは不十分であり，組織的な改善，改革を行っていく必要がある．組織的に改善，改革を進めるには，基本的な行動指針，課題達成や問題解決のための技法，推進方法などの手段・仕掛けが必要であり，これらの一連のセットを経営改善プログラムと呼ぶ．TQMは，経営改善プログラムの代表的なものである．経営改善プログラムは，QMSを構築するうえで参考になるので，その中のいくつかを次に紹介する．

(1) ISO 9004

ISO 9004は，ISO 9000シリーズの中の一つの規格であり，タイトルは"品質マネジメントシステム―パフォーマンス改善の指針"である．ISO 9001

は，審査登録に使われる要求事項であり，"〜すること（英語では shall）"のように守らなければいけないことが書かれている．一方，ISO 9004 は"指針"であり，"〜するとよい（英語では should）"のように推奨事項が書かれている．ISO 9001 と章構成は同じであるが，やるべき内容としては ISO 9001 よりもより広範なことが書かれている．ISO 9001 は，顧客から見て最低限やってほしいことが規定されているのに対して，ISO 9004 は，組織自らがパフォーマンス改善のために内部で何をやるべきかについて，推奨事項がまとめられているのである．ISO 9001 を実践するうえでの解説と誤解している人もいるが，そうではない．

質の向上のために内部で自主的に必要なことを実践するという意味では，先に述べた TQM と活動要素は似通っている．ISO 9000 シリーズを作成している ISO/TC 176 でも TQM や MB 賞（マルコム・ボルドリッジ国家品質賞）評価基準に近い高いレベルの活動指針を示すことを意図している．しかし，残念ながら現在の 2000 年版は組織にとって有益なものになっているとはいい難く，現在 2008 年の発行を目指して改訂版を作成中である．

(2) バランススコアカード

バランススコアカード（BSC: Balanced Scorecard）とは，R.S. Kaplan と D.E. Norton によって，1992 年に提唱された経営戦略を策定し実現するためのツールである．経営諸活動を，財務，顧客，内部業務プロセス，学習・成長の視点から分析し，戦略を実践するための具体的なアクションを識別して管理することを意図している．

スコアカードとは成績簿という意味であるから，業績評価に重点が置かれるイメージがあるが，実際は戦略を具体的なアクションとして展開し，それらを関連づけて整理するための計画ツールである．基本的な考え方は，TQM の方針管理と似ている．

(3) ベンチマーキング

ベンチマーキングとは，日本で質改善のツールとして開発され，米国のゼロックス社によって米国に紹介，導入された経営手法である．様々な企業で取り

入れられ，それぞれ独自な方式が用いられているので，合意の得られた明確な定義はない．

その概要は，優れた業績を上げている他社の業務プロセスを分析し，自社のやり方との相違点を明確にしたうえで，ベストプラクティスの実現策を作るというものである．ベンチマーキングの対象となる企業は，自組織の業種にとらわれず，いろいろな業種が対象となり得る．

医療分野は，ベンチマークが比較的行いやすい業界である．よい医療技術は積極的に公開されるであろうし，地理的に離れれば競合することは少ないと考えられる．財務諸表の公開は難しくても，種々の管理指標，医療技術などは積極的に開示してベンチマークを進めるべきである．近年活発になってきたパス大会を見学することや，電子カルテやオーダーリングシステムを参考にすることは，ベンチマーキングの活動の一形態と考えることができる．工業界を中心に行われてきた質管理に関する改善事例を発表する品質管理大会は，管理手法に関するベンチマークの機会を提供してきた．医療分野でも，このような大会が開催されれば，医療の質保証活動の促進が期待できる．

(4) TPM®

TPM® (Total Productive Maintenance) は，設備管理を中心とするプログラムで，(社) 日本プラントメンテナンス協会が推進母体である．当初は，設備に強い生産部門を作り上げるために始まった活動であるが，その後設備を通じて Q (Quality：質)，C (Cost：コスト)，D (Delivery：量・納期)，S (Safety：安全) 的ものの考え方を習得し，組織の体質を改善していく全社的な活動に発展していった．

活動のステップが明確なのが特徴的で，個別改善，自主保全，計画保全，教育訓練，MP (Maintenance Prevention) 活動，質保全が中心となる活動である．医療でも，医療機器，検査機器，病棟などの設備に対して，これらの活動に取り組むことは有用である．

(5) TPS

TPS (Toyota Production System：トヨタ生産方式) とは，トヨタ自動車

(株)が，長年の生産現場の工夫から作り上げた生産と工程の管理方式の総称である．ムダの排除と合理的な製造方法の開発が基本的考え方で，JIT（Just in Time），自働化，かんばん方式など，種々の技法がある．医療においては，在庫管理や作業の効率化を進める際に参考になる考え方が多い．

(6) 自己評価

経営上の課題を明確にするために，自己評価と呼ばれる手法が用いられることがある．自己評価とは，ある基準に基づいて組織内の人員が自らの組織を評価するものである．これは，経営課題を明らかにするとともに，評価の過程を通じて問題発見能力を高め，評価者自身の仕事のやり方を向上させるということを意図している．

自己評価のための基準には様々なものがあり，MB賞が提示している評価基準，病院機能評価の評価項目などは自己評価に利用できる．2005年12月に制定されたJIS Q 9005（質マネジメントシステム―持続可能な成長の指針）はTQMを標準化したものであり，あわせて発行されたJIS Q 9006（質マネジメントシステム―自己評価の指針）はJIS Q 9005のモデルをもとにして自己評価を行うための方法と基準が示されている．この自己評価は，組織のあるべき姿を定め，それに基づいて組織ごとに評価項目を設計するところに特徴がある．

このように，経営改善プログラムは上述したもの以外にも多数あり，QMSを構築するうえで参考にすることができる．プログラムの名称が異なり，使われるツールに多少の違いはあっても，基本的考え方，ツールの意図は類似している．組織的改善，改革を進めていくとマンネリに陥って活動が停滞することが少なくない．したがって，経営改善プログラムは，同じ内容であっても異なる名前を付けて，目先を変えるという目的ももっている．

経営改善プログラムは，QMSを構築するための基礎として利用することができる．ただし，ここで紹介する手法をそのまま実施したのでは，有効に機能することはほとんどない．各プログラムや提供されている手法の本質を理解し

たうえで，自組織に合うようにカスタマイズして活用するのが効果的である．経営改善プログラムを利用するときには，そのプログラムの本質は何か，自組織の現状の課題に適しているかを見極めて取り組むことが大切である．経営改善プログラムには，名前だけを変えて本質的には変わらないものも多々ある．つまり，いろいろなものに手をつけるのではなく，一つのプログラムを深く分析し，その本質を理解することが重要である．

第4章　ISO 9001について

4.1　主要な要求事項の解説

4.1.1　プロセスの定義と相互関係

　ISO 9001はどのような規格なのか．何を要求しているのか．この規格には多数の要求事項が書かれているが，病院における実践を考えた場合，特にポイントとなる要求事項を解説し，ISO 9001の本質は何であるかを理解してもらうのが本節の目的である．その中でも，特に重要なのが"4.1 一般要求事項"である．ここにISO 9001でやるべきことが縮約されている．ISO 9001を理解するためには，"4.1 一般要求事項"を最初に熟読し，また推進過程で適宜この要求事項に立ち戻ることが大切である．"4.1 一般要求事項"には，最初に次の記述がある．

---ISO 9001---
　組織は，この規格の要求事項に従って，品質マネジメントシステムを確立し，文書化し，実施し，かつ，維持すること．また，その品質マネジメントシステムの有効性を継続的に改善すること．

　つまり，質を達成するための仕事のやり方，仕組みを構築し，それを改善していくということである．これをもう少し詳細化すると，この記述に続くa)～f)を実施していくことになる．

---ISO 9001---
a) 品質マネジメントシステムに必要なプロセス及びそれらの組織への適用を明確にする（**1.2**参照）．

　質のよい医療を提供するために必要なプロセスを明らかにする．これには，

日常行っている業務を考えればよい．与薬プロセス，手術プロセス，検体検査プロセスなど，多くの必要な業務プロセスがある．

───────────────────────── ISO 9001 ─
b) これらのプロセスの順序及び相互関係を明確にする．
──────────────────────────────

これらの業務には，順序がある．与薬は医師の診察，診断，処方の後に行われ，検体検査の結果を見て診断，治療が行われる．相互関係とは，前の業務の結果を使って次の業務の判断が行われる，次の業務のためのアウトプットを出す，といった関係を意味している．順序と相互関係が明らかになれば，質保証体系図のように各プロセスが矢線で結ばれて表現されることになる．

───────────────────────── ISO 9001 ─
c) これらのプロセスの運用及び管理のいずれもが効果的であることを確実にするために必要な判断基準及び方法を明確にする．
──────────────────────────────

各業務プロセスを管理，改善していくためには，各業務がうまく行われているかどうかを判断できることが必要である．それを見るための判断基準を管理指標，あるいは管理項目と呼ぶ．これを明確にせよ，といっているのが c) である．

───────────────────────── ISO 9001 ─
d) これらのプロセスの運用及び監視の支援をするために必要な資源及び情報を利用できることを確実にする．
──────────────────────────────

各業務プロセスを運用し，うまくいっているかどうかを監視するためには，その業務を行う人が必要である．人だけでなく，設備や情報なども必要である．

───────────────────────── ISO 9001 ─
e) これらのプロセスを監視，測定及び分析する．
──────────────────────────────

4.1 主要な要求事項の解説

これは，先の管理指標，管理項目などを調べ，必要ならデータとして取り，うまくいっているかどうかを判断するということである．

─── ISO 9001 ───
f) これらのプロセスについて，計画どおりの結果が得られるように，かつ，継続的改善を達成するために必要な処置をとる．

そして，もしうまくいっていないと判断されるなら，そのプロセスを改善するのである．

つまり，a)〜f) で要求しているのは，業務をプロセス単位で捉え，管理指標を定めて管理，改善しなさい，ということである．業務管理の仕方の基本をいっているのにすぎないのである．"あなたの仕事の良し悪しを，何で見ますか"──この問いに答えることで，管理指標が明確になる．

4.1.2 トップマネジメントの役割

4.1.1 項で述べたことが ISO 9001 の中心的な活動であるとすると，各業務プロセスを担当する人が実施すればよいのであって，一見トップには関係のないことのように思えるかもしれない．また，業務プロセスを定めて実施し，悪ければ改善していくことは，簡単に思えるかもしれない．しかし，改善は容易ではない．トップマネジメントがこの活動を大事だと思い，自らが関与し，組織の人々に必要性をしつこく語りかけていかないと進まないのである．

一般に業務には，2種類ある．本来業務と，本来業務を改善するための業務である．本来業務は，医師なら診察を行う，看護師なら看護する，薬剤師なら調剤するといったことが相当する．本来業務を改善するための業務は，これらの業務手順の問題点を把握し，よりよい業務手順にしようとする活動である．本来業務は，誰かが突然休んで業務が止まってしまうとすぐに困るので，代わりの人を割り当てるなど，すぐに処置が行われる．一方，与薬業務手順に問題があるので，改善することを考えてみよう．そのために，今晩業務終了後に検討会を開くことにしていた．しかし，その日の業務が多忙であったのでみんな

疲れてしまい，"明日の晩にしましょう"ということになった．それでも明日の業務にそれほどの支障は出ないのである．"今晩やらないでよい"ということは，"明日の晩もやらなくてもよい"のである．極端ないい方をすれば，ずっとやらなくても過ごしていけるのである．さらに，製造業では不良品が出ないように改善すればすぐに利益に結びつくが，医療では事故を減らすように改善したとしても，すぐには収入につながらない．つまり，改善に対してインセンティブが働かない構造をもっている．

このように，改善を行うというのはそれほど容易なことではない．ましてやトップがそれを重要と思わない，必要性を職員に語りかけない状況では，もともとやらなくても過ごせるものをやるはずはない．改善が進むように組織を強力に引っ張っていく力が必要であり，それはトップマネジメントによって発揮されなければならない．また，実際に改善を行っていくためには，経営資源が必要となる．改善のための人員，資金，組織体制など必要なものを整備しなければならない．それができるのは，トップマネジメントだけである．そのために，トップがやるべきことが，ISO 9001 の "5. 経営者の責任" に示されている．

ISO 9001 では，トップマネジメントは "最高位で組織を指揮し，管理する個人又はグループ" と定義されている．病院であれば，理事長，病院長などの個人，または理事会，院長・副院長から構成される経営グループが考えられる．いずれにしろ，実務のトップ，すなわち医療活動に対して実質的な指揮，命令を行う人，方針を出して組織の方向づけを行える人でなければならない．

トップマネジメントが実施すべき事項は，次の二つに分類できる．
・自ら実施すべきこと
・確実にする（ensure する）こと
トップマネジメントが自ら実施すべきことは，次の3項目である．
① QMS の構築，実施，有効性の縦続的改善に対するコミットメントの証拠を次の事項によって示す．
　・法令・規制要求事項および顧客要求事項の満足の重要性の周知

4.1 主要な要求事項の解説

　・品質方針の設定

　・マネジメントレビューの実施

② 管理責任者を任命する．

③ マネジメントレビューを実施する．

　トップマネジメントに対する要求事項のほとんどは，"ensure"する（〜を確実にする／確実に〜する）ことである．では何をすれば"ensure"したことになると考えればよいのだろうか．"ensure"とはトップマネジメントが自ら実施するのではなく，組織が確実に実施できるように計らうことである．QMSでは，システムが動くように組織を作り，経営資源の提供を決断し，しかるべき手順で確立されていることを確認し，かつ，手順どおりに実施されていることを確認することである．マネジメントレビューを通じてうまくいっているかどうかを自ら確認し，必要な指示を出すことが重要である．

　①にあるコミットメントは，聞き慣れない言葉である．これは，トップマネジメントがQMSの計画，実施および改善に深く関与すること，ならびにその状態を意味している．日本語としては，誓約，義務，責務，関与，参加，傾倒など様々なものがあてられるが，どれも原文のニュアンスは伝えることができないので，カタカナでコミットメントと記すことが多い．

　トップマネジメントが"ensure"すべきことは，次のとおりである．

① QMSの構築，実施および有効性の継続的改善に対するコミットメントの証拠を次の事項によって示す．

　・品質目標設定の確実化

　・資源が使用できることの確実化

② 顧客要求事項が決定され，満たされている．

③ 質方針の内容および運用にかかわる事項

④ それぞれの部門・階層で質目標が設定されている．

⑤ QMSの計画

　・計画の策定

　・変更時の"完全に整っている状態"（integrity）の維持

⑥　責任および権限が定められ組織全体に周知されている．

⑦　内部コミュニケーションのための適切なプロセスが確立される．

以上が，ISO 9001 でトップマネジメントがすべきこととして要求している内容である．これらについては当然実施しなければならない．さらに，QMSを有効に機能させるためには，

・基本的な概念（本書第 2 章）

・改善におけるトップマネジメントの重要性

・ISO 9000 ファミリー規格（特に ISO 9000 と ISO 9001）

を十分理解し，QMS の構築と運用のための組織と予算とを確保することも重要な仕事である．

4.1.3　質方針・質目標の展開と重点活動要素の選定

4.1.2 項で述べたように，トップマネジメントは，質方針，質目標を設定し，組織全体に展開することが要求されている．質方針とは，"安全で質の高い医療を提供する" のように，質に関して組織全体が向かうべき方向を示したものである．"安全で質の高い" というのは具体的にどのような状態であるかを示したのが質目標であり，例えばインシデントの件数が何件以下，患者満足度が何点以上のように，一般的には数値で示される．

QMS を構築し，運用することの目的は，質方針，質目標を達成することにある．これらが達成できればよい QMS であり，達成できないのはどこかに問題があるということになる．4.1.1 項で述べたプロセスの管理指標に相当する．トップマネジメントは，組織の全員が重要と認識できる質方針，質目標を定める必要がある．

質目標は，重点指向によって重要な課題に対して目標を設定する必要がある．また，それを確実に達成するために，QMS の重点活動要素，重点プロセスを選定したほうがよい．例えば，質目標としてインシデントの減少を設定した場合，現状では与薬事故が多いので，重点改善プロセスとして与薬プロセスが対象となる．あるいは，インシデントレポートシステムや医療安全対策委員会に

4.1 主要な要求事項の解説 147

関する活動が重点活動要素となる．すべてのプロセス，すべての活動要素をはじめから完璧に作ることはできないので，このように重点活動要素を定めてQMSの推進を行うのが効果的，効率的である．

4.1.4 文書体系の構築と文書管理

3.3.1項で述べたように，ISO 9001での質保証は，きちんとやっていることを証拠をもって示すことである．したがって，おのずと手順書，作業標準などの仕事のやり方を示した文書と，そのとおりにやったという記録が重要となる．何でもかんでも文書にするのではない．きちんとやっていることを示すために必要なことを文書化するのである．文書化に関する要求事項は，ISO 9001の"4.2 文書化に関する要求事項"に記述されている．必ず文書化しなければならない手順は，文書管理，品質記録の管理など6種類であり，それ以外は組織が適宜必要性を判断して決めることになる．

文書類は，一般に定款—規定—マニュアル・手順書—帳票類のように階層構造をもって体系化される．組織の文書の構造を示したものを文書体系と呼ぶ．また，文書の管理方法は文書管理規定で定めておく必要がある．

医療機関においても，文書化，文書体系は重要である．組織の基本的な規則は作成されているが，業務規定，技術標準が整備されていない場合が多い．また，業務規定があっても部門内での手順にとどまることが多く，複数の職種にまたがる業務の手順，責任を明確に定めたものは少ない．さらに，文書を管理するための文書規定があいまいなことが多く，制定，改廃が厳密に行われていない．

医療の質・安全の確保，個人情報保護の観点から，今後はますます文書管理の重要性が増してくる．医療機関でも，文書体系を整備することが必要である．電子カルテ，オーダリングの導入の際には，既存の文書および文書管理規定との整合性を考慮して設計することが必要である．

文書管理は，具体的には次の方法で行うとよい．文書の管理方法は，文書管理規定で定めておく必要がある．この規定では，文書の作成，発行・承認，配

付，保管，廃棄，変更・改訂の手順を明確にしておく．例えば文書の作成では，文書の採番方法，書式，箇条番号を決めておく．発行・承認では，発行責任者，承認者が明確になるようにし，押印のルールも定める．配付では，各部署に確実に配付されるように授受方法を定める．保管では，保存期限，保管場所，保管方法を決めておく．廃棄では，焼却，シュレッダーなどの処理方法を決め，個人情報保護にも注意を払う．変更・改訂では，新規作成と同様に作成，承認・発行を行う人を決め，変更理由を審議する場を設けることが必要である．変更理由，変更内容は改訂記録に残す．変更文書が関連部署に確実に配付されるように工夫し，旧版の回収を確実に行う必要がある．

　文書を整備するのは，かなり時間と労力のかかる活動である．一度に必要な文書を作成するのは難しいので，適宜重要と思われる文書を作成していけばよい．ただしその場合でも，文書体系，すなわちどのような構造でどのような文書を作成するかについては早期に計画したほうがよい．階層構造の中で欠けている文書があってもかまわないが，構造を再構築するのは容易ではないので，早期に構造を検討することが不可欠である．

　また，文書管理規定も早期に定めたほうがよい．病棟ごと，個人ごとに異なる標準ができてしまうのは，文書が容易に書き換えられることが一因である．組織が規定した文書は，文書管理規定に従って運用されることが重要である，ということを職員に周知徹底する必要がある．

4.1.5　人的資源の管理

　ISO 9001 の"6. 資源の運用管理"では，その見出しのとおり資源の運用管理について規定している．資源の中でも，人的資源の確保が強調されている．人的資源の確保の達成手段は，教育・訓練である．教育・訓練は組織的活動を成功させるための鍵となる要素である．医療界では，工業界に比べて教育システムの整備が遅れている．思いつきの教育・訓練ではなく，医療従事者のキャリアパスにおいて，身につけるべき技能，知識および技術を明らかにして，時間とともにそれらが積み上がっていく工夫が必要である．

教育・訓練で身につけるべきものは，固有技術と管理技術との2種類がある．固有技術とは，扱う製品・サービスに固有な技術（技能，知識なども含む）で，医療であれば，診断，治療，看護，検査，手術などのいわゆる医療技術である．管理技術とは，固有技術を活かすために業務をマネジメントするための技術であり，改善，PDCA，QMS，問題解決法などの技法や考え方である．固有技術と管理技術は，どちらが欠けても質のよい業務は遂行できない．教育システムには，双方をバランスよく盛り込む必要がある．

教育・訓練の方法は，講義室で行われる授業形式のものだけではない．現場での指導をはじめ，内部監査やマネジメントレビューなどでの様々なコンサルテーション，QCサークル活動を通じての改善技法の習得なども，OJT（On the Job Training）の一形態である．また，改善事例発表会，パス大会などの発表会，学会や交流会などへの参加，症例検討会議や事故事例の検討会なども重要な教育・訓練の機会である．

教育・訓練は，人材育成において重要な役割を果たす活動であるが，実施しなくても日々の活動は進めることができるのでおろそかになる場合がある．経費節減になると，教育・訓練に関する費用を減らすこともよく行われる．また，教育・訓練がもたらす効果はすぐには表れないことが多いので，継続しないことも多い．このような特性をもっているので，質改善の活動と同様に，トップマネジメントがリーダーシップを発揮し，教育・訓練の重要性を説かなければ有効な活動とはならない．教育・訓練を実施するには，先に述べた教育・訓練の仕組みを構築し，それを継続的に改善していくことが不可欠である．また，既にシステムとして動いている，つまり当然のことのようになっている管理技術は，繰り返し教育していくことが大切である．

4.1.6 製品実現

製品実現とは，聞き慣れない言葉である．ISO 9001では，"顧客要求の把握→設計→資材購入→生産→検査→顧客"という，いわゆるものづくりのプロセスを製品実現と呼んでいる．これにかかわる要求事項はほとんどがISO

9001の"7. 製品実現"にあり，検査とプロセスの監視に関する要求事項だけが"8. 測定，分析及び改善"にある．医療では，診断・治療の一連のプロセスがこれに相当する．この一連のプロセスを大まかに分けると，どのような治療を行っていくかを決定する計画行為と実際の治療を行っていく実施行為に分かれる．

製品実現の計画，設計・開発が計画行為であるが，医療では計画行為に関して次のような特徴をもつ．

・製品実現の計画および設計・開発という計画行為が頻繁に行われる．
・製品実現は，患者に対応して適応性をもって行われる．その対応の仕方は，大枠では標準的なものがあるが，計画の更新は頻繁に起こる．
・顧客の要求は，製品実現の過程を通じて徐々に確定していく．製品実現が進むにつれて変化する場合もある．また，顧客が一方的に要求するのではなく，医療者側との合議のもとで決定されていく．
・患者の状態に対応していく，顧客要求が徐々に確定し変化もするという二つの特徴によって，ある程度の幅をもった計画が立てられる．

このような特徴のもとで，計画行為に関するISO 9001の要求事項は次のように解釈しておくのがよい．ただし，この解釈は著者らの経験をもとに現状で最良と思われるものであって，あくまでも一つの考え方であることを断っておく．

"新たなパスを作る，新たな診断方法，治療方法を開発することを設計・開発とし，日常の診断・治療はそこで開発されたメニューから適切なものを選んでサービス提供している"，のように設計・開発，サービス提供を捉えることも可能である．つまり，一人ひとりの患者に対して設計・開発をしているのではないという立場である．しかし，ある程度の一般的方法はあるものの，一人ひとりの患者に対してどのように診断するか，どのように治療するかについて個別の計画が立てられる．ISO 9001の設計・開発は，このような個別の計画行為の質を確保し，向上させることを意図した要求事項である．したがって，診療計画の質を上げたいと考えるならば，一人ひとりの患者に対する計画行為

を設計・開発と捉えるのがよい．また，製品実現の計画と設計・開発とを厳密に区別して考える必要はない．ある患者に対して"パスは適用しないで個別の治療計画を立てる"と決めることは製品実現の計画であり，そこから具体的な治療計画を考えるのが設計・開発であるが，実際の医師の計画行為はこのように分離して考えているわけではないし，区別しても特にメリットが生まれるわけではない．あわせて治療計画を考える計画行為と捉えて，設計・開発の要求事項を適用すればよい．

ISO 9001 では，計画を確認することが要求されている．計画行為が頻繁に行われるので，よほど特殊な場合を除いては，チェック行為を迅速に行える工夫が必要である．例えば，なるべくパスや標準診療指針を適用するようにし，そのパスや標準診療指針のチェックは日常の診療活動とは別の機会にやっておき，日常でのチェックは容易に行えるようにしておくことが考えられる．また，容易に行えない場合に限り詳細なチェックを行うのがよい．これを可能にするには，標準診療指針が個々の医師の頭の中で隠されていない状態にすることが必要である．個人所有の技術ではなく，可視化され，いつでもチェックできる状態になっていなければならない．

4.1.7 不適合と是正処置・予防処置

不適合は，ISO 9000 で"要求事項を満たしていないこと"と定義されている．工業製品の代表的な不適合は，不良品である．不良品というのは，ユーザーの要求を満たさないものである．ISO 9000 ファミリー規格では，通常不良品と呼んでいるものを不適合製品と呼んでいる．製品に限らず，定められた要求事項に合わない行為，例えば標準に従わなかった，定められた手順を抜かしたなども不適合である．病院全体で処方箋の書き方を統一して標準を作成したのに従わなかった，薬剤の払い出しの際に監査を行うことになっているのに省略したなどはすべて，標準手順を守らなかったという不適合である．ISO 9001 では，この不適合に対して，是正処置および予防処置を行うことを要求している．また，不適合製品に対しては，誤って使用したり引き渡したりする

ことがないように管理することも要求している．

では，医療ではどのようなことを不適合とすべきなのか．明らかなミスや予測されなかった障害（事故）は，不適合と捉えるべきである．医療にとって，事故がないことは最低限保証しなければならないことであり，最初の取組みとしては，事故の減少を第一に目指すべきである．しかし，医療の質を向上させるためには，事故の有無にかかわらず，ミスを減らすように的確なプロセス管理を行い，医療本来の業務である診断，検査，治療，看護などの有効性を高めることをあわせて追求すべきである．

ただし，事故以外の不適合については，患者側のばらつきも存在するので一意に決定することは不可能である．どのようなことを不適合と捉えるかは，少なくとも病院内で議論し，コンセンサスを得ておくべきである．

不適合は，それが起こったことを罰するために把握するのではない．大切なのは，"不適合は改善のための信号" ということである．つまり，不適合は，改善を始めるべき機会を示すものであり，これが発生したらプロセスの改善を行おうというコンセンサスを得ておくことが重要なのである．

ISO 9001 の "8.5 改善" では，"8.5.1 継続的改善"，"8.5.2 是正処置" および "8.5.3 予防処置" となっており，三つの活動があるように見えるがそうではない．改善とは，是正処置と予防処置とを確実に行っていくことである．それが一過性のものではなく，きちんと継続して行っていくことを "8.5.1" で強調しているのである．

4.1.8 内部監査

ISO 9001 に基づく QMS を構築した場合に，それが ISO 9001 の要求事項に従っているか，また実際に QMS に従って業務が行われているかを評価するために監査が行われる．この監査は，内部監査と外部監査との 2 種類がある．

内部監査は，組織内部の人（内部監査員と呼ぶ）が，自身が所属する部門以外または自身の業務範囲外の部署の監査を行うものである．この実施は，ISO 9001 の要求事項に含まれている．

4.1　主要な要求事項の解説

　外部監査は，外部の独立した機関によって行われるもので，代表的なものは審査登録を行う際の，審査登録機関によって行われる審査である．外部の目による評価を行うことは，内部にはない視点からの改善の糸口が与えられる．また，説明責任の観点から，活動の透明性を高めることにもつながる．

　内部監査の一義的な目的は，QMS を定期的にチェックし，ISO 9001 の要求事項に従っているか，また実際に QMS に従って業務が行われているかを見ることである．認証を受けている場合には，外部の審査登録機関によって定期的な監査が行われるが，1 年に 1 回，多くても半年に 1 回である．また，限られた期間内での監査であるから，見る範囲は限定され，しかも一部のサンプリングによってチェックされるだけである．また，監査のプロであるにしても，その組織について精通しているわけではないし，外部の人間が理解できることには限界がある．業務の内容について精通した内部の人間が監査を行うことは，多少の客観性が失われることはあっても改善のための有効な監査結果が得られることが多い．

　これ以外にも，実施方法を工夫することによって，多くの効用がもたらされる．内部監査は，自身の業務以外の監査を行う．病院においては診療科同士または職種間同士で相互評価（peer evaluation）が行われることになり，診療科単位，職種単位の閉鎖的な状況を改善し得るであろう．互いの業務を理解することもでき，コミュニケーションの場として活用できる．

　内部監査を実施するためには，内部監査員を教育によって育成することが必要である．それによって，QMS やそれにかかわる概念，改善の方法などを教育することができる．何よりも大きい効果は，他人の業務を監査することを通じて，自身の業務の進め方の反省につながるということである．"人の振り見て我が振り直せ"である．このように，内部監査は教育ツールとしての効用が大きい．どのように監査したらよいのかについては，それほど難しく考える必要はない．基本的な視点として"PDCA がうまく回っているか"ということを頭に入れておけば，有効な監査が行えるはずである．

4.1.9 マネジメントレビュー

ISO 9001 では，内部の人による QMS の 2 通りの見直しを要求している．前項で述べた内部監査およびトップマネジメント自らが行うマネジメントレビューである．これらは，いずれかを行えばよいのではなく，両方とも要求されている．一部の内部監査員に任せるのではなく，トップマネジメント自らがQMS のチェックに責任をもつということである．

マネジメントレビューの一義的な目的は，内部監査と同じく QMS を定期的にチェックし，ISO 9001 の要求事項に従っているか，また実際に QMS に従って業務が行われているかを見ることである．

もう一つの意義は，トップマネジメントのコミットメントを示す，すなわちトップマネジメント自らが質の向上に対して積極的に関与していることを示す機会となることである．もちろん，その振りをするのではなくて実質的に関与しなければならず，組織的活動を成功させるにはトップマネジメントのリーダーシップが不可欠である．また，それが組織の人々に目に見える形で行われる必要がある．質を向上させるための活動は，ある意味で余分な活動であり，やり続けるという強い意思表明がなければ続かないからである．

実質的なコミットメントも重要である．トップマネジメント自らが，QMSがうまく運用されているかどうかをチェックすれば，是正処置を実施するスピードが速まる．是正処置は，QMS の是正に加えて，組織体制，人員配置，予算配分など多岐にわたるのが通常であることから，それに対する権限をもっている人が処理したほうが効率的に進められる．

マネジメントレビューの別の意義は，トップマネジメントが組織の人々とコミュニケーションをとる機会を与えるということである．医療機関はそれほど大規模な組織ではないにしても，現場の状況を詳細に把握する，または組織の人々が考えていることを知るためにはそのための機会を設けることが必要である．それらをトップマネジメントが把握しなければ，組織が抱えている課題を適切に解決していくことはできない．

このように，ISO 9001 で要求されているからという理由で形式的にマネジ

メントレビューを行うのではなく，コミットメントを示し，コミュニケーションをとるための機会と捉えて有効に活用することが大切である．

4.2 要求事項の全貌

表3.2に示したように，ISO 9001は"序文"から"8. 測定，分析及び改善"までで構成されている．

"序文"から"3. 定義"は，通常の国際規格に必ず記述される内容で"4. 品質マネジメントシステム"から"8. 測定，分析及び改善"の要求事項を理解するうえで前提となる基礎的事項，適用範囲，引用規格，定義からなる．"4. 品質マネジメントシステム"は，QMS全般にかかわる要求事項で，いわば総論である．

"5. 経営者の責任"から"8. 測定，分析及び改善"は，QMS全体の目的である顧客満足の達成に必要なプロセスを四つの大きなくくりとしてまとめたものである．ISO 9001では，組織のQMS全体のインプットもアウトプットも"顧客"であること，QMSは四つのプロセスをベースとしてモデル化できること，QMSの継続的改善が重要であることを図1で示している．ISO 9001の図1をもう少し詳細に記述したものを図4.1に示す．

"5. 経営者の責任"は，組織がQMSを構築し運用するために，経営者が果たさなければならない役割，責任が規定されている．"6. 資源の運用管理"は，経営者が示す質方針，質目標を達成するために必要な，人的資源，施設・設備などのインフラストラクチャー，作業環境などの経営資源にかかわる要求事項である．"7. 製品実現"は，引合・受注から設計・開発，製造・サービス提供まで，顧客のニーズを満たす製品・サービスを提供するための活動に対する要求事項である．そして"8. 測定，分析及び改善"は，測定，分析，改善に関する要求事項で，製品・プロセスの監視・測定に関する要求事項と，QMSの継続的改善についての要求事項からなる．

PDCAサイクルは，大きさの適切なプロセス単位ごとに回すことが重要で

第4章 ISO 9001 について

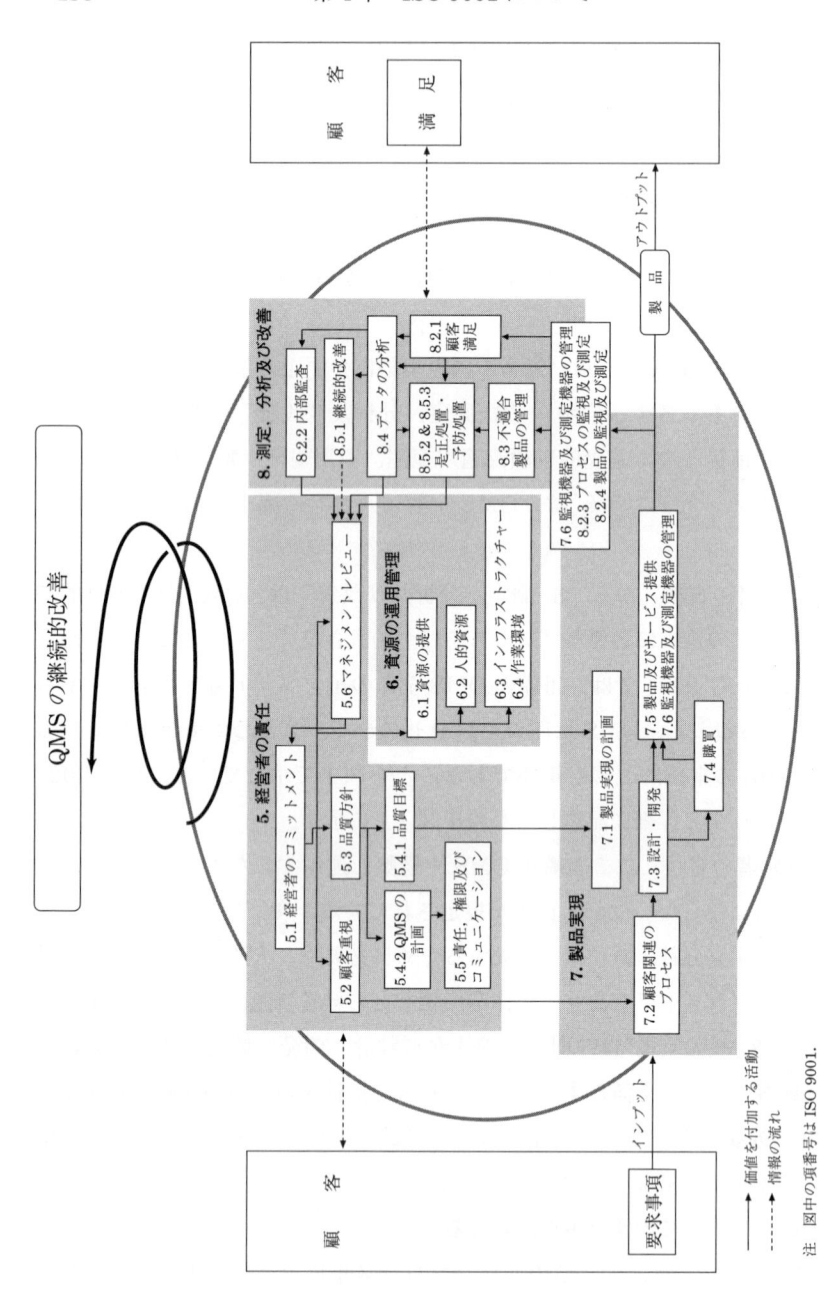

図 4.1 プロセスを基礎とした QMS モデル（詳細版）

QMS の継続的改善

5. 経営者の責任
- 5.1 経営者のコミットメント
- 5.2 顧客重視
- 5.3 品質方針
- 5.4.1 品質目標
- 5.4.2 QMS の計画
- 5.5 責任、権限及びコミュニケーション
- 5.6 マネジメントレビュー

6. 資源の運用管理
- 6.1 資源の提供
- 6.2 人的資源
- 6.3 インフラストラクチャー
- 6.4 作業環境

7. 製品実現
- 7.1 製品実現の計画
- 7.2 顧客関連のプロセス
- 7.3 設計・開発
- 7.4 購買
- 7.5 製品及びサービス提供
- 7.6 監視機器及び測定機器の管理

8. 測定、分析及び改善
- 8.2.2 内部監査
- 8.5.1 継続的改善
- 8.4 データの分析
- 8.5.2 & 8.5.3 是正処置・予防処置
- 8.3 不適合製品の管理
- 8.2.1 顧客満足
- 7.6 監視機器及び測定機器の管理
- 8.2.3 プロセスの監視及び測定
- 8.2.4 製品の監視及び測定

顧客 — 要求事項（インプット）
顧客満足 — 製品（アウトプット）

凡例：
⟶ 価値を付加する活動
⤏ 情報の流れ

注 図中の項番号は ISO 9001.

4.2 要求事項の全貌

あり,その結果として,QMS 全体が継続的に改善されてスパイラルアップする様子を示していることに注目されたい.

あらゆる製品・サービスに適用可能なことになっているとはいえ,工業製品を念頭に置いている ISO 9001 を,医療に適切に適用するにあたって,どのような留意点があるのだろうか.この 4.2 節においては,ISO 9001 の医療への適用にあたって必要な基本的事項について,次の順序で解説を行う.

ISO 9001 の箇条番号と見出し*

---

(1) 目的:ISO 9001 の要求事項のねらい・意図を解説.
(2) 実施事項:ISO 9001 の要求事項は一般的に何を実施することを意図しているのかを解説.
(3) 医療機関における意義:医療機関にとっての ISO 9001 の要求事項の重要性を解説.

なお,既に本書第 2 章,第 3 章,4.1 節で取りあげた項目については,該当箇所を示すので,そちらを参照されたい.

序文
0.1 一般
0.2 プロセスアプローチ
0.3 JIS Q 9004 との関係
0.4 他のマネジメントシステムとの両立性

---

(1) 序文は要求事項ではなく,具体的に実施することは記述されていないが,

---

* ISO 9001 の完全一致翻訳規格である JIS Q 9001 の箇条番号と見出しを示す.この規格の要求事項を実際に確認しながら,本節を読み進めると理解が深まる.なお,必要な場合には要求事項(JIS Q 9001)を引用している.

ISO 9001を理解するうえで前提となる一般的な事項について説明されている．プロセスアプローチについては3.3.1項の(2) d)および4.1.1項を参照されたい．

(2) ISO 9001は，ISO 9000に記載されている"八つの品質マネジメントの原則"を考慮に入れて作成されている．

質マネジメントの原則とは，顧客以外の利害関係者すべてのニーズにも対処する一方で，顧客に焦点を合わせることにより長期にわたってパフォーマンスを継続的に改善することを目的とした組織の指導と運営のための総合的，かつ基本的な規則又は信念である．ISO 9001を各組織の活動に適合するように"読解"するときの基本理念として，十分に理解することが大切である．

―― ISO 9000 ――

0.2 品質マネジメントの原則

a) **顧客重視** 組織はその顧客に依存しており，そのために，現在及び将来の顧客ニーズを理解し，顧客要求事項を満たし，顧客の期待を越えるように努力すべきである．

b) **リーダーシップ** リーダーは，組織の目的及び方向を一致させる．リーダーは，人々が組織の目標を達成することに十分に参画できる内部環境を創りだし，維持すべきである．

c) **人々の参画** すべての階層の人々は組織にとって根本的要素であり，その全面的な参画によって，組織の便益のためにその能力を活用することが可能となる．

d) **プロセスアプローチ** 活動及び関連する資源が一つのプロセスとして運営管理されるとき，望まれる結果がより効率よく達成される．

e) **マネジメントへのシステムアプローチ** 相互の関連するプロセスを一つのシステムとして，明確にし，理解し，運営管理することが組織の目標を効果的で効率よく達成することに寄与する．

f) **継続的改善** 組織の総合的パフォーマンスの継続的改善を組織の永遠

の目標とすべきである．

g) **意思決定への事実に基づくアプローチ**　効果的な意思決定は，データ及び情報の分析に基づいている．

h) **供給者との互恵関係**　組織及びその供給者は独立しており，両者の互恵関係は両者の価値創造能力を高める．

1. 適用範囲
1.1 一般

(1) 規格の性格を判断するうえで，適用範囲は重要である．どのような組織が ISO 9001 を利用することを想定しているかについて記述されている．

　一つは質保証の能力があることを顧客に示すことが必要な場合（新しい顧客の信頼を獲得したいときなど）で，もう一つは QMS を効果的に使って（QMS を継続的に改善することを含めて），顧客満足の向上を目指す場合である．

　ISO 9001 は，"品質要求事項が満たされるという確信を与えることに焦点をあわせた品質マネジメントの一部"と定義される"質保証"（Quality Assurance）［3.1.1 項の (1) 参照］に加えて，顧客満足を向上させることを目的とする"質マネジメント"（Quality Management）システムのモデル規格である．

　"質マネジメント"と"質保証"との関係を図 4.2 に示す．

(2) 個々の組織における QMS 適用の目的（何のために QMS を構築するのか）を明確にする．

(3) 医療機関においてもこの適用範囲（顧客の要求事項に応える，継続的改善を行うことによって顧客満足を向上させるよりよい仕組みにしていく）で，ISO 9001 を適用することに意義がある．個々の医療機関において，QMS 構築の意義を明確にする必要があるが，なかでも顧客（患者およびその代理

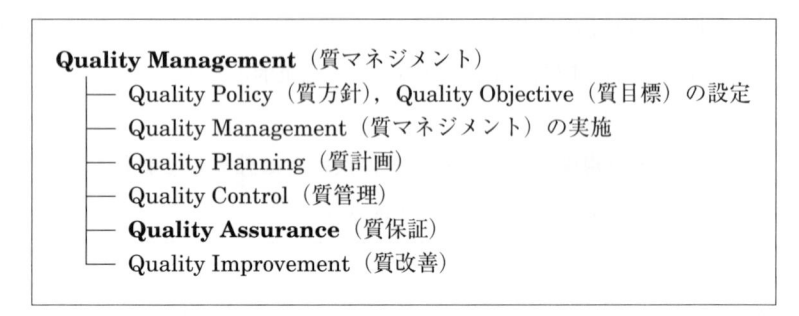

```
Quality Management（質マネジメント）
  ├── Quality Policy（質方針），Quality Objective（質目標）の設定
  ├── Quality Management（質マネジメント）の実施
  ├── Quality Planning（質計画）
  ├── Quality Control（質管理）
  ├── Quality Assurance（質保証）
  └── Quality Improvement（質改善）
```

図 4.2　質マネジメントと質保証との関係

人．以下，"患者"という）の要求事項を満たすことが基本である．

1.2　適用

(1) まず ISO 9001 に取り組むためには，対象とすべき製品・サービスや組織の範囲について整理することが重要である．また，ISO 9001 は，大企業だけでなく中小規模の組織や製造業以外のサービス業を含む全業種への適用を可能としており，業種・業態・規模によっては該当しない要求事項を適用組織の実態に応じてカスタマイズしなければならない．それを配慮した規定がこの"1.2"で，その原則は次の二つである．
　① 除外ができる要求事項は"7. 製品実現"に限る．
　② 除外は，要求事項を満たす製品・サービスを提供するという組織の能力や責任に影響しないものに限る．

　QMS の範囲を厳密に考えるという思想はアウトソーシングにも適用される．すなわち，アウトソーシングしていること自体が，適用除外の理由にはなり得ない．アウトソースしている機能を自己の QMS の内部と認識して，質を確保するための何らかの管理ができていなければ，全体として質保証能力があるとはいえないからである．

(2) 除外できる機能を，"7. 製品実現"に限定している理由は，QMS を構成している機能（PDCA サイクル）の中で，"7. 製品実現"以外の P（"5. 経

営者の責任"および"6.資源の運用管理")とC・A("8.測定,分析及び改善")の機能は,組織の特性によって具体的な実行の方法に違いはあるとしても,不可欠であるとの認識による.D(実行)の機能は組織に固有の諸条件に依存するので,製品実現のために実施するプロセスを整理し,相互の関係がどうあるべきかを自由に考えて表現してよい.しかし,組織にとって都合が悪い機能を除外しておくことは認められない.機能を保有しているにもかかわらずQMSの範囲内に含まないようなことがないように,また,顧客から見たときにどういう機能が必要とされているのかを見極めて,その組織にとって真に意味をもつような形に整理する必要がある.第三者から見ても納得できるものでなければならない.

(3) 医療機関におけるISO 9001の対象とすべき製品・サービスと組織の範囲を検討するときに,"顧客は何を要求するか"に立ち返って考えると問題が単純化される.対象として選択すべき範囲を考える場合にも,"患者が受け取ったものに,影響を与えるすべての要素が管理されることを期待している"ことを念頭に置いて,医療機関内の全組織を含めて,医療機関内全体の活動として取り組むことが必要である.

2. 引用規格

(1) ISO 9000(品質マネジメントシステム―基本及び用語)は,引用されてISO 9001の一部となっている.ISO 9000自体には要求事項は含まれていないが,基本および用語の解釈としてISO 9001の要求事項に影響するので考慮に入れる必要がある.

(2) ISO 9000の"3.用語及び定義"は比較的よく引用されるが,規格の意図を検討するときには"2.品質マネジメントシステムの基本"も重要である.

3. 定義

(1) ISO 9001 では ISO 9000 に規定されている用語および定義を適用する．ただし，"供給者"，"組織"および"製品"については ISO 9001 特有の使い方をする用語として"3."に定義されている．

(2) "供給者"および"組織"の関係は，（購買品の）供給者→組織→顧客，である．また，"製品"は，ISO 9000 に"プロセスの結果"と定義されており，最終製品だけでなく，中間製品やサービスを含むことに注意する．

(3) 医療機関における"顧客"，"製品"および"質"に相当するものが何であるかを明確にしておくことが，ISO 9001 全体の構造の理解を容易にする．これらの考え方については，本書第2章を参照されたい．

4. 品質マネジメントシステム
4.1 一般要求事項

"4. 品質マネジメントシステム"は，QMS 全体についての総括要求事項がまとめられており，"4.1 一般要求事項"および"4.2 文書化に関する要求事項"からなる．

(1) ISO 9001 の全要求事項を一文で表せば，"4.1"の"組織は顧客に提供される製品品質にかかわる活動を有機的につながった QMS として整理し，それを文書で明確にし，実施し，維持し，さらにそれ自体を継続的に改善すること"となる．この項目の解説は，本書 4.1.1 項を参照されたい．

また，"4.1"の a) で明確にしたプロセスの一部をアウトソース（外部の専門業者への委託）する場合には，アウトソースしたからといってそのプロセスを除外して QMS を構築するのではなく，QMS の内部に含んで管理すること，すなわちアウトソースしたプロセスを明確にし，組織がそのプロセスを管理して質を保証できるようにするために，アウトソースしたプロセス

の重要度やリスクに応じて何らかの管理が行われて適切な方法で質を保証できる仕組みが必要となる．これは，もし質保証の観点で重要なプロセスが組織の管理下にない場合にそれをQMSの対象に含まないとすれば，真の質保証ができないことになり，規格の趣旨からはこの事態は避けなければならないことが背景にある．

(2) 重要なことは"4.1"のa)で整理したプロセスについてb)の"プロセスの順序及び相互関係を明確にする"ことである．明確にする方法として，図，表，文章またはその組合せが考えられる．その典型例が質保証体系図である．

(3) 組織内の多くの構成員が同時並行的にある目的の達成に向け行動するときには，それぞれの役割，責任および機能を明確にしておかなければならない．全体目的の理解，個々の要素の位置づけ，要素間の関係，重要要素の理解などが必要であり，工業界では質保証体系図が作られてきた．質保証体系図に関しては，本書3.2.2項の(2)を参照されたい．

プロセスの大きさをどの程度にするかは，"管理できること"，すなわち"担当（計画，実行，検証，改善など）するグループや個人が特定できること"が要件となる．当該組織が医療を提供する際の区分可能なひとまとまりのプロセス（相互に区分可能な医療業務のまとまりまたは工程）を明示する．例えば，"診察・診断プロセス"，"治療プロセス"という程度の大きさが最大で，常識的にはこれより一段小さくして，"受診受付，診察，診断計画の立案，各種検査，診断，診断に基づく治療オプションの検討，症例検討会議，診断結果の説明"といった程度の大きさが適当であろう．アウトソースとして管理すべき対象も特定して含めることも必要である．

4.2 文書化に関する要求事項
4.2.1 一般

(1) QMSの構築・運用において文書化が重要であり，文書化された手順に従って業務を展開することが基本である．作成する文書の範囲およびその規定

内容は，"4.2 文書化に関する要求事項"に適合させるとともに，ISO 9000 の文書にかかわる定義（"2.7 文書化"および"3.7 文書に関する用語"）を参考にするとよい．文書化に関する要求事項の解説は，本書 4.1.4 項を参照されたい．

(2) 質方針，質目標，質マニュアルは文書化が必要である．

直接的に文書化された手順が要求されているのは，次の 6 手順である．これらの業務は，継続的改善のためにも手順書を作成し維持する価値がある．

- "4.2.3 文書管理"
- "4.2.4 記録の管理"
- "8.2.2 内部監査"
- "8.3 不適合製品の管理"
- "8.5.2 是正処置"
- "8.5.3 予防処置"

ISO 9001 では，記録を"文書の一部"と定義している．記録は過去の事実を証明するもので改訂されることはない．一方，記録以外の文書は必要に応じて改訂される．このように互いに性格が違うにもかかわらず，記録を文書の一部と定義した背景には，現実に文書と記録とを明確に区別できないものがあることを考慮している．例えば，診療録，処方箋，看護計画のように業務過程では文書として適用され，業務終了後に記録として保管されるものや，検査基準，検査方法などの規定が記載してある検査記録のように同時に文書および記録の性格をもつものがある．

ただし，両者の違いを考慮に入れて，文書，記録に対する要求事項は "4.2.3 文書管理"，"4.2.4 記録の管理"にそれぞれ分けて規定されている．

(3) 本書 4.1.4 項を参照されたい．

4.2.2 品質マニュアル

(1) 質マニュアルは QMS の文書体系の中心となる文書である．質マニュアルがもつ文書としての性格を最も端的に示しているのは，"品質マニュアルとは組織の品質マネジメントシステムを規定する文書"および"組織の品質マネジメントシステムに関する一貫性のある情報を，組織の内外に提供する

文書"という定義である（ISO 9000）．すなわち，その組織の QMS の全体像が理解できる内容で，組織の内外に提供できることが重要である．

"内"とは，組織の QMS の全体像を明示し組織内に徹底するための文書で，適切に維持管理することによって，組織全体の規範とし仕組みの運用を徹底でき，新入社員や配転者への社内教育用の教材としても活用できる．

"外"とは，質マニュアルの開示により，外部（顧客）に対して信頼感を付与できることで，その組織の QMS が理解できるような文書であることが必要である．また第三者機関による審査登録時には基準文書となる．

(2) 質マニュアルには，次の内容を含めて記述しなければならない．

a) QMS の適用範囲（対象とする製品・サービスの範囲，QMS に含まれる組織の範囲，適用除外がある場合には，除外範囲の詳細と除外を正当とする理由）

b) QMS について確立された"文書化された手順"またはそれらを参照できる情報

c) QMS のプロセス間の相互関係に関する記述

b) の"参照できる情報"から関連文書を引用することを許容しているが，c) の QMS のプロセス間の相互関係に関する記述が読みとれる程度に，主要な手順の概要を質マニュアルに記述することが必要である．

また，質マニュアルの構成は必ずしも規格どおりの章・項立てに合わせる必要はない．特に，組織の常識的事項，または定着化している業務方式が，QMS の構成機能である場合，その実態を忠実に記述する．なお，規格の要求事項以外の内容でも，情報開示の観点で不可避な業務要素は掲載しておくとよい．

(3) 医療機関においては，質保証体系図とそれを構成するプロセスの概要を引用して，自組織の QMS の"全体像"をまとめる．特に注意すべきことは，ISO 9001 の要求事項の章・項立てどおりに記述する必要はないことである．本書第 5 章に詳述するが，医療の仕組みを ISO 9001 に合わせるのではなく， ISO 9001 の規格の目から医療の仕組みをマッピングして医療が本来

あるべき姿を見直すことが重要である．それぞれの医療機関で最も整理しやすい記述の順序で質マニュアルを書けばよい．付録1に医療機関における質マニュアルの基本構造の一例を示す．この内容から，質マニュアルとはどのようなことを記述するのかについての概要が理解できる．ISO 9001 の要求事項を取り込んだシステム整理のモデルとして活用するとよい．

4.2.3　文書管理

(1) 本書 4.1.4 項を参照されたい．
(2) 本書 4.1.4 項を参照されたい．
(3) 医療の場合には，例えば次のように様々な種類・性格の文書があり，媒体も多様である．それぞれの目的に応じた文書管理が必要である．
　① 外部文書として，各種法令，基準，通達や薬剤・医療機器に関する厚生労働省・メーカーからの情報，官公庁への報告資料
　② 患者との間で取り交わされる重要な文書
　③ 正確さ・迅速性の両方が要求される業務指示文書

4.2.4　記録の管理

(1) 記録は改訂されることがないため，文書とは別にこの"4.2.4"の規定に従って管理する．記録は，要求事項への適合の証明および QMS の有効性を実証するものであり，不適合品発生時の原因調査・是正・予防処置に有効な事実を示す情報でなければならない．適切な記録を規定された期間，管理された条件下で保管することは重要な業務である．
　また，過去に提供した製品・サービスについて後になって組織にクレームが申し立てられた場合，効果的な記録の保管および検索システムがなければ，業務管理や検査結果の証拠が提示できない．
(2) QMS に必要な記録の管理（識別，保管，保護，検索，保管期間および廃

棄）についてのルールを定め，これを組織の中で一元的に管理する体制を作る．"記録の管理の手順"は，この規格が要求する"六つの文書化された手順"の一つである．ここでいう"記録"とは，QMSの運用において必要となる記録であり，いわゆる"質記録"のことである．

　ISO 9001の中で"(4.2.4参照)"と記述されている要求事項は，記録作成および保管を求めており，20か所ある［本書5.3.4項の(3)参照］．それ以外にも，組織が達成した結果または実施した活動の証拠として必要と判断するものがあれば，質記録として管理する．

(3)　医療の場合には，これまでの治療結果を踏まえて治療計画が策定される"患者状態適応型プロセス"であり，過去の記録が次の計画のインプットとなる．また，過去に実施した医療について後になって組織に異議が申し立てられた場合，業務管理や診療結果の証拠を提示する必要がある．このように提供した医療について要求事項への適合の証明，QMSの有効性の実証の要求度が高い．法的に保管・提出を義務づけられている記録もあり，媒体も紙，電子媒体，フィルム，画像情報など様々であるため，文書管理同様，それぞれの目的に応じた記録の管理が必要である．

5.　経営者の責任
5.1　経営者のコミットメント

(1)～(3)　本書4.1.2項を参照されたい．

5.2　顧客重視

(1)　本書3.2.2項の(6)および4.1.2項を参照されたい．
(2)　この要求事項は，トップマネジメントへの単独要求ではなく，自らのコミットメントの中で顧客重視の方針を掲げて，リーダーシップを発揮し，従業員の参画によって顧客要求事項を確実に把握し，それを満たす体制の構築

と運用を図ることが必要である．

　顧客要求事項の決定は ISO 9001 の"7.2.1 製品に関連する要求事項の明確化"に，顧客満足のモニターは"8.2.1 顧客満足"に規定されており，これらのプロセスが明確になっており，かつ，これらが有効に働いていることを確実にすることを通して実現できる．そのための経営資源を準備・投入することは，経営者の重要な役割であり，必要な経営資源と体制を明確にして QMS の運営基盤とする．

(3) 本書 3.2.2 項の (6) および 4.1.2 項を参照されたい．

5.3 品質方針

(1) 質方針は"トップマネジメントによって正式に表明された，品質に関する組織の全体的な意図及び方向付け"と定義されている（ISO 9000）．この要求事項に関しては，本書 4.1.3 項を参照されたい．

(2) 質方針には，要求事項へ適合すること，および QMS の有効性を継続的に改善することに対するコミットメントが含まれている必要がある．また，質方針は一度作ればそれで終わりではなく，その内容が引き続き適切であることを必要に応じて見直さなくてはならず，変更の必要性の評価はマネジメントレビューで行うことが要求されている．

(3) 本書 4.1.3 項を参照されたい．

5.4 計画
5.4.1 品質目標

(1) 質目標は"品質に関して，追求し，目指すもの"と定義されている（ISO 9000）．トップマネジメントが決めた質方針という質に対する方向づけを，該当する部門，階層ごとにブレークダウンした形で定められる具体的な目標が質目標であり，文書化することが必要である．形式的な質目標ではなく，

実効性のある質目標を設定することが，活動の具体化につながる．
(2) 質目標には，製品要求事項を満たすために，当該部門および階層で質目標として取りあげて活動することが必要な課題などがあれば含める．また，質目標は必ずしも定量的である必要はないが，達成できたかどうかが明確に判定でき（measurable）なければならない．

　ISO 9001の"6.2.2 力量，認識及び教育・訓練"に規定されている"組織の要員が，自らの活動のもつ意味と重要性を認識し，品質目標の達成に向けて自らどのように貢献できるかを認識することを確実にする"から考えて個々の要員が所属している部門・階層の質目標の達成にどのように貢献しているかを認識させることが必要となる．

(3) 医療機関では，トップマネジメントの作成した質方針をもとに，質目標として医師を含むすべての職種において業務を展開していく経験が他の産業分野に比して少ない．したがって，この考え方に基づいて，医局を含む全職種が互いに連携をとりながら業務を進めることに意義があり，重要である．

5.4.2　品質マネジメントシステムの計画

(1) 図4.3に示すように，計画には2種類ある．QMSの計画と（特定の）製

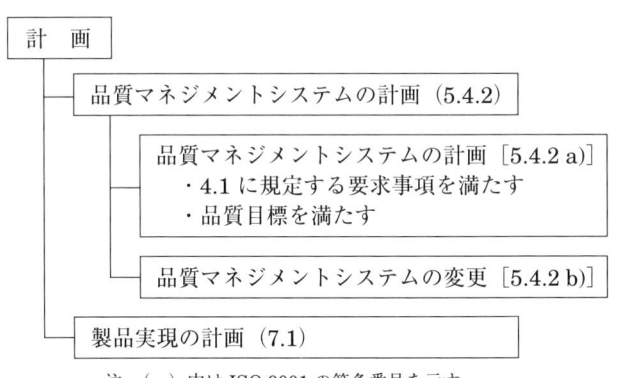

```
計　画
├─ 品質マネジメントシステムの計画（5.4.2）
│   ├─ 品質マネジメントシステムの計画［5.4.2 a)］
│   │   ・4.1に規定する要求事項を満たす
│   │   ・品質目標を満たす
│   └─ 品質マネジメントシステムの変更［5.4.2 b)］
└─ 製品実現の計画（7.1）
```

注　（　）内はISO 9001の箇条番号を示す．

図4.3　ISO 9001における"計画"

品実現の計画である．後者は ISO 9001 の"7.1"に規定され，この計画の結果がいわゆる品質計画（以下，質計画という）である．前者は，ISO 9001 の"5.4.2"で規定されるものであり，それは計画立案［5.4.2 の a)］および変更［5.4.2 の b)］からなる．

"製品実現"という活動が"質計画"の実施であるように，"QMS の実施・運営"という活動は"QMS の計画"に従った実施であり，システムレベルでの質計画が必要である．この要求が"5.4.2"である．

(2) QMS を構築する際の計画が"5.4.2"の a) で要求されている．既に QMS を構築している組織については，計画の妥当性は構築された QMS を評価すれば分かることになる．

b) では QMS に何らかの変更が必要になったときに，その変更によって変化した QMS が，依然として QMS の目的を達成するうえで適切であることを要求するものである．

"完全に整っている状態"（integrity）とは，計画が正しく行われ，その中で変更すべき項目，変更してはいけない項目が明確になっており，かつ，計画を実施した後（すなわち，変更が実施された後）も QMS が意図したとおり機能していることを示す．"変更があることが決まっているにもかかわらず，QMS の計画を見直さず，その変更後に問題が生じる"ことのないように運営することが必要であり，変更した部分の確認および変更しない部分への影響を評価しなければならない．評価の計画を明示し，そのとおりに実施したことを記録で証明することによって，適切性を確認できる．

(3) 医療機関において QMS を見直す契機となる事象として次があげられる．

① 組織・体制の変更

経営の変更，医療機関の移設・建て替え，急性期医療から長期療養型医療への変更，診療科の増設・変更・廃止，新しい部門の設置・部門編成の変更，新しい治療法の導入，新設備・装置・器材の導入，医師の契約大学の変更，IT 化などの医療システムの変更，アウトソース（外部委託）の導入，など

② 地域の保険医療や健康にかかわるニーズの変化
③ 医療法などの医療関連法規・条例・通達等の改正，医療制度・医療保健制度の変更
④ 医師，薬剤師などの大学等での教育体制の変更

5.5 責任，権限及びコミュニケーション
5.5.1 責任及び権限

(1) トップマネジメントは，ISO 9001 の要求事項を達成できるような組織を作り，また，質マネジメントにかかわるすべての人の責任，権限および相互関係を明確にすることが重要である．これは ISO 9001 を適用するための基本事項である．

　質方針を定め周知しただけでは，方針は達成されない．質方針を具体化するのに必要な組織を構築することが必要で，この構築の責任もトップマネジメントにある．

(2) トップマネジメントによって定められた責任および権限は，通常文書化され，組織全体に周知されることが必要である．例としては，組織図・指揮命令系統図，組織分掌規定，職務権限規定などがある．

(3) 医療機関では，複数の職種の協働によるチーム医療が行われたり，各種委員会による活動など，責任・権限の明確化が必要なものが多く，この要求事項に従ってそれらの責任・権限を明確にすることに意義がある．

5.5.2 管理責任者

(1) トップマネジメントは質にかかわる管理責任者を任命し，必要な権限をもたせる．管理責任者はトップマネジメントに代わって，QMS を確立し，実施し，維持する重要な任務を果たすことが要求されており，このため適任者を選ぶことが，QMS の出来映えを左右するといっても過言ではない．

(2) 管理責任者は組織の管理層の中から選ばれなければならない。この管理責任者はQMSの確立，実施，維持およびその実施状況（改善の必要性の有無を含む。）のトップマネジメントへの報告，必要な場合には，QMSに関して外部関係者との連絡に責任をもつ。また，"トップマネジメントが顧客要求事項を満たすことの重要性を組織内に周知する"に対応して，管理責任者にも"顧客要求事項に対する組織全体への認識を高めることを確実にすること"が必要である。管理責任者には，組織全体を通して，上とも下とも効果的にコミュニケーションを図ることが要求されている。

製造業では質保証部門を設けて，部門長を管理責任者とし，部門職員をISO推進の事務局として運営するケースが多い。QMSを主管する専任の部署，責任者の設置が，QMSの運営を効率的に進める鍵となる。

(3) 医療機関においては，管理責任者はトップマネジメントとの連携がとれ，医療機関内の全般に通じて，QMSの徹底を医療機関内のすべての部門・階層に対して指導力の発揮できる人を選ぶ必要がある。特に，医師（医局）に対して影響力を行使できる人が必要である。医療機関では製造業のように質保証部門の設置が一般的ではないため，管理責任者として，副病院長，事務長，総務部長，診療部長，医療質・安全委員会委員長，セーフティマネジャーなど兼務者を選ぶ例が多い。望ましい姿としては，これを機会に兼務者ではなく，QMSを専任で運営する2,3名の担当部門（医療安全推進室など）を設置し，部門長を管理責任者とすることである。

5.5.3 内部コミュニケーション

(1) プロセスのつながりおよび相互関係を円滑に機能させるために，組織内のコミュニケーションは重要な手段である。また，QMSの運営に必要な情報交換だけでなく，QMSの有効性に関する情報が，必要な部門，機能に伝達され，QMSの円滑で有効な運営の推進に役立たなければならない。

(2) 内部コミュニケーションのインプット・アウトプット側ともに授受情報

の内容，伝送手段，時期，職位・階層などを見直して，プロセスアプローチ推進の有効な手段とすることが重要である．有効性は"計画した活動が実行され，計画した結果が達成された程度"と定義されている（ISO 9000）．トップマネジメントが質に対する方針を設定し，従業員が質目標に展開して実施し，その結果をモニターし，必要に応じて方針・目標および QMS を変更することで，PDCA サイクルを回し，システムの継続的な改善を図ることが ISO 9001 の QMS の基本的な思想である．この継続的改善に資する情報交換を行うことが必要である．

(3) 医療機関においては，これまで職種間の意思の疎通が不十分であるといわれてきた．また，交代勤務者間（看護師，薬剤師など）の情報伝達，救急外来・当直医に対する情報伝達，医薬品の副作用の情報伝達など，内部コミュニケーションの重要な職場が多い．またチーム医療の鍵を握るのは，医師を中心とした各職種間の十分な双方向のコミュニケーションである．

5.6　マネジメントレビュー
5.6.1　一般
5.6.2　マネジメントレビューへのインプット
5.6.3　マネジメントレビューからのアウトプット

---

(1) 本書 4.1.9 項を参照されたい．
(2) マネジメントレビューの際には，組織全体で質（経営）全体が議論できて，意思決定できる会議の場を設けることが重要である．マネジメントレビューのポイントは，製品の質そのものの良し悪しではなくて，トップマネジメント自身による定期的な QMS の見直しの仕組みを確立することと，見直しによって QMS の適切性，妥当性および有効性の観点から適切な処置が行われているかどうかということにある．製造業の場合，"8.5.1 継続的改善"の活動と合わせて，毎月1回質会議などの名称で QMS のレビューを行い，さらに四半期ごとまたは1年ごとに，この質会議の場でマネジメントレビ

ューを実施する例が多い.

(2.1)　インプット

　マネジメントレビューの有効性を高めるために，QMSの有効性およびQMSの改善の必要性を判断するための情報が具体的に列記されている．前回までのマネジメントレビューの結果に対するフォローアップは，"前回までの"がポイントで，トップマネジメントの指摘事項が言いっ放しではなく，確実にフォローアップされることが重要である．

(2.2)　アウトプット

　マネジメントレビューからのアウトプットは各種考えられるが，最低限，QMSおよびそのプロセスの有効性の改善，顧客要求事項への適合に必要な製品・サービスの改善，資源の必要性の3項目の決定および処置，質方針および質目標を含むQMSの変更の必要性の評価を含むことが必要で，形式的なマネジメントレビューが行われることを防止している．

(3)　マネジメントレビューで有効なアウトプットを得ることが継続的改善の鍵である．そのためには，QMSの有効性を評価できるインプットを明確にすることが必須となる．経営指標，臨床指標，苦情・満足度情報，インシデント情報などの種々の管理指標を統合して，各々の医療機関において，医療の質を評価できる情報を工夫する必要がある．マネジメントレビューの種々のインプット情報を統合してデータ分析する体制を構築すること，有効な改善策の検討を行う必要がある．

6.　資源の運用管理

6.1　資源の提供

　"6. 資源の運用管理"は"6.1 資源の提供"，"6.2 人的資源"，"6.3 インフラストラクチャー"，"6.4 作業環境"からなる．

(1)　ISO 9001の"5."によってトップマネジメントが行う責務が規定され骨格が定められた．次に必要なのは資源(人，モノ，金など)の提供である．

QMSの実施，維持，継続的改善および顧客満足の向上に必要な資源を明確にして，提供することが必要である．
(2) 考慮すべき資源として人，インフラストラクチャー，作業環境が取りあげられている．ISO 9004では，情報，供給者およびパートナー，天然資源，ならびに財務資源なども取りあげられている．
(3) 質を達成するために所有しているものの中で，医療施設の特性ごとに必要なものを明確にする．例えば，人員の配置・業務スケジュールの設定，設備・装置・機器や場所の確保，図書およびEBM情報支援システム，必要な作業環境が整備されているかなどを吟味する．

6.2 人的資源
6.2.1 一般
6.2.2 力量，認識及び教育・訓練

---

(1) 資源の中で，まず人的資源について規定されている．製品の質に影響がある仕事に従事する要員が，力量をもっているか，すなわち，現実に適切な仕事が行えるかが問われる．人的資源は，QMSが適切に機能するか否かにかかわる最重要の要素で，単に資格認定されていることではなく力量を判断根拠とすることによって，より実質的な要求事項となっている．
(2) 製品の質に影響がある仕事に従事する要員に必要な力量（教育，訓練，技能および経験）を明確にし，必要な力量がない場合には教育・訓練またはその他の処置（力量のある人を雇う，外注委託するなど）をとり，その有効性を評価することが必要である．"有効性の評価"とは，行った教育・訓練が結果として有効に働き，明確にされた必要な"力量"のレベルに達したか否かを評価することをいう．

組織の要員が，質目標の達成にどのように貢献しているか認識させることも必要で，要員は自ら行う業務が製品の質に与える影響を正しく理解し，積極的な参画意識をもって業務が行えるようにすることが重要である．これが

八つの質マネジメントの原則の一つである"人々の参画"意識の醸成につながる．

教育，訓練，技能および経験についての記録は，質記録としての管理が必要である．

(3) 本書 4.1.5 項を参照されたい．

6.3 インフラストラクチャー

(1) 人的資源に次いで，インフラストラクチャーの提供および維持が規定されている．製品要求事項への適合を達成するうえで必要とされるインフラストラクチャーに限定してよい．

(2) 該当する建物，作業場所，ユーティリティー，設備および支援業務を明確にして，提供・維持することが必要である．支援業務の例としては，営繕部門の設置，輸送経路の確保，通信システムの構築などがあげられる．

(3) 医療の提供において，インフラストラクチャーは人的資源と並んで重要であり，法令・規制要求事項にもインフラストラクチャーに関する事項が多く含まれている．これらを適切に設計し，保守保全を行うことで，適切なレベルで安全な医療を提供することができる．最低の要件として，医療法に規定される施設の基準等の法令・規制要求事項を満足すること，監督官庁に提出することが義務づけられている設備の実態が法的要求事項を満足していること，保健所の医療監視，消防署の立入検査で要求される設備への対応が適切に行われていることが必要である．また，コンピュータ利用，支援業務，緊急事態への対応にも留意が必要である．

6.4 作業環境

(1) 人的資源，インフラストラクチャーに次いで，作業環境が取りあげられた理由として，組織のパフォーマンスを高めるために，作業環境が人々の意

4.2 要求事項の全貌

欲，満足およびパフォーマンスに好ましい影響を与えることがあげられる．

(2) 作業環境は，"作業が行われる場の条件の集まり．条件には，物理的，社会的，心理的及び環境的要因を含む（例えば，温度，表彰制度，人間工学的側面及び大気成分）"と定義されている（ISO 9000）．

物理的要因として熱，湿気，光，気流，衛生，清浄，騒音，振動および汚染などが考えられる．人的要因として，組織内の人々の参画の度合いを拡大するための創造的な作業方法・機会，安全規則・安全の手引，職場内のコミュニケーション，評価表彰制度，報酬制度，ミス防止のための諸施策，ミス要因となり得るシフト・勤務時間の最適化などが考えられる．

(3) 医療の場合には，作業環境の影響度合いが他の産業に比して大きく，整備を図ることが重要である．医療の質に影響を及ぼす作業環境要因として，コントロールすべきものは次のとおりである．

① 大気（粉塵，臭い），温度，湿度，騒音・振動，光，気流，静粛
② 電磁波的干渉
③ 生物学的清潔（院内清掃・衛生管理・消毒，廃棄物管理）
④ クリーンルームの整備，感染症防止のための室圧管理
⑤ 院内の採光・彩色，自然環境（緑化），禁煙・分煙
⑥ 要員の健康状態，健康診断
⑦ 人の安全管理（注射器の針，鋭利な物，放射線への暴露など）
⑧ 事故・災害発生時の安全確保（警報へのアクセス，出口など）

7. 製品実現
7.1 製品実現の計画

"7. 製品実現"は PDCA の D の部分で，製品・サービスを提供するプロセスに関する要求事項がまとめられており，"7.1 製品実現の計画"，"7.2 顧客関連のプロセス"，"7.3 設計・開発"，"7.4 購買"，"7.5 製造及びサービス提供"，"7.6 監視機器及び測定機器の管理"からなる．

製品の性質によって，実際に適用できる要求事項は必ずしも一定ではない．そのため，ISO 9001 の"1.2 適用"に従い，"7."の要求事項は適用の除外対象として認められている．

(1) "7.1 製品実現の計画"とは，顧客に提供することになった個別の製品・サービスについて，"顧客要求の把握→設計→資材購入→生産→検査→顧客といういわゆるものづくりのプロセス"をどのような方法で実施するかを決め，実施に必要な資源を準備することである．実行に入る前に製品実現の計画を作成しておくことに意義がある．

(2) "7.1 製品実現の計画"は，顧客から注文を受けた個別の製品・サービスについて，要求を実現するための実施計画（製品実現のために必要なプロセスの計画）策定行為を指す．この計画の結果が，いわゆる"品質計画書"（以下，"質計画書"という）である．

質計画書とは，特定の製品・サービスやその契約に適用される製品実現のプロセスを含む，QMS のプロセスおよび資源を規定する文書のことをいい，次の二つの視点からなる．

① どんなものを作るかをもくろむ（製品・サービスの質目標を決める）．
② もくろんだとおりに作る（その製品・サービスを実現する計画を策定する）．
・どのように設計するかの計画：製品・サービスの設計計画書
・どのように製造するかの計画：(監視・測定を含む) 製造工程の工程管理計画書（QC 工程表）

(3) 本書 4.1.6 項を参照されたい．

4.2 要求事項の全貌

> **7.2　顧客関連のプロセス**
> **7.2.1　製品に関連する要求事項の明確化**
> **7.2.2　製品に関連する要求事項のレビュー**
> **7.2.3　顧客とのコミュニケーション**

(1)　八つの質マネジメントの第一原則が顧客重視であり，図4.1に示すように，顧客の要求事項からすべての業務が始まる．まず製品・サービスに関連する要求事項を明確にすることが活動の起点となる．

(2)

(2.1)　製品に関連する要求事項の明確化（7.2.1）

　　製品要求事項には，a) 注文書などの形で明確にされた顧客要求事項，b) 通常暗黙のうちに了解される要求事項，c) 提供する製品・サービスについての規制事項，および d) 組織自らが必要と考える要求事項が含まれている．

　　"暗黙の"要求事項とは"ホテルのシャワーからきちんと温水が出る"，"できあいの背広に破れがない"といった基本的な期待に応えるための要求事項を指す．規制事項とは提供する製品・サービスについて遵守しなければならない法令・規制要求事項である．

(2.2)　製品に関連する要求事項のレビュー（7.2.2）

　　製品要求事項が明確になれば，次は顧客との契約前に，組織が製品要求事項を果たす能力があるか否かをレビューすることである．

(2.3)　顧客とのコミュニケーション（7.2.3）

　　"顧客要求事項の明確化→設計→顧客所有物→製造→特別採用→引渡し→引渡し後の活動→クレーム→顧客満足の把握"のすべてのプロセスにおいて，顧客と十分な双方向のコミュニケーションを図らなければならない．

(3)　医療が他のサービス一般と大きく異なる点は，患者の多くが医療者の助言を得るまで自分の求めるべき製品・サービスが分からないことである．医療の場合には，患者の訴えはあるが，患者が自分自身のことをよく分かって

いない状態で,つまり顧客の要求事項が不明確な状態で来院することが多い.患者の要求事項は各種検査の結果や,診察で得た情報をもとに診断した結果について,医療者と患者との双方の情報交換を経ないと決まらない.そのため,一昔前は,医者が患者の要求事項を決めて,患者はそれに従うことが普通に行われていた.しかし,それでは真の患者満足にはつながらない.診療という設計行為に入る前に,来院目的および患者の状態や希望などの患者情報を,診察によって把握することが重要である.それをもとに,より詳しい患者の情報を入手するための設計(診断計画の立案)を行い,それを実施することが患者の要求事項を明確にすることにつながる.患者の要求事項を明確にすることを何よりも優先することに意義がある.

(3.1) 製品に関連する要求事項の明確化(7.2.1)

患者のニーズまたは期待としては,"診察してください,治してください"がある.患者の究極の要求事項は,所与の病気および病態に関して,現在の医学と医療技術で期待できる最善のアウトカム(健康状態にもたらされる変化)を得ることが基本で,副次的に入院生活の快適さなどがある.説明を受けることに関する患者の希望を確認することも重要である.

患者の暗黙の要求事項として,最も重要なものの一つが,"良質で安全な"医療の提供を受けることである.その医療機関の"最良の技術・資源"を活用した医療の提供によって満たすことのできる患者のニーズおよび期待は,"暗黙の"要求事項と考えるべきである(より高い技術・資源が他の医療機関で提供可能な場合には,その情報提供を含む).

また,医療に関する規制要求事項として明確に規定されているものには,インフォームドコンセントがあるが,あわせて医療提供プロセスに関係のある医療関連の法令・規制要求事項を考慮する必要がある.

組織が必要と判断する追加要求事項として,社会との契約(自己宣言)を重視したい.今後は医療提供に関する医療機関の基本理念・基本方針,症状群・疾患群別の標準診療指針および医療パフォーマンスなどの医療情報を提供および発信することが医療機関の重要な役割となっていく.医療機関が政

4.2 要求事項の全貌

府の強い規制（広告規制）の名のもとに，自らの医療の質について沈黙を守り続けることは次第に困難になりつつある．よりよい医療が行われているという証拠を医療機関自ら発信することが，医療の透明性の向上に寄与するであろう．

そしてこれらすべての要求事項を明確にした結果として，治療目標が確定されることが重要である．

(3.2) 製品に関連する要求事項のレビュー（7.2.2）

医療においては契約（業務委託）関係であることが認識されてこなかった．契約として，受診受付時に締結される"包括的な契約"と，診断および治療という設計行為が完了して，治療内容が確定した後に締結される"実質的な個別契約"からなると考えてよい．包括的な契約によって定性的な契約事項"疾病治療，社会復帰支援，病気予防"という要求事項の合意は成立しているはずであるが，その時点では患者の状態が明確になっておらず，それに対応した具体的な患者要求事項が明確になっていないことが多い．リスクへの理解・合意および過大な期待への抑制から，個別契約の締結が必要である．

定性的な契約事項を履行するための具体的な計画（医師が作成した"診断計画"，"治療計画"，看護師が作成した"看護計画"など）を患者に説明することによって，インフォームドコンセントを得ることが"契約内容の確認"と考えてよい．また，社会への自己宣言の中で標準診療指針を公開し，医療機関としての対応範囲を医療機関内で統一して明確にしておくこと，およびできない要求に対してまで"できる"というのではなく，できない場合には他の適切な医療機関を紹介することによって患者の要求に適切に応えられるかという検討を行うことが必要である．

(3.3) 顧客とのコミュニケーション（7.2.3）

医療機関においては，これまで患者とのコミュニケーションが不十分であったことは否めない．患者の要求事項も医者が決める，契約の概念も希薄，苦情・患者満足に対する配慮も不十分であった．

重要なことは，診断・治療プロセスが単に医師の思考過程ではなくて，患

者との双方向のコミュニケーションプロセスであり，そのあり方が患者満足に大きく影響を与えることである．疾患を見て患者を診ない医療ではなく，より患者中心の医療を作り出していくためには，患者中心的（patient-oriented）な研究を一層進める必要があり，また，EBMや"患者状態適応型パス"などによって，医師の思考過程をより可視化されたものにすることが不可欠である．また，苦情を含む顧客からのフィードバックの担当部署を設置したり，医療の質・安全の確保のために，医療側の取組みだけではなく，患者を巻き込んだ活動のための環境作りも重要である．

7.3 設計・開発

(1)～(3) 本書4.1.6項を参照されたい．

7.3.1 設計・開発の計画
7.3.2 設計・開発へのインプット
7.3.3 設計・開発からのアウトプット

(1) 設計を実行するためには，人，モノ，金が必要である．設計工期が全体の製造工期を左右することも多く，不良設計，設計遅延を防止するためには，設計プロセスを管理された状態でPDCAを回していく必要がある．そのためには，設計を開始する前に，まず設計プロセスの全体計画をしっかりと立てたうえで設計に入ることが重要である．

次いで，設計の前提条件となるインプットを整理することが必要となる．インプットとは製品・サービスに関する各種要求事項を設計可能な社内の質・技術特性に変換したものをいう．設計のトラブルはこのインプットが不十分であることに起因することが多い．

設計のアウトプットとは，設計プロセスの最終成果物であり，製造・サービス提供および監視・測定のインプットとなるものである．十分なチェック

が必要であり，インプットがアウトプットに変換されたことのレビュー，検証および妥当性確認を念頭に置いた様式で提示されることが必要である．

(2) 設計の計画では，設計に必要な資源［人材（関係部門を含む）・設備・資金・材料・設計場所・期間］，設計方法，設計の段階，各段階に適した3種類のチェック機能（レビュー，検証および妥当性確認）の時期・方法，各々の責任・権限，予想されるリスクなどを決め，計画書の形に表し，責任者が承認する．さらに，関係するグループ間で適切なインターフェースをとり，かつ，策定した計画を設計の進行に応じて，適宜更新し，必要に応じて再承認を受ける．

インプットは，"7.2"で整理された製品に関連する要求事項をもとに，その適切性をレビューする．

アウトプットに関する要求事項として，次のものがある．
① インプットと対比して検証できる形で提示し，かつ承認を受ける．
② 設計のインプット要件を満たす．
③ 製造およびサービス提供プロセスのインプットとなる情報提供を行う．
④ 製品・サービスの合否判定基準を明確にする．
⑤ 製品・サービスの使用（保管，取扱い，廃棄などを含む）時の留意事項を明確にする．

(3) 本書4.1.6項を参照されたい．

7.3.4　設計・開発のレビュー
7.3.5　設計・開発の検証
7.3.6　設計・開発の妥当性確認

---

(1)〜(3)　本書4.1.6項を参照されたい．

7.3.7 設計・開発の変更管理

(1) 一般的に，設計変更時の管理は粗雑になりがちで，それをきちんと管理させるための要求事項である．

(2) 変更を実施する前には承認が必要で，その承認のためのレビュー，検証および妥当性確認の 3 種のチェックを，変更の大きさに応じて適宜行うことが必要である．また，変更のレビュー，検証および妥当性確認の結果と必要な処置（懸案事項のフォローアップ活動など）については，記録としての管理が必要である．

(3) 患者の状態や患者情報は，常に動的に変化している．通常は診断・治療プロセスの柔軟な適合化で対応できるが，疾患や病状によっては，ある時点で設計したことを固定的に考えるよりも，むしろ設計自体にあらかじめある程度の幅をもたせたり，設計変更の必要性を念頭において可変的，適合的に進める必要がある．

設計の変更は必ず関連するプロセスの変更を伴うことになるので，変更後の計画が確かなものかをレビューする必要がある．そしていつ，何を，どのように変更したかを明示し，患者への説明と同意を得ることを確実に行う必要がある．また，関係者に変更内容を確実に伝え，実施に漏れがないようにしなければならない．

7.4 購買
7.4.1 購買プロセス
7.4.2 購買情報
7.4.3 購買製品の検証

(1) 製品・サービスを設計し，製造またはサービス提供するにあたって，外部から購買する部品，原材料，資材，機器，設備，役務などの購買製品の管

理について規定している．内製に比べて管理が不十分にならないように管理することが重要である．購買製品の質を確保する最終責任は組織にある．

(2)
(2.1) 購買プロセス（7.4.1）

　購買製品が規定された購買要求事項に適合する仕組みを確立することを要求している．購買製品は製品・サービスに組み込まれることを意図したものだけではなく，製造および試験・検査に使用する各種機器・ツール，さらには外注への業務委託も含まれる．

　まず，供給者が製品・サービスを供給する能力を判断の根拠として，供給者を選定，評価および再評価する基準を定めて，評価し選定する．また，その結果および必要とされた処置（評価，選定および再評価の過程で発見された不適合を解消する手段を講じることなど）があれば記録する．

(2.2) 購買情報（7.4.2）

　正確な購買情報を購買先に提供する仕組みが重要である．購買情報には購買製品の仕様だけではなく，必要な場合には a) 製品・サービス，手順，プロセスおよび設備の承認に関する要求事項，b) 要員の適格性確認に関する要求事項，c) QMS に関する要求事項が含まれる．

(2.3) 購買製品の検証（7.4.3）

　いわゆる受入検査のことを指す．受入検査は，仕様を満たした購買製品を受け入れるために重要な機能である．受入検査の方法は購買製品の重大性，供給者の管理の程度などを考慮し，組織が決めて実施すればよい．

(3)　医療機関における供給者とは，薬や義肢などの購買製品の購買先，アウトソース先も含まれ，医療の質・安全とにかかわる購買製品および委託業務が多い．中には法令・規制で規定されているものもある．これらに対する適切な評価基準を設定して，基準を満たす能力のある供給者だけを使うことによって，その購買製品および委託業務に起因するリスクを最小にすることができる．

(3.1) 購買情報（7.4.2）

　購買情報を明確に購買先に伝えることによって，安全，かつ，確実な購買製品の入手が可能となる．

　購買情報は，紙または電子媒体など様々な形態があるが，注文はすべて明確で，医療機関で定めた購買仕様を満足することが必要である．購買仕様は，組織の要求事項を明確に記述し，人体に直接影響を与える可能性があるという医療分野の特徴を織り込んで，現行法令の遵守をはじめ，その適合性を保証するために必要な項目を織り込んだものとする．

　派遣された医師，非常勤・パートタイマーの医療行為に関与の高い職種に対しては，医療機関の方針，医療機関内の指揮命令系統，遵守すべき基準（各種規約，標準，基準など）を十分に教育・訓練し，常勤職員と同じように遵守させることが重要である．また，医師および資格所有者との契約，異動による欠員発生時の補充方法などを明確にしておく必要がある．これらは"7.4"ではなく"6.2 人的資源"で整理してもよい．

(3.2) 購買製品の検証（7.4.3）

　医療の提供に大きな影響を与える購買製品が多く，検証行為によって合格品だけを受け入れる仕組みが重要である．医療分野の特異性（重大性／緊急性）を考慮して意味のある受入検査方法を決めることが大切である．また，交差適合試験など法令・規制で定められているものもある．

7.5　製造及びサービス提供

7.5.1　製造及びサービス提供の管理

　ISO 9001では，サービスは製品の中に含まれるという定義であるが，"サービスを製造する"という表現は分かりにくいので，"7.5"だけ"製造"と"サービス提供"とが対句として使用されている．

　"7.5 製造及びサービス提供"は，"7.5.1 製造及びサービス提供の管理"が中心の概念で，それを補完する機能として"7.5.2 製造及びサービス提供に関

4.2 要求事項の全貌　　　187

するプロセスの妥当性確認"，"7.5.3 識別及びトレーサビリティ"，"7.5.4 顧客の所有物"，"7.5.5 製品の保存"から構成されている．

(1) "7.5.1"がいわゆる"工程管理"であり，製造およびサービス提供のプロセス（顧客への引渡し，引渡し後の活動を含む）を特定し，計画（工程設計）し，なるべく工程をよい状態にして，悪ければPDCAサイクルを回せるようにしておくということが規定されている．

(2) 　具体的にどのような状態であるかは，"7.5.1"のa)～f)に記述されている．a) 製品の特性を述べた情報が利用できること，b) 必要に応じて作業手順が利用できることは，"7.3.3 設計・開発からのアウトプット"で提供される．c) 適切な設備を使用，d) 監視機器および測定機器の利用・使用は，"6.3 インフラストラクチャー"で準備され，e) 規定された監視および測定の実施は中間検査／最終検査が決められたとおりに実施され，正しい状態でf) リリース（次工程への引渡し），顧客への引渡しがなされて，さらに引渡し後の活動（修理，保守体制の整備など）をきちんと行うことも重要である．

(3) "診断計画"，"治療計画"などの実行が"7.5 製造及びサービス提供"プロセスである．医療分野においては，これまで個人の注意力が重視される傾向が強く，"質はプロセスで作り込む"，"よいプロセスがよい結果を生む"というプロセス指向の考え方，よいプロセスを構築するという考え方が製造業に比べて弱かった．まだ工業製品の場合には，不良品を作っても検査で選別することが可能な場合が多い．しかし医療の場合には，不良品を作ってからでは遅く，プロセスをしっかりしたものにし，プロセスでの不良，すなわち事故を未然に防止することが特に重要となる．

7.5.2　製造及びサービス提供に関するプロセスの妥当性確認

(1) 　プロセスで質を作り込んで，"8.2.3"および"8.2.4"に規定されている事後のプロセスおよび製品・サービスの監視・測定において質を検証するのが一般的である．しかしここでは，a) 破壊検査を伴うような事後の監視・

測定においてすべての質を検証することが不可能なプロセスや，b) 手術の失敗による死亡などといった不具合が顕在化した際に，取り返しのつかない問題につながるプロセスを対象にしている．このようなプロセスは，結果を見て PDCA サイクルを回すことはできないので，"プロセス"をきちんとしたものにして，プロセスで質を作り込むことだけできちんと質を保証することが必要であり，"そのプロセスが真に計画どおりの結果を出せるようになっているかを事前に実証すること（プロセスの妥当性確認）"が必須となっている．

(2) 具体的には次の a)～e) を実施することである．

　　a)　プロセスがどのような状態であれば適正であるか，という判定基準を設定する．

　　b)　プロセスを担当する要員が適格性（専門資格，経験，研修受講歴など）をもち，使用される機器・設備が適正であることをあらかじめ確認する．

　　c)　あらかじめ手順を具体的に定め，適用する．

　　d)　プロセスが適正に実施されたことを証明できる記録をあらかじめ明確にする．

　　e)　妥当性の再確認は，どんなときに実施するかをあらかじめ決めておく．

(3) 医療分野での例として，①ある医療行為の結果が目的に適合したかどうかは，不適合であることが明らかになるまでは確かめようがないような場合（創の縫合が不適切であったということは創が離開してはじめて分かる，リンパ節郭清が適切に行われたかどうかは再発があってはじめて明らかになるなど），②ある行為が行われた後にならないと不適切行為であることが判明しない場合（患者に異常が生じてはじめて薬の誤投与に気づくなど）がある．特に，②はほとんどの医療行為に当てはまることなので，少なくとも患者に侵襲を与える医療行為を含むプロセスについては，あらかじめプロセスの妥当性を確実なものにしておくことが極めて重要といえる．

　また，医療の場合は，治療を行った後で結果が不適合と分かっても，"監視および測定（治療結果の検証・評価）"の段階でこれを廃棄するという処

理ができず，原状回復も難しい場合が多い．これらのプロセスでは結果を見て確認することを主体にしては，医療の質が確保できないし，そのような考え方自体がなじまない．また，医療においては安全性が極めて重要な質要素であるため，基本的には，医療行為のすべてがこの要求事項の思想で管理すべきものといっても過言ではない．

したがって，"7.5.2"を手術など特定の医療行為だけを対象とするのではなく，医療行為のすべてを対象と考えることが重要である．

具体的には，何を押さえれば，該当するプロセスの妥当性が事前に確認できるかを考える．例えば，手術プロセスであれば，一般的には①要員・設備の承認および適格性確認（医師・看護師の力量確認，機器のチェックなど），②所定の方法および手順の適用（術前カンファレンスによる確認），③記録項目などがあげられる．

7.5.3　識別及びトレーサビリティ

(1) 最終製品だけではなく，原材料，構成部品および中間製品を含んで，作業上または質保証上，必要な程度に識別することが不適合の発生につながる．また，不適合品の管理や顧客からの苦情の処理を想定して，不良の範囲を特定したり，発生原因を究明する必要性から，組織が必要と考える範囲でトレーサビリティを維持することが必要である．

(2) 識別およびトレーサビリティは製品実現のすべてのプロセスに適用される．原材料，構成部品，工程内の製品（仕掛品），出荷製品も含まれる．

　トレーサビリティとは"履歴，適用又は所在が追跡できること"と定義されており（ISO 9000），例えば，最終製品の原材料・構成部品の履歴，処理の履歴，出荷後の製品の配送および所在などを指す．トレーサビリティが要求事項である場合には，製品・サービス固有の識別を行い，記録しなければならない．しかし，トレーサビリティが要求されていなくても，暗黙の了解または義務として要求されている場合もあり，組織が必要と考える範囲でト

(3) 医療機関では，患者の取り違え事故，誤薬，誤注射など識別不良に起因する事故も発生しており，識別は医療の質・安全のために重要な要素である．"7.5.3" で要求しているのは "製品の識別及びトレーサビリティ" であるが，"製品" に限らずに提供する医療および医療を提供する対象（患者）の識別など，医療で必要な識別およびトレーサビリティを広く捉える．

ハードウェア製品と同様に，医療分野においても問題が発生したときに，どこに問題があったのかを調査し確認するために，必要な情報を収集し，記録しておくことが必要である．さらに，診療録，処方箋の保管，血液製剤のトレーサビリティ確保など，法的に要求されている事項もある．

7.5.4 顧客の所有物

(1) 顧客所有物を製品・サービスに組み込む場合に，顧客所有物が不良品ならば，組み込んだ製品・サービス全体の質が悪くなる．その責任は支給した顧客ではなく組織にあり，そのために必要な受けとり時の検査，組み込むまでの顧客所有物の管理が必要である．

さらに核心は顧客の財産を守ることであり，知的所有権も含まれている．

(2) 顧客の所有物を紛失，損傷した場合または使用には適さないと分かった場合には，顧客に報告し，記録を維持することが必要である．質記録としての管理を行う．顧客から預かる場合の検証行為も，要求事項に適合した製品を顧客に引き渡す責任が組織にあることから必要である．

(3) 医療機関において，注意が必要な患者の所有物の対象例を次にあげる．

① 病歴と治療情報については，守秘への配慮が必要である．

② 紹介元の医療機関から借り出されたレントゲン写真などは返却が必要である．

③ 患者が別の病気の治療を他の医療機関で受けている場合，複数の治療法の相互作用の可能性(薬やペースメーカーなど体内に残っているもの)

について考慮しなければならない．

④ 患者が所有しているまたは持ち込んだもので医療行為にかかわるもの（持参薬，コルセット，ペースメーカー，義足など）についても確認が必要である．

⑤ 入院患者の持ち込み（貴金属，携帯電話，テレビなど）についての指針を医療機関として整備するとともに，持ち込まれた物品については適切な管理を行う．

7.5.5 製品の保存

(1) 製品・サービスの監視・測定で適合していることが確認された製品・サービスが，その後，顧客へ引き渡されるまでの間に，質が損なわれてしまうとせっかく製品・サービスの監視・測定をしたことの意味がなくなってしまう．そこでそのような事態が発生しないように，製品が適切に保存（識別，取扱い，包装，保管および保護を含む）されることを求めている．

(2) 原材料の調達・投入から内部各プロセスを経て顧客までの全工程における保存が要求されている．製品には中間製品や構成部品も含まれる．

(3) ハードウェア製品の場合のように，物理的に実体があって，工場内／工場外という概念のあるものについての管理に適用される要求事項であり，一般的にサービスにはこの概念がなく，医療機関ではあえてある機能にこじつけて耳慣れない概念で整理するのではなく，適用除外としておくとよい．

材料・購入品（薬剤，医療材料，衣類，給食材料など）の保存は"7.5.1 製造及びサービス提供の管理"で整理する．

7.6 監視機器及び測定機器の管理

(1) "8.2.3 プロセスの監視及び測定"，"8.2.4 製品の監視及び測定"を行う場合に，それに使用する監視・測定機器が間違っていればその判断そのものに

も間違いが生じることから，重要な管理項目として監視・測定機器の管理が取りあげられている．
(2) 具体的な管理項目や注意事項は次のとおりである．
　① 定められた要求事項に対する製品・サービスの適合性を実証するために，まず実施すべき監視および測定を明確にし，次にそのために必要な監視機器・測定機器を明確にすること．
　② 監視・測定機器が必要な機能をもっていることと，測定条件（項目，人，場所，時間，頻度，方法など）が適切であること．
　③ 測定機器の管理として，識別，校正，検証，調整，取扱い，保守，保管，保護，などがあげられる．校正および検証の記録は質記録として管理が必要である．
　④ 必要な精度は測定値の正当性の保証の程度に依存し，すべての業種の全監視・測定機器が国家計量標準に追跡可能であることを求めているわけではない．
　⑤ 測定機器が不適合であることが判明した場合には，不適合の処置を行うとともに，その機器で行った過去の監視・測定の有効性を評価し，必要な処置をとること．
　⑥ 監視および測定にコンピュータソフトウェアを使う場合には，最初に使用する前と，必要なときに再確認すること．
(3) 医療機関においても，患者状態の変化を監視・測定する機器が多く，医療の質・安全に影響するため，適切な管理が要求される．
　対象として，監視・計測を行うすべてのものが含まれ，体温計，血圧計のような小道具から各種検査機器・監視装置まで様々なものがある．ただし，どの程度の精度が要求されるかは，それぞれの機器に要求される精度に依存し，実用に耐える現実的な精度で管理されていればよい．電子血圧計や体温計などのように，損傷なく動いていれば必要な精度が担保されているものは動作確認で十分であるが，予備のモニター，輸液ポンプがいざ使用しようとしたときにトラブルが発生するようでは十分な管理が行われているとはいえ

ない．きちんとメンテナンスを行うことが必要である．

予期しない異常値が計測された場合には，機器の妥当性を確認すると同時に，検体取り違えの可能性を含めた調査が必要となる場合もあるだろう．

8. 測定，分析及び改善
8.1 一般

"8.1 一般"，"8.2 監視及び測定"，"8.3 不適合製品の管理"，"8.4 データの分析"，"8.5 改善"からなる．

(1) "8. 測定，分析及び改善"はPDCAのCおよびAの部分で，QMSを効果的に運用する際の鍵となる機能がまとめられている．その組織においてCの問題検出能力がなければ，改善が始まらず，Aの問題解決能力がなければ改善が進まない．

(2) "8."の構成を分かりやすく整理すると，図4.4のとおりである．"8.1 一般"は"8."全体のまとめとなっており，具体的には"8.2"～"8.5"に規定されている事項を実施することになる．生産活動に付随する検査・試験を含め，製品・サービスの適合性，QMSの適合性および有効性の継続的改善に必要な監視，測定，分析およびそれらをもとに行う改善のプロセスの計画と実施とを要求している．この要求事項は，八つの質マネジメントの原則の一つである，"意思決定への事実に基づくアプローチ"に関連する．

	監視・測定			分析	改善
	8.1				
QMS	8.2.1			8.4	8.5
プロセス	8.2.2	8.2.3		8.4	8.5
製品・サービス		8.2.4	8.3		

図4.4 "8. 測定，分析及び改善"内の要求事項の関係

(3) 医療では,治療後に"監視・測定"の段階で結果が不適合と分かっても原状回復が難しい場合が多いので,不適合が発生しないようにプロセスを設計することが重要である.一方で,製品・サービス,プロセスおよび QMS を監視・測定して不適合の影響を未然に防止または最小限にとどめること,ならびに改善を図ることも大切である.監視・測定の結果,問題点を検出し継続的に改善していくことでよりよいプロセスになっていく.

各プロセスが適正,かつ効果的に行われていることをチェックできる管理指標や評価方法を明確にし,定期的にまたは随時評価を行い,その結果を分析する.臨床指標,経営指標,インシデント情報の分析などもこれに含まれる.

8.2 監視及び測定
8.2.1 顧客満足

---

(1)〜(3) 本書 3.2.2 項の (6) を参照されたい.

8.2.2 内部監査

---

(1)〜(3) 本書 4.1.8 項を参照されたい.

8.2.3 プロセスの監視及び測定
8.2.4 製品の監視及び測定

---

(1) "8.2.3 プロセスの監視及び測定"とは,製品・サービスの質レベルが製品・サービスに要求される仕様を達成するために必要なすべてのプロセスを判定する行為をいう.

また,"8.2.4 製品の監視及び測定"とは,製品・サービスの質レベルが製品・サービスに要求される仕様を満たすことを判定する行為を意味する.

前者は，質をプロセスで作り込むために，後者は要求事項を満足した製品・サービスだけを顧客に引き渡すために不可欠な機能である．

(2) プロセスの監視・測定の対象とすべきプロセスは，ISO 9001 の "4.1" の a) で明確にされたすべてのプロセスである．しかし，すべてのプロセスが同じ程度に監視・測定されなければならないということではない．QMS におけるプロセスの重要性，QMS の目的に与える重要性の程度に応じて，頻度や方法が変わってよい．QMS の初期段階では，"7." の中の製造およびサービス提供に直接的にかかわるプロセスの監視・測定を中心に考えて，QMS の成熟とともに対象を拡大していけばよい．

(3) 医療の QMS の最優先の原則は，良質で安全な医療を確実に施すことである．必要とみなされ，実行されている管理がうまくいっているかどうかについて情報を収集することは極めて重要であるが，"7.5.2 製造及びサービス提供に関するプロセスの妥当性確認" でも述べたように，医療の場合には，治療を行った後で監視・測定結果が不適合と分かっても，原状回復が難しい場合が多い．したがって，プロセスの妥当性を事前に確認したうえで時宜を得た監視・測定の実施および迅速な不適合への対応が影響を最小限にとどめるために必要となる．

ケア（患者に対する診断・治療などの医学的介入とその付帯サービス）の監視・測定が "8.2.4 製品の監視及び測定" でもあり，なおかつ，"8.2.3 プロセスの監視及び測定" でもあるという二面性をもつのが医療の特徴である．したがって，それぞれの監視・測定項目を，分類して管理することには特別な意味をもたないため，両者を次のように整理して考える．いずれにせよ，監視・測定をしっかりと行うことが重要なのである．

① "8.2.4 製品の監視及び測定"：医療の判定基準（治療目標）が決められている場合，その判定行為とする．

② "8.2.3 プロセスの監視及び測定"：安全，かつ，適正な医療を確実に施すために必要な①以外のすべての監視・測定と考える．

最終的に保証しようと思っているものを達成するために，医療機関が必要

と考える監視・測定項目を決めて実行すればよい．

8.3　不適合製品の管理

(1)　不適合製品・サービスの管理の目的は，"8.2.4 製品の監視及び測定"で判明した基準外れの製品・サービスを引き渡す前に処置して，顧客に渡らないようにすることである．

(2)　本書 4.1.7 項を参照されたい．

　　不適合製品・サービスの管理の手順は，ISO 9001 で要求される六つの"文書化された手順"のうちの一つである．不適合および不適合に対してとられた処置の記録は，質記録として管理される．

(3)　本書 4.1.7 項を参照されたい．

8.4　データの分析

(1)　この要求事項は，質マネジメントの原則のうち，"意思決定への事実に基づくアプローチ（効果的な意思決定は，データおよび情報の分析に基づいている）"に関連する．事実に基づく管理とは，経験や勘に頼るのではなく，科学的に事実を分析して問題解決を図ろうとする考え方である．QMS の適切性および有効性の実証ならびに有効性の継続的な改善の可能性の評価を行うためには，定量的なデータによって行う必要がある．そのためには，まず適切なデータを明確にし，収集して分析することが大切である．収集するデータとして，"7.4.3 購買製品の検証"，"8.2.2 内部監査"，"8.2.3 プロセスの監視及び測定"，"8.2.4 製品の監視及び測定"，"8.3 不適合製品の管理"，顧客クレームに関する情報などが考えられる．

(2)　データの分析によって得る情報は，a) 製品に対する顧客の評価，b) 内部プロセスにおける製品の適合性に関する評価，c) 内部プロセスに関する評価，および d) 購買品の評価があり，QMS を評価するのに必要な視点を網

羅している．

(3) 医療分野において種々の新しい問題に対して常に達人であることは難しく，医療事故をはじめ，医療ケアの質の不具合に対して常に達人と呼べる人はいないであろう．正しい効果的な対策を導くためには，問題に関する事実関係をよく調査し，それをもとに対策を考案，実施していかなければならない．有益なデータの例については，"5.6.2"の管理指標の例を参照されたい．

8.5 改善
8.5.1 継続的改善

(1)～(3) 本書 3.3.1 項の (2) (c) を参照されたい．

8.5.2 是正処置
8.5.3 予防処置

(1) 是正処置とは不適合の再発防止のために，不適合の原因を除去する処置をとることをいう．

是正処置を確実，かつ，効果的に行えば，継続的改善を行うことができる．継続的改善の鍵は不適合の是正処置が握っている．

不適合が発生しているわけではないが，そのおそれがある場合には，その潜在的な問題の原因を除去する予防処置をとることが規定されている．

(2) 不適合の処置に関連して顕在化した問題の再発を防止するために，その問題の大きさに対して起こり得るリスクの程度に見合った，その原因を除去する是正処置を実施することが規定されている．是正処置の結果の記録は，質記録として管理が必要である．

"8.3"に規定されている発生した"不適合製品そのものに対する処置（修正，用途変更のための再格付け，廃棄など)"と"8.5.2"の"再発防止の処

置"とを混同しないように注意する必要がある．前者はその場の状況を修正することをいい，後者は現象を追いかけるのではなく根底にある原因を洗い出して再発を防止するための処置を講じることを意味する．是正処置は，不適合の源のところでその問題を根絶するように真の原因を追究することが大切であり，プロセス，技術基準，設計基準などを修正することが再発防止のために必要である．

是正処置の手順は，不適合の内容を確認し，原因を特定し，処置の必要性を評価したうえで，処置を決定，実施し，その効果を確認する a)～f) の六つのステップに分けて規定されている．その中で b) の原因を特定することがなによりも重要である．同じ不適合であっても，原因によって必要な是正処置が異なる可能性がある．次に，c) で原因に対する対策が必要か，不適合の処置で十分かを判断することが大切である．

一方，予防処置は，不適合の発生メカニズムを理解し，システムの本質的要因に目を向けて，何もアクシデントなどが起こっていなくても，予防し対応していくことである．予防処置の手順は，是正処置と変わらない．予防処置の結果の記録も，質記録としての管理が必要である．

是正処置と予防処置との違いを明確にすることは難しい．形ばかりの議論はやめて，顕在化した不適合や種々の情報から"是正処置・予防処置として一つにまとめて"考えられる可能な限りの水平展開を含み，他社で発生した事例も取り込んで対応をとることが重要である．

(3) 医療機関において留意すべきことは，是正処置・予防処置とは現象を追いかけるのではなく，根底にある原因を洗い出して再発を防止するための処置を講じることを理解することである．これによって，医療の質向上・安全確保へとつながる．さらに，予防処置も含めて一つの経験から，職種を横断した幅広い視点で多くのことを学ぶ姿勢が重要である．

是正処置・予防処置を組織的に行うための体制作りが必要である．体制作りにあたっては，次の事項に注意する．

・是正処置・予防処置の対象となる案件を的確にキャッチする．

4.2 要求事項の全貌

- 原因を見つけるための分析や進捗管理をしっかりと実施する．

  担当部署からの情報は原因分析が不十分なことが多く，専任のリスクマネジャーが参画して SHEL モデルなどの要因解析手法を利用しながら真の原因究明，有効な是正処置・予防処置の検討を行い，進捗を管理する．

- 他職種に比べて，医師自ら是正処置・予防処置を行おうとする意識は現時点では一般的に低い．医師の参画を促す手段が必要である．

第 5 章　ISO 9001 を活用した QMS 構築

　現状の業務の実施手順をあらためて紙に書いてみると，意外に責任や業務のつながりがあいまいなところが見えてくる．例えば，与薬のプロセスについて，医師が処方箋を書くところから病棟の看護師が患者に薬を飲ませるところまでの作業の連鎖を図に書いてみる．これを組織内で議論し，最も適切な手順を業務標準として定めていく標準化の活動が，ISO 9001 への取組みの一つである．現状のやり方で不具合があれば，その仕事の進め方に改善が必要である．

　まず，現状の業務の進め方を"可視化していったん固定"しなければ，そのうえに改善の積み重ねはできない．しかし，仕事の進め方，管理の仕組みの標準化と一口にいっても，組織の活動は広範囲にわたっているため，何をどのように整理すればよいのかは難しい．

　ISO 9001 の規格は，世界中の識者が集まって，顧客（患者）の立場から見て，組織として何を定め，管理しておかなければならないかを整理したリストである．何（どのような業務機能）を整理するべきかを定めたチェックリストとみなすことができる．自分たちの仕事を整理し，それの抜け落ちや不足を補うための"チェックリスト"と考えると，さすがに世界中の人が集まって作っただけのことはある有効な規格である．

　業務の進め方の標準化，すなわち QMS の整備を ISO 9001 というチェックリストを用いて，第三者機関による審査登録というターゲットを設けて，組織全体の活動として推進するのが ISO 9001 への取組みである．この取組みを通して，

・所定の業務を確実に実施するための"基本動作の徹底"
・常に顧客（患者）中心に考える"顧客指向"
・結果に至るプロセスを重点管理する"プロセス指向"
・プロセスのインプットとアウトプットとの相互関係を考える"システム指

向"

・"質"は全員の寄与で達成可能とする思想に徹した"全員参加"

などの考え方を浸透させ，目的とする医療安全，患者満足の向上に寄与していくことがねらいである．ISO 9001 の審査登録そのものが目的となるような取組みであってはならない．

この章では，まず ISO 9001 に基づく QMS 構築にあたっての心構え (5.1 節)，QMS 構築の進め方の概要 (5.2 節) や具体的な構築手順 (5.3 節，5.4 節，5.5 節) といった流れで解説していく．

5.1 QMS 構築前の心構え

有効な QMS 構築にするために，次の事項を理解したうえで，取り組んでいただきたい．

QMS 構築時の注意点

(1) 医療業務があっての ISO 9001
(2) how は組織が決める
(3) 最初から完全なシステムはできない
(4) 審査を受けるメリット
(5) 顧客（患者）を中心にしてプロセスを考える
(6) 取組みのねらいの再確認

---

(1) 医療業務があっての ISO 9001

当たり前のことだが，医療業務がまずあって ISO 9001 があるのであり，ISO 9001 のために医療業務があるのではない．ISO 9001 に基づいて QMS を構築するのであるから，当然のことながら ISO 9001 に適合するためにはどうすればよいのかを考える必要がある．ISO 9001 の要求事項を満たすことは大切であるが，ベースとなるのはあくまでも医療業務であって，ISO に合わせて医療業務をむりやり変えていくというのは本末転倒である．

例えば，ISO 9001 では製品・サービスの設計に関して，レビュー，検証，

妥当性確認という三つの確認方法が規定されている．医療においてはこれらを明確に区別して行うことはしていない．そこで無理に"これはレビュー"，"これは検証"，"これは妥当性確認"というように，ISOに対応するものを作り上げても意味がない．"医療業務は通常このように行われる．そのもとでISOを適切に活用するにはどのようにすればよいか"という観点で，QMSを整理していくことが大切である．

(2) howは組織が決める

ISO 9001の要求事項をどのようにして満たすか，そのやり方は組織に任されている．ISO 9001にはいろいろな要求事項が書かれているが，基本的にはwhat，すなわち何をやるべきかが記載されているのであり，それをどのように実施するかというhowに関しては組織が決めるというのがISO 9001の基本精神である．"このようなやり方をしなければ規格に適合しない"というような基準は存在しない．

やり方まで指定してくれたほうが楽だと思われるかもしれないが，どのような業種，業態にも合ったすばらしいやり方などあるはずがないのだから，組織自身でよいやり方を見出していくほうが有効なシステムができる．

審査登録を受ける場合も同様である．つまり，"こういうやり方で行っていれば合格である"，といったような決まったやり方は存在しない．合格の基準はISO 9001に適合していることだけである．ISO 9001の審査登録制度について，合格のためのノウハウをうたった多くの本が出版されているが，それはあくまでも参考であって，"こうすれば合格する"というのは誤った表現である．自分たちでやり方を考えるというのは大変なことでもあるが，そのようにしないと真にその組織に合ったシステムを作り，定着させることはできない．

また，ISO 9001に基づくQMS構築を効率的に，かつ，効果的に進めるために，コンサルタントを活用してもよい．ただし，有効なQMSになるかならないかは，コンサルタント自身の力量の問題だけでなく，病院におけるコンサルタントの活用の仕方にもよる．QMS構築に主体的に取り組むのはコンサルタントではなく，あくまでも医事課等の間接部門も含めた医療従事者であり，

これが基本である．したがって，コンサルタントのいうとおりに取り組むのではなく，そのアドバイスの目的やアドバイスを実行した際の意義をきちんと理解したうえで，本当に自分たちのQMSにとってそのアドバイスが有効かを医療従事者自らが判断しなければならない．実感できるようであれば，実行に移せばよい．コンサルタントは，方法論や手法のアドバイザーとして活用すべきで，システム構築そのものをコンサルタントに依存してはならない．

よいコンサルタントとは，自分たちが困ったときにQMS構築の目的・意義を思い出させてくれて，なおかつ，根拠のある適切な助言を側面から与えてくれる人である．"howは組織が決める"ことを理解していなければ，よいコンサルタントとはいえない．なかなかその質を見極めることは難しいが，選定の前段階で数名のコンサルタントにプレゼンテーションをしてもらうなどして考え方・価値観をのぞいてみるとよい．また，コンサルテーションを通じて価値観が異なると思えば，そのときはいさぎよく辞めてもらうのも一案である．一般的にみて，マニュアル類を持参するような，また，頻繁に（月に1度以上）来院を要求するようなコンサルタントは活用を控えたほうがよい．

(3) 最初から完全なシステムはできない

ISO 9001の取組みを開始すると，"どこまでやれば合格するのか"，"すべてを文書化しないと合格しないのではないか"，という疑問をもつ人が少なからず出てくる．"どうすれば合格するのか"という疑問は，審査登録を目指す限りはどうしても出てきてしまうものかもしれない．しかし，審査に合格するのはよいシステムを構築するための手段であって，真にやりたいのは医療の質保証，質向上である．"どうすれば合格するか"よりも，"どうすれば質保証，質向上ができるか"を真剣に議論すべきである．ましてや前項②でも述べたように，こうすれば合格するという絶対的な基準はないのだから，それを考えるのは無意味である．

"すべてを文書化しないといけない"というのも全くの誤解である．ISO 9001で要求されている文書は，文書管理，記録の管理など6種類の文書と，組織が必要と判断した文書である．すべての手順について文書化する必要はな

い．重要と考えられる必要最小限の文書を作ることが大切である．

　これらの疑問は，審査に合格するためには完全なシステムになっていないといけない，という漠然とした考えから生じているように思われる．できるだけよいシステムであるべきだが，最初からそのようなものはできない．それはISO 9001の前提でもある．完全なものはできないからQMSの継続的改善を要求しているわけで，まず，システムを動かし，改善を始めることが大切なのである．

　作り始めの段階で，すべての文書を作る必要はない．徐々に整えていけばよい．ただし，文書化が進んできて，形式やルールがバラバラな文書が混在するとシステムの維持は難しくなる．文書の抜けがあるのはかまわないが，文書の体系，文書管理の方法だけは，初期の段階でじっくり考えておいたほうがよい．

(4) 審査を受けるメリット

"ISO 9001に基づいてQMSを構築すること"と，"審査を受けること"は本来別々のことである．審査を受ける，受けないは組織の自由である．しかし，審査に合格するために形式的なQMSを作ることをしない限りは，審査を受けることのメリットは大きい．例えば，次のようなことが考えられる．

・外部の客観的な評価を受けられる．
・QMS構築に向けて組織共通の目標ができ，推進力となる．
・合格後も定期維持審査（サーベイランス），更新審査があり，継続した活動となる．
・質向上活動を行っていることを，外部にアピールできる．

　病院の場合，商取引の制約から審査登録を求められることはあまり考えられない．だからこそ，審査を受ける際には実質的なよいQMSを作ることを目標に取り組むべきで，このことを組織の人々が十分理解しなければならない．審査登録という合格に向けて努力することは否定しない．しかし，合格だけが目標になってはいけない．

(5) 顧客（患者）を中心にしてプロセスを考える

QMSの構築にあたっては，プロセスを決め，手順書を作成することになる．後述するように，最初は現状から始めて，今行っている業務を手順書にするというのがやりやすい方法である．この場合，病院においては医師の手順，看護の手順，検査の手順のように，部門ごとに手順が考えられていくのが通常である．しかし，それは医療者側の視点であって，患者の視点ではない．

例えば，注射を打つことを考える．患者の立場からすれば，注射を安全に打ってもらいたいと考える．そのためには，医師が処方箋を出し，薬剤部に送られ，薬剤部から病棟に薬が上がり，看護師が正しく準備をして正確に施行することが必要である．これらの一連の業務手順がうまくいくということが保証されて，患者は安心できるのである．ということは，部門間のつながりがうまくいくかという観点での検討が必要である．そのもとで各部門ごとにどのように手順を定めるべきかを考える必要がある．"この部門ではこれを手順化すればよいのだ"，という発想では真の質保証はなし得ない．

(6) 取組みのねらいの再確認

我々の目的は，医療の質向上である．ISO 9001はそのための道具である．そうはいってもISO 9001に取り組み，第三者機関の審査を受ける段階になると，審査に合格することが目的になり，本来の目的が忘れられ，形式的なシステムになりがちである．

常にISO 9001に取り組むことによって達成すべきねらいを明確に意識づけておくことが大切である．医療における製品は，顧客，すなわち患者およびその代理人に提供される医療サービスの全体である．その質が向上するというのは，顧客の要望と期待とを満たす程度が上がることである．このねらいを忘れてはならない．

ISO 9001の取組みは，質を保証していくためのマネジメントシステムの整備である．しかし，このシステムを動かすのはシステムの構成員であり，医療安全，患者満足の向上が図られていくためには，次のような質マネジメントの基本的な考え方がシステムの構成員（病院を構成する全職種の職員）に理解さ

れていくということにほかならない．
- ・患者の視点で，自分の仕事を振り返ることの大切さが分かった．
- ・"適切な仕事の進め方（よいプロセス）がよい結果を生む"という考え方が定着し，業務実施の"プロセス"を管理することの必要性・重要性が理解できた．
- ・一つひとつの業務が他部門（他職種）との連携のもとで実施されていることへの認識が深まった．
- ・業務の手順を文書化（可視化）することによって，関係者の知識の共有化が図れることが分かった．
- ・業務の手順を文書化（可視化）することによって，手順そのものの改善が進むことが分かった．
- ・先端の医療技術だけでなく，当たり前の技術を必要なときに，間違いなく，きちんと実施するための技術の大切さを理解した．
- ・与えられた業務の遂行だけでなく，その業務をより確実に実施していくための"仕事の進め方の改善"の意識ができた．
- ・標準を定めたり，改善を進めたりするには，個人個人が勝手に行うのではなく，組織的にうまく進めるための仕組みが必要なことが分かった．

以上は，ISO 9001への取組みを通じて組織の構成員の意識改革が進むことが期待される事項である．このような反応が得られる取組みでなければ，意味がない．

5.2 QMS構築の進め方の概要

ISO 9001を活用したシステム整備の具体的な進め方は，5.3節および5.4節で詳述するが，ここにその概略を示す．大きく六つのステップで示すことができる．これによって，"ISO 9001への取組みとは何をすることか"についての全体像を把握してもらいたい．

なお，ステップ6（病院へのISO 9001に基づくQMS構築）の具体的な流れを図5.1に示す．これはあくまでも参考例であり，QMS構築の進め方は一通りではない．進め方は，病院の規模，組織形態，QMSや改善に関する知識，それまでの取組み状況などによって変わってくる．しかし，基本はこれらのステップおよび図5.1に示すように，ISO 9001の要求事項から入るのではなく，まず自分たちの業務実態の整理から開始し，整理されたシステムをISO 9001の要求事項と対比・確認して必要な補強を行う進め方が適切である．

QMS構築の本質的な作業は，図5.1に示す①～⑨の順にシステムを整備していく部分にある．しかし，その前に実施すべきことはステップ1～5であり，特にステップ4のQMSにかかわる教育および広報は重要である．

教育は，はじめに実施してそれで終わりではなく，図5.1に基づくQMS整備と並行して継続的に実施する必要がある．まず理解すべきは，第2章に記した"質マネジメントの基本概念"である．ISO 9001自体の逐条内容ではない．

QMS構築に際して，図5.1の①にあるように，単位プロセスごとのフロー図を作成することから始めるとよい．このときにプロセス指向についての理解がないと，目的意識がないので進まず，また，よいフロー図は書けない．"質マネジメントの基本概念"は，一度聞いただけですべてを理解できるものではないため，QMSを構築しながら繰り返し基本概念を確認するとよい．そうすることで，基本概念の理解が深まり，QMSの質も上がることが期待できる．

以下に，個々のステップ1～5での具体的な実施内容および留意事項を説明する．

5.2 QMS構築の進め方の概要

ステップ1：導入宣言
ステップ2：推進体制の構築
ステップ3：マスタープランの作成
ステップ4：教育および広報
ステップ5：審査登録機関の選定
ステップ6：ISO 9001を活用したQMSの整備

① 現状業務実態の整理・可視化
【単位プロセスごとのフロー図の作成】

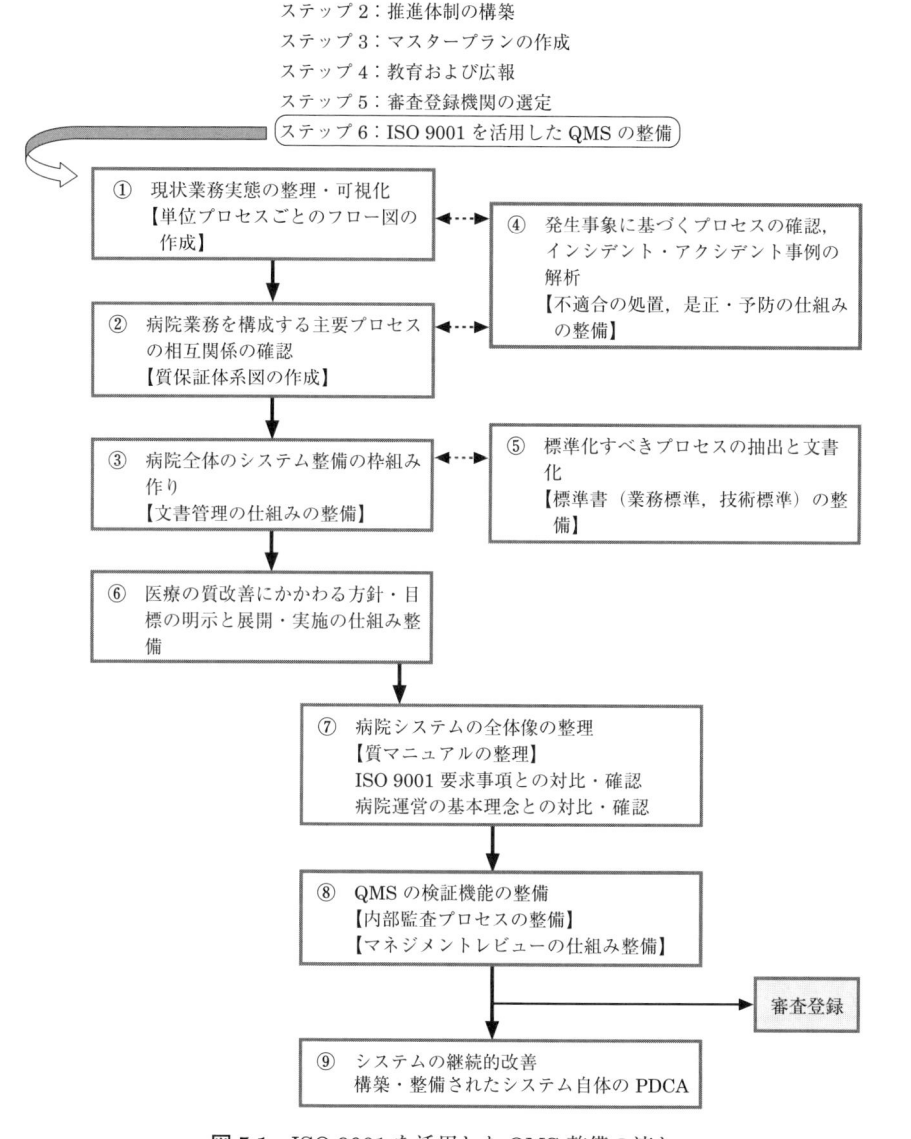

④ 発生事象に基づくプロセスの確認，インシデント・アクシデント事例の解析
【不適合の処置，是正・予防の仕組みの整備】

② 病院業務を構成する主要プロセスの相互関係の確認
【質保証体系図の作成】

③ 病院全体のシステム整備の枠組み作り
【文書管理の仕組みの整備】

⑤ 標準化すべきプロセスの抽出と文書化
【標準書（業務標準，技術標準）の整備】

⑥ 医療の質改善にかかわる方針・目標の明示と展開・実施の仕組み整備

⑦ 病院システムの全体像の整理
【質マニュアルの整理】
ISO 9001要求事項との対比・確認
病院運営の基本理念との対比・確認

⑧ QMSの検証機能の整備
【内部監査プロセスの整備】
【マネジメントレビューの仕組み整備】

審査登録

⑨ システムの継続的改善
構築・整備されたシステム自体のPDCA

図5.1　ISO 9001を活用したQMS整備の流れ

5.2.1 導入宣言（ステップ1）

> **ステップ1　トップマネジメントによる意思決定"導入宣言"**
>
> ・ISO 9001を活用した医療の質向上（QMSの整備）
> 　→全員参加の仕事の進め方・管理の仕組みの総点検・再整備
>
> > ・トップマネジメントがやる気でなければ導入するべからず
> > ・リーダーシップのないトップの組織は導入するべからず
> > ・抽象的な"体質改善"をカンバンにするべからず
>
> ▶トップが，自らの言葉で，組織全員に向けて，明確にISO 9001の導入を宣言する
> ▶自組織にとって，ISO 9001に取り組むことの意義，ねらいを明確にする

　ISO 9001によるQMSの導入は，"これまでの仕事の進め方や管理の仕組みを見直す"という，組織にとっての一大プロジェクトである．病院の関係者は，ISO 9001の導入に際して，次のような様々な疑問を抱くであろう．

> ・ISOと病院機能評価とは何が違うのか？
> ・QMSの整備とは何をすることか，医療の質改善に役立つのか？　QMSとは何か？
> ・医療では患者の個別性などの特徴から標準化は無理ではないか？
> ・皆で取り組まなければダメなのか？
> ・忙しいのに，また余計なことをやらされるのでは？

　これらの疑問を解消するには，QMSを整備することによる効用を実感しなければならない．しかし，そのためにはQMSの整備を実践しなければ，効用を実感することはできない．何はともあれ，実践あるのみである．

5.2 QMS構築の進め方の概要

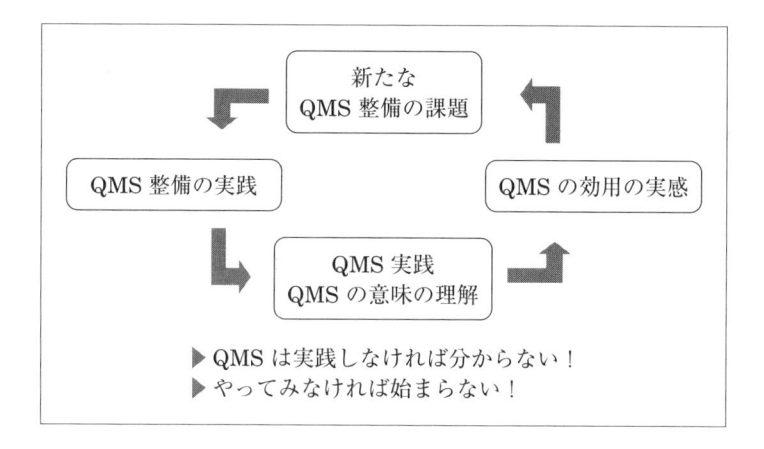

```
    ┌──────────────────────────────────────────┐
    │              新たな                       │
    │         ←  QMS整備の課題  ←              │
    │                                          │
    │    QMS整備の実践          QMSの効用の実感 │
    │                                          │
    │         →   QMS実践    →                 │
    │            QMSの意味の理解                │
    │                                          │
    │    ▶ QMSは実践しなければ分からない！      │
    │    ▶ やってみなければ始まらない！         │
    └──────────────────────────────────────────┘
```

　この一大プロジェクトを立ち上げ，成功させるためには，経営者（院長，理事長）の強いリーダーシップが不可欠である．次に示すように，経営者自らその決意を明確に表明して組織全員の参加意識を高揚し，維持することがポイントになる．

・経営者が自らの言葉で，組織全員に向けて，明確に ISO 9001 の導入を宣言する．
・自組織にとって，ISO 9001 に取り組むことの意義・ねらいを明確にする．
・当面の実施事項を決め，スケジュールを明確にして（5.2.3 項参照）取り組む．

　すなわち，経営者は病院の質マネジメントにかかわる問題意識を踏まえた明快な方針，方針達成に向けた組織体制作り，率先垂範の姿勢を示す必要がある．そのためには，経営者（理事長，院長）自らが積極的に勉強して ISO 9001 の本質について一定の理解をし，導入の必要性を認識すること，各職種の主要なメンバーに ISO 9001 を活用した病院の質マネジメントについて，本書の第 2 章から第 4 章までの内容を予備知識としてもたせることが必須である．

　そのうえで，それぞれの部門または組織全体として，例えば"医療安全"にかかわる現状実態を議論し，改善すべき課題を整理してみるとよい．まずは，

現状の問題点を認識しなければ，改善のドライビングフォースは生まれない．

QMSの整備は取組みのスタート時点で，到達すべき目標（QMSのあるべき姿）が見えていないところに難しさがある．システムとは何か，プロセス指向とはどのようなことかが十分理解されない中で，システムのあるべき姿を想定し，それに向かって改善を進めるような取組みは所詮無理である．QMSの整備は次に示すように，まずは，トップダウンで実践をスタートし，現状の問題点を議論し，現状の仕事の進め方を整理し，その中から改善すべき課題を設定し，実施し，そこにまた新たな課題を見出していくサイクルを回すしかない．そのためのガイドがISO 9001である．

したがって，"何を，いつまでに"を具体的に明示しなければ，組織をあげた取組みはスタートしない．まず，図5.1中の①～⑧の実施スケジュールを決めて実施してみる．現状の業務の進め方を整理しようとすると，様々な例外事項が目につくものであるが，まずは基本となる骨格を整理し，審査登録機関の審査を受ける．

QMSを整備し，運用することによって新たな，より有効なQMSの整備課題が見える．このサイクルは永遠に続くもので，審査登録はそのスタートにすぎない．

これまでの仕事の進め方や管理の仕組みの総点検・再整理が必要だと思ってはいても，よほどの大事故でもなければ具体的にはなかなか手が回らないのが世の常である．誰でもが今の仕事のやり方を変えることには抵抗感がある．その中で，ISO 9001への取組みを推進するには，文字どおりの経営者の強力なリーダーシップが必要なのである．

5.2.2 推進体制の構築（ステップ2）

推進組織は，QMSに関して全部門に指示できる権限を経営者から委譲されたリーダーのもと，組織の各部門の代表者を集め編成し，その代表者が各部門のまとめ役となってQMSの整備を進めるのが一般的である．しかし，QMS整備のためのプロジェクトチームを作ると，"ISO 9001の取組みはプロジェ

5.2 QMS構築の進め方の概要

ステップ2　推進体制の構築
［推進体制の例］

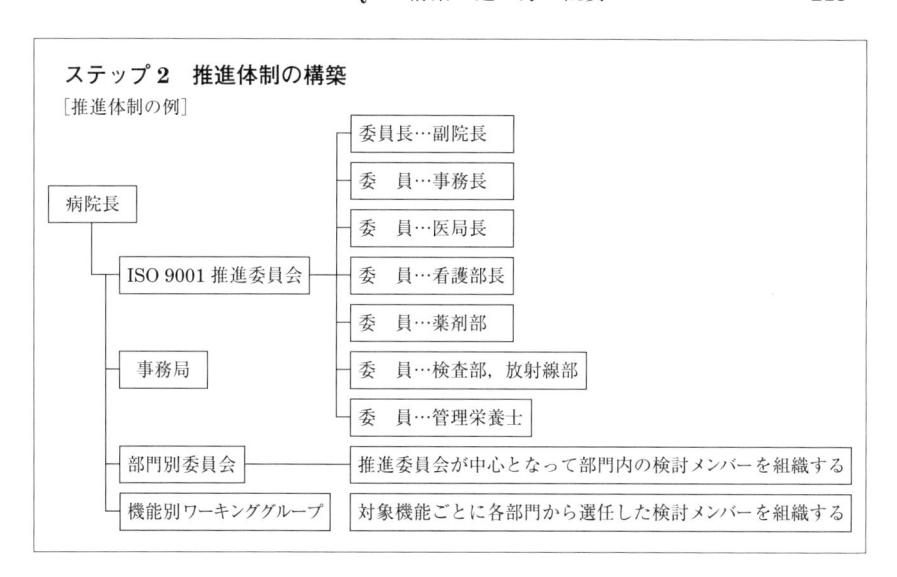

```
病院長
├─ ISO 9001推進委員会 ─┬─ 委員長…副院長
│                      ├─ 委　員…事務長
│                      ├─ 委　員…医局長
│                      ├─ 委　員…看護部長
│                      ├─ 委　員…薬剤部
│                      ├─ 委　員…検査部，放射線部
│                      └─ 委　員…管理栄養士
├─ 事務局
├─ 部門別委員会 ──── 推進委員会が中心となって部門内の検討メンバーを組織する
└─ 機能別ワーキンググループ ── 対象機能ごとに各部門から選任した検討メンバーを組織する
```

クトチームの仕事"でプロジェクトチーム以外の医療従事者には他人事となりがちである．そうならないためにも，このプロジェクトチームはあくまでも全体の調整役，推進係であって，実務は"全員参加（全員がQMSにかかわること）"であることを強調しておかなければならない．

　病院においては，各職種がそれぞれ専門家集団であり，それぞれの部門の中ではそれぞれの"業務マニュアル"が存在している．しかし，病院の業務を構成する多くのプロセスは各部門の協力のもとで実施されており，その部門間にまたがる業務機能の整理・再確認は，必要に応じて部門横断のワーキンググループを作って検討することも必要となる．このワーキンググループの設置，課題の提起および進捗管理も，プロジェクトチームの重要な仕事である．

　プロジェクトチームの役割として次のようなものがあげられる．
① 取組みの実施スケジュールを策定し，その進捗を管理する．
② 教育・広報の企画および運用を行う．
③ 組織として管理すべき"プロセス"を明確にする．
④ "プロセス"整備の方向づけをし，実施担当者を決め，進捗を管理する．

⑤ 部門間にまたがる業務手順を審議・決定する．
⑥ 品質マニュアルの内容を審議し，経営者に答申する．

プロジェクトチームのメンバーは，その役割を実行していくために，常にISO 9001を活用した質マネジメントの進め方について，一歩先に勉強し理解していくことが必要となる．

5.2.3 マスタープランの作成（ステップ3）

一般的なマスタープランを示す．これは，一般的な工業界での平均的な推進の実績である．登録までの期間としては，組織の現状の管理レベルや業務の複雑さによって異なるが，1年から1年半くらいが一般的である．病院の場合には，質保証体系図，フロー図などになじみがない分，少し時間を要するかもしれない．しかし，長すぎる計画は，組織の集中力を維持できない．

本来業務と並行して既存のシステムの総見直しを進める作業は容易ではない．登録審査までの実施事項に具体的な達成時期を定めて実行を管理していくことが推進のポイントである．取組みの開始にあたって，"現状業務実態の整理（フロー図の作成）"といってもどの程度の作業量があるのか，"質保証体系

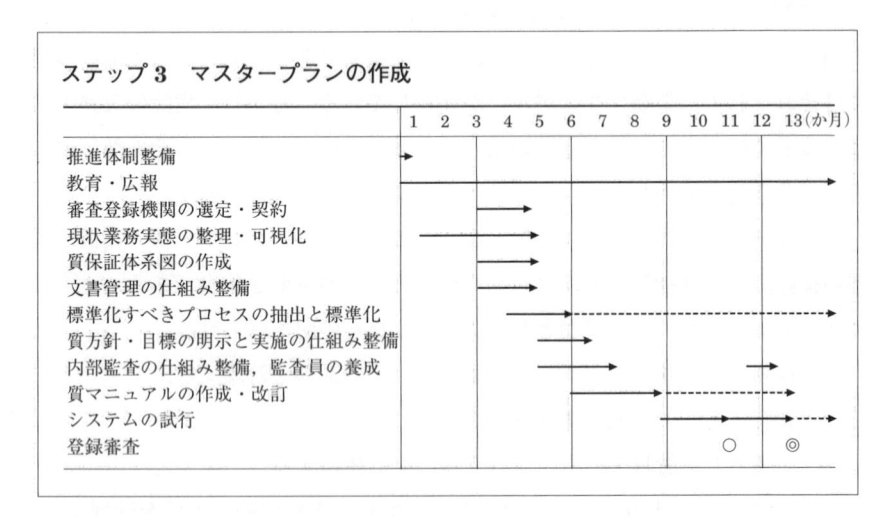

ステップ3　マスタープランの作成													
	1	2	3	4	5	6	7	8	9	10	11	12	13（か月）
推進体制整備	→												
教育・広報													→
審査登録機関の選定・契約			→										
現状業務実態の整理・可視化			→										
質保証体系図の作成				→									
文書管理の仕組み整備				→									
標準化すべきプロセスの抽出と標準化					→	-----	-----	-----	-----	-----	-----	-----	→
質方針・目標の明示と実施の仕組み整備				→									
内部監査の仕組み整備，監査員の養成					→				→				
質マニュアルの作成・改訂									-----	-----	-----	→	
システムの試行									-----	-----	-----	→	
登録審査										○		◎	

図の作成"とは何をすることかもあまり明確でない時点で,実行計画を作ることはあまり意味がないようにも思える.しかし,組織をあげて取組みを進めるのであるから,大枠のスケジュール(マスタープラン)がなければ,かえって実行は難しい.

自組織の実態に合わせて,審査登録機関による"登録審査"を当面のターゲットに,そこまでの実施事項を定めてマスタープランを作る.それに基づいてプロジェクトチームで進捗を確認し,短期の実行計画を定め,実行状況に合わせてマスタープランを適宜修正しながら進めることが必要である.

5.2.4 教育および広報(ステップ4)

ISO 9001 を取り入れ,医療の質向上を有効に進めるためには,第2章にある"質マネジメントの基本概念"について継続的に教育し,理解を深めていくことが欠かせない.また随時,ISO 9001 の取組み状況を組織内すべてに広報していくことも必要である.

教育にあたって,プロジェクトチームの事務局が中心になり,自組織の実情に合わせた(実際の事例を織り込んだ)教材を作り実施していくとよい.その教材や事例などをもとにプロジェクトメンバーが講師となって教育を行う.それによって教育する側の理解が一歩先行し,事務局としての役割が果たせるようになる.

さらに,
① ISO 9001 についての正しい理解
② 質マネジメントの考え方,プロセス指向,システム指向の浸透
③ 取組みの進捗状況の周知

を目的に,例えば簡単な院内報を作るなどして,全員に周知することも事務局の重要な役割である.

教育は,キックオフ時に実施すればそれで終わりではない.具体的にシステム整理を進める中で,質マネジメントの考え方を実感していくことが必要で,繰り返し勉強する機会を提供していくことも大切である.

教育の内容は，第2章で説明したPDCA，プロセス管理，標準化の意義などである．例えば，プロセス指向などの概念は頭で理解しても，実際の行動に反映しなければ意味がない．"知っていること"と"理解していること"は異なる．真に理解するためには，"具体的な業務の中で実践し，体験すること"が必要で，ステップ6で実行する業務のフロー図を整理し，質保証体系図を作り，質マニュアルをまとめていく一連の活動，およびその運用の過程で実感することになるであろう．そのためにも，まず，正しく"知っておく"ことが必要で，教育は審査登録後も含めて，医療の質向上活動の中で継続していかなければならない．

5.2.5 審査登録機関の選定（ステップ5）

ISO 9001の審査登録機関を認定する日本で唯一の機関である（財）日本適合性認定協会が認定した審査登録機関は国内だけでも多数存在する（付録3参照）．病院自らが，この中から審査を委託する審査登録機関を選定しなければならない．QMSの整備が進み審査を受ける数か月前に申請してもかまわないが，できればスタートしてまもない時期に審査登録機関を定めて審査時期を設定すると，目標時期が明確になって進めやすい．

この審査登録制度は登録すれば終わりではなく，定期維持審査（サーベイランス）が継続される．審査登録機関と病院との間は，QMSの維持・改善に関するパートナーとして継続されることになる．組織の実態を踏まえて，ISO 9001の意図を的確に適用し，審査を通じて組織のQMSの改善を促す審査登録機関を選定することが重要である．

その質を見極めることはなかなか難しいが，直接，審査登録機関を訪問し，当該機関の審査に対する考え方や審査実績をよく確認し，自病院の取組みのねらい・目的に照らして選定することが大切である．

5.3 ISO 9001 を活用した QMS の整備（ステップ 6）

ISO 9001 を活用した QMS 整備の具体的な進め方を，図 5.1（再掲）に沿って解説する．

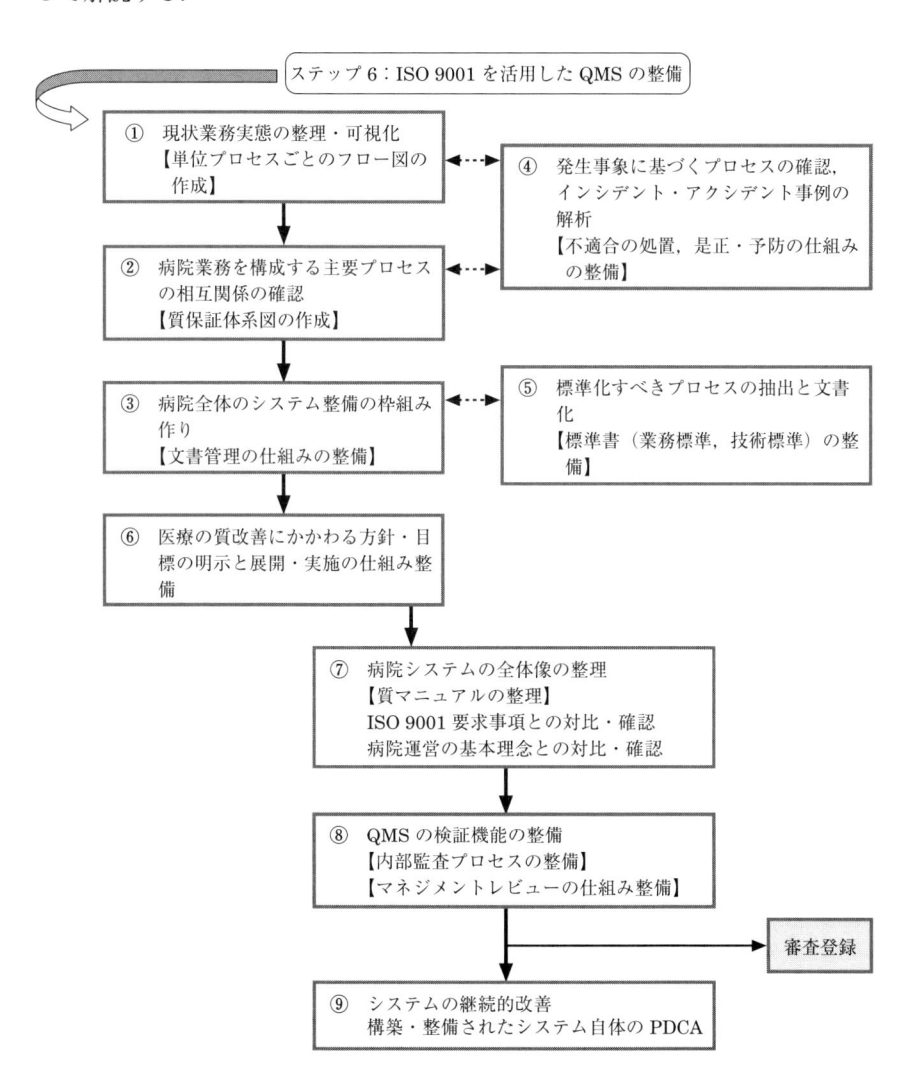

```
ステップ 6：ISO 9001 を活用した QMS の整備

① 現状業務実態の整理・可視化        ④ 発生事象に基づくプロセスの確認，
  【単位プロセスごとのフロー図の       インシデント・アクシデント事例の
    作成】                              解析
                                      【不適合の処置，是正・予防の仕組み
                                        の整備】

② 病院業務を構成する主要プロセス
  の相互関係の確認
  【質保証体系図の作成】

③ 病院全体のシステム整備の枠組み    ⑤ 標準化すべきプロセスの抽出と文書
  作り                                化
  【文書管理の仕組みの整備】          【標準書（業務標準，技術標準）の整
                                        備】

⑥ 医療の質改善にかかわる方針・目
  標の明示と展開・実施の仕組み整
  備

⑦ 病院システムの全体像の整理
  【質マニュアルの整理】
  ISO 9001 要求事項との対比・確認
  病院運営の基本理念との対比・確認

⑧ QMS の検証機能の整備
  【内部監査プロセスの整備】
  【マネジメントレビューの仕組み整備】
                                      → 審査登録

⑨ システムの継続的改善
  構築・整備されたシステム自体の PDCA
```

5.3.1 概　　要

図 5.1 の流れの概要を説明すると，次のとおりである．

まずは，自身の日常の業務をプロセス（インプットのモノ・情報に価値を付加してアウトプットに変換する一連の活動）として捉え，そのプロセスを構成する要素作業の連鎖，すなわち，業務のフロー図を書くところから始める（①）．この作業は，いままでの仕事の進め方や管理の仕組みの"整理・整頓"である．毎日実施している業務も，いざ紙に書いてみると意外にあいまいなところが多いことに気づく．また，本来，同じ手順で実施されているはずの業務が病棟または人によって違うことに気づくはずである．書いたものを関係者で検討し，少なくとも現状で最も適切な手順を確認する．

次に，主要なプロセスについてのフロー図を書き，"プロセス"が明確になってきたら，それらプロセスの相互関係がどのようになっているかを考えてみる（②）．あるプロセスの結果，つまりアウトプットが次にどのプロセスで使われるのかを明らかにする．または，そのプロセスへのインプットがどのプロセスからくるのかを明らかにする．それらの関係を図や表で整理してみると，組織全体として，医療の質をどのように作り込んでいくかを表した体系図ができる．それが，病院の"質保証体系図"である．

"質保証体系図"を整理することによって，病院業務を構成するシステムの全体が把握できるとともに，それを構成する主要プロセスの相互関係の確認や，さらにそのプロセスを構成するサブプロセスの位置づけが明確になる．作成した"質保証体系図"を検討し，さらに手順と責任を明確にしておくべき"プロセス"の抽出を行う．このサイクルを回すことによって，組織全体の業務実態の整理ができる．

次いで，③の文書管理の仕組みの整備である．QMS 構築にあたっては，業務を手順書として文書化していく必要があるので，この段階で文書／記録の管理の仕組みを整備しておくのがよい．病院では部署ごとに業務マニュアル（看護マニュアル，調剤マニュアルなど）は定められていても，それが病院全体として体系的に整理されていないことが多い．文書化は，QMS 運用の基盤とな

5.3 ISO 9001 を活用した QMS の整備（ステップ 6）

るため，文書の発行，レビュー，承認，必要部署への配付などのルールを定め，これを組織の中で一元的に管理する体制を作る．これなくして，標準化は定着しない．

④として，業務遂行の中で実際に発生する様々な事象，インシデントやアクシデントを基点に①で整理したフロー図に戻って，その業務の手順や処置の基準の適切性を確認し，必要な改善を行う．これを確実に進めるための仕組みの整備が必要である．これが④の不適合の処置，是正予防の仕組みの構築のステップである．そのようにして整備された病院業務を構成するプロセスのフロー図について，病院の"文書化した標準"として管理していくべきものを定め，標準書（手順書，基準書，業務マニュアル）として正式に制定する．これが，⑤である．

ISO 9001 が直接，文書化を要求している機能は六つ（"文書管理"，"品質記録の管理"，"内部監査"，"不適合製品の管理"，"是正処置"，および"予防処置"）だけである．標準書の制定に際しては，当該標準書の制定目的を十分吟味し，組織が必要とする文書の制定を行う必要がある．文書化＝ISO 9001 の取組みではない．

⑥は，病院としての方針・目標の設定である．医療の質向上を進めるためには，経営者の方針と具体的な改善目標が設定され，それに沿ったベクトルの合った活動が必要である．質方針は，トップマネジメント自らが，組織の目的（病院設立の理念など）に基づいて正式に表明しなければならない．この質方針によって自病院の医療の質向上の方向を示し，病院の各部門がこれに従った質目標を設定し具体的に推進する体制を作る．形式的な目標ではなく，実効性のある質目標を設定することが，活動の具体化につながる．

次いで，いよいよ⑦の質マニュアルの作成となる．質マニュアルとは，病院の QMS の全体像をまとめた文書で，ISO 9001 においてその作成が要求されている．質マニュアルがもつ文書としての性格を，最も端的に理解できる内容は，ISO 9000 の"2.7.2"の a) の内容である（次ページ）．

具体的にどのようにして質マニュアルを作成するかに，難しさを覚えるかも

> ISO 9000
>
> **2.7.2 a)**
> 組織の品質マネジメントシステムに関する一貫性のある情報を，組織の内外に提供する文書．このような文書を品質マニュアルという．

しれない．具体的な進め方は後述する．

　次いで，⑧の内部監査とマネジメントレビューの仕組みの整備である．内部監査とは，"組織の中にいる人が，互いに自分たちが定めたQMSが適切に，有効に，構築され運用されているかを確認し合う仕組み"である．マネジメントレビューとは，"構築されたQMSを最終的に承認したトップマネジメントが，自らが定めたQMSの運用の結果を踏まえて，QMS自体を評価し改善するための仕組み"である．QMS運用の結果を定期的に（通常，年に1, 2回）集約し，QMSを定めた意図と対比してトップマネジメントが行う，QMS自体にPDCAを回す"C"の役割である．

　整理したQMSを運用し，内部監査を活用して，構築したQMSの確認・是正を行い，審査登録につなげる．審査登録を一つのターゲットとして取組みは進められるが，"登録"がQMSの完成を意味するものではない．むしろ審査登録は，ISO 9001の意図を取り込んだQMS運営のスタートと考えるべきである．構築されたQMSは，その時点から，実際のQMS運営の中で発生する様々な事象に基づいて見直し・改善が行われなければならない．この段階が⑨であり，このことをあらかじめISO 9001への取組みにきちんと位置づけておくことが大切である．

　QMSは放置すればすぐに陳腐化し，形骸化する．ISO 9001には，"継続的改善"の要求事項が盛り込まれており，また，審査登録制度にも定期維持審査（サーベイランス）の実施が規定されている．構築されたQMSを実態に則して改善していく体制を構築と同時に作り込めるかが，この取組みの成否を握っている．

　以下に，図5.1の①～⑨の取組みについて，具体的に説明する．

5.3　ISO 9001 を活用した QMS の整備（ステップ 6）

5.3.2　現状業務実態の整理・可視化【業務のフロー図の作成】（①）
(1)　フロー図の作成

いきなりシステムといわれても，経験のない人が全体像をつかまえるのは難しい．QMS の見直し，構築の第一歩は，これまでの仕事の進め方・管理の仕組みを目に見える形にすることである．自身の日常の業務をプロセスで捉えて，そのプロセスを構成する作業の流れを図示した"フロー図"に書くところから始めると理解しやすい．これが，ISO 9001 に規定されている"必要なプロセスを明確にすること"にもつながる．

まず，現在，各部門で実施している業務を構成する"単位プロセス"を切り出し，そのプロセスの実施の手順と責任を"フロー図"に書いてみる．ここでいう"責任"とは，組織の管理者がもつ包括的な責任ではなく，"その業務を誰が実施するか"という実行責任を指す．プロセスの大きさをどの程度にするかについては，"管理できること"，すなわち"担当（計画，実行，検証，改善等）"するグループおよび人が特定できることが要件である．例えば，"診察・診断プロセス"，"治療プロセス"では大きすぎる．常識的にはこれより一段小さくして，受診受付─診察─検査（放射線検査，生理機能検査等）─評価（診断）─診断結果の説明と同意─治療計画─外来治療─入院手続き─入院計画の説明─治療［手術，投薬治療（調剤，注射，点滴，内服薬），輸血，栄養指導等］という程度の大きさが適当である．

フロー図の例を図 5.2 および図 5.3 に示す．これらのフロー図はあくまで参考として，業務の手順，責任を図示することのイメージを大枠でつかんでもらいたい．図 5.2 の"超音波検査プロセス"も検査科だけの実施手順ではなく，図 5.3 の"内服薬与薬プロセス"も看護部門だけの手順ではない．病院業務を構成するプロセスの大部分は部門間にまたがって実施される．

毎日実施している業務でも，いざ書いてみると，意外に書けない．客観的に見てつながりが分からなかったり，手順に抜けがある．病院では一般的に，一人が作成した業務のフロー図をたたき台に職場の中で議論・検討する場がなかなかもてない．また，他部門の業務手順に気楽に疑問を提示したり，アドバイ

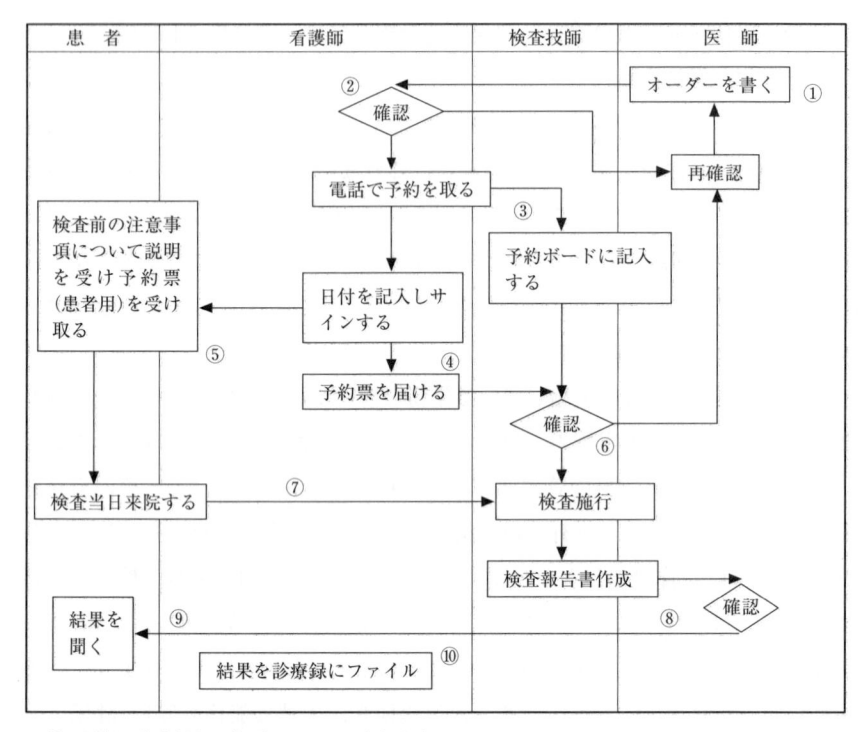

① 医師は診療録と予約票にオーダーを記入する．
　　・検査部位
　　・検査理由（検査目的）
② 看護師は予約票を確認し不明確事項があれば医師に確認する．
③ 看護師は検査技師に電話で予約を取る．検査技師は予約ボードに記入する．
④ 看護師は予約票に予約した日付を記入しサインする．
⑤ 看護師は患者に予約票を渡し，検査前の注意事項を説明する．
⑥ 看護師は日付を記入した予約票を検査技師に届ける。検査技師は予約ボードと照合する．
⑦ 検査技師は下記および予約票の検査内容を確認し検査を実施する．
　　・診察カードおよびフルネームで患者の本人確認
　　・患者持参の予約票と検査技師の予約票の照合
　　・検査前の注意事項の遵守の確認
⑧ 検査技師は検査報告書を作成し，医師に報告する．
⑨ 医師は目的の検査結果が得られていることを確認し，検査報告書にサインするとともに，患者に検査結果に基づく所見を説明する．
⑩ 看護師は，検査報告書を診療録にファイルする．

図 5.2　フロー図の例（超音波検査プロセス）

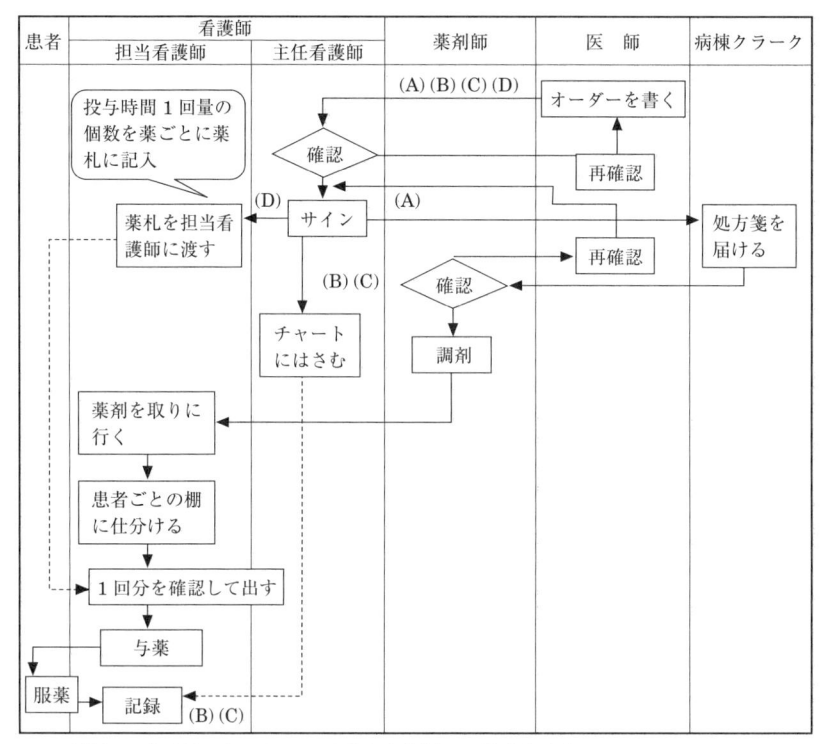

5.3 ISO 9001を活用したQMSの整備（ステップ6）

患者	看護師		薬剤師	医 師	病棟クラーク
	担当看護師	主任看護師			

```
                          (A)(B)(C)(D)
  投与時間1回量の              ↑       オーダーを書く
  個数を薬ごとに薬            確認 ←──── 再確認
  札に記入                     ↓
           ↘    (D)  ↙  (A)
           薬札を担当看  ← サイン             処方箋を
           護師に渡す      ↓                  届ける
                         (B)(C)    再確認
                          ↓
                         確認 ←────
                          ↓
                        チャート       調剤
                        にはさむ
  薬剤を取りに
  行く
  患者ごとの棚
  に仕分ける
  1回分を確認して出す
  与薬
  服薬   記録  (B)(C)
```

(1) 医師は，診療録のオーダーシートと処方箋*とに下記を記入する．
　①薬の名前，②量，③投与方法，④回数
　注* (A)処方箋，(B)チャート用，(C)医事課用，(D)薬札の4枚複写
(2) 主任看護師は，①〜④が明確かを確認し，不明確であれば医師に修正加筆を依頼する．
　主任看護師は確認のサインをし，(A)を病棟クラークに指示して薬局へおろす．
　　　　　　　　　　(B)(C)をチャートにはさむ．
　　　　　　　　　　(D)を担当看護師に渡す．
(3) 薬剤師は，(A)の内容を監査する．
　→OK：薬剤師は"薬局業務マニュアル"に基づいて調剤を行う．
　　　　調剤の結果を別の薬剤師が確認し，(A)に確認の記録を残す．
　→NG：・薬剤師は主任看護師に口頭連絡し，主任看護師は医師に確認を求める．
　　　　・主任看護師は医師の指示を口頭で薬剤師に伝え，(B)(C)(D)を修正する．
　　　　・薬剤師は(A)を修正する．
　　　　・医師はオーダーシートを変更する．
(4) 看護師は，一定時間ごとに薬局へ調剤済みの薬剤を取りに行く．
(5) 看護師は，患者ごとの棚に仕分けする．
(6) 担当看護師は，(D)に基づき，1回分の薬剤を用意し，投与時間および方法を確認する．
(7) 担当看護師は病棟に行き，患者を確認して与薬を行い，実施した結果を(B)および(C)に記録する．

図5.3 フロー図の例（内服薬与薬プロセス）

スすることが難しいというのが現実である．したがって，病院における業務のフロー図の作成は，まず最初に，どのようなプロセスを取り上げ，それを誰が作るかを指示しなければ具体的に進まない．プロジェクトチームにおいて，まず，どの病院でも共通にある，例えば次に示すプロセスに関するフロー図を作成する検討グループを指名し，検討させるのも一案である．

・入院手続き（通常入院，夜間入院，緊急入院）
・臨床検査（検体検査，生理機能検査，病理検査）
・画像検査
・与薬（内服薬）
・注射
・手術
・輸血
・リハビリテーション
・栄養管理
・検体検査の外部検査機関への委託業務
・医療用具等の滅菌または消毒業務
・厚生省令で定める医療機器の保守点検業務
・医療用に供するガスの供給設備の保守点検業務

例えば，与薬のプロセスであれば，医師，各病棟の看護師数名と薬剤師を含んだ検討グループをプロジェクトチームが指名し，そのグループに与薬にかかわるフロー図の作成を指示する．フロー図の作成にあたっては，次のように進めるとよい（詳細な作成指針については，5.5 節を参照されたい）．

まず，当該業務の目的は何かを明確にする．次に，仕事はどんなステップで進むのか，その業務の流れを書いてみる．当該業務は何をインプットとして始まり，どんな作業手順・要領に従って，誰が実施し，その結果としてどんなアウトプットを次の工程（誰）に渡すのかということをまとめる．具体的には次のように作る．

・タイトルを明確にする．

- 範囲（スタートとエンド）を明確にする．
- 当該のプロセスの目的を明確にする．
- 横軸に部門を書く（where, who）．
- 右端には，帳票，文書，会議体，手順，備考など目的に応じて欄を設ける（図 5.2 および図 5.3 にはないが，この欄は重要である．5.5.5 項の例図を参考にしてもらいたい）．
- 実施事項を端的に表現する（what）．
- できるだけ，"主語＋述語（誰が何をする）"で表現する．
- 実施事項を上から時間の流れ順に書く．
- 順序関係が分かるように矢印でつなぐ．矢印は一方通行である．
- 判断を伴うのは，◇で囲み，結果に応じて分岐させる．
- 流れは途中で途切らせない．
- 最初におおまかに書いてみて，その後に線が複雑にならないように横軸の部門を入れ替えてみる．
- 実施事項は，できるだけ 1 行に一つにして，横に（時間軸に）重ならないようにする．
- フロー図だけでは表現しきれない部分を図 5.2 および図 5.3 のように箇条書きで付記する．

(2) フロー図作成の意義

```
──── フロー図作成の意義 ────
▶ プロセスの可視化，共有化！
           ⬇
▶ 現状で最も妥当な責任・手順の再確認，標準化！
           ⬇
▶ より適切な責任・手順に改善していくための基点の設定！
```

　この作業は，いままでの仕事の進め方や管理の仕組みの整理・整頓である．繰り返しになるが，毎日実施している業務も，いざ紙に書いてみると意外にあいまいなところが多く，本来同じ手順で実施されているはずの業務が病棟によ

って，または人によって違うことに気づくはずである．書いたものを関係者で検討し，少なくとも現状で最も適切な手順を確認しなければならない．

　部門間にまたがる業務のインターフェースは特に重要である．書いてみると様々な疑問が見えてくるはずである．例えば，図5.3に示した与薬プロセスのフロー図を詳細に見れば，様々な疑問点に気がつく．一例をあげてみよう．

・薬剤師が処方を監査し疑問点があった場合，口頭連絡でよいのか？
・医師が処方の修正を指示した場合，看護師，薬剤師がそれぞれ処方箋を修正するのは適切か？
・担当看護師が調剤済み薬剤を患者ごとの棚に仕分けるのは何に基づいて行うのか．確認の記録は不要か？
・処方が途中で変更になった場合，発行済み処方箋 (A), (B), (C), (D) はそれぞれ誰が，どのように処置するのか？
・使われなくなった薬剤はどのように処置されるのか？

　これらの疑問を，与薬プロセスに関する検討グループで討議し，また，職場内で議論し，少なくとも現状で最も妥当な責任・手順を策定し，それを関係者一同が共有しなければならない．そして，この結果をプロジェクトチームに報告し，組織としての責任・手順を確定する（フロー図の審査，承認の手順については後述の"文書管理規定"の中で定めることになる）．

　プロジェクトチームは，そのプロセスを間違いなく運用するための，判断基準，手順，責任などを"標準書"として定めておくことの必要性を検討し，必要であれば"標準書"として制定する．必要か否かの判断は，その業務の進め方が，ルールとして定められていなかったことによって生じる可能性のある不具合を想定し，それが医療の質を保証していくために重要か否かを判断して決めることになる．

　フロー図を作ることによって，手順が可視化され，関係者間での議論が可能となり，手順の共通化が図れる．病院の関係者は一般にフロー図を書くことに慣れていない．まず，自分たちが実施している仕事の手順を書いてみることが必要で，これを書くことによってプロセスを整理・可視化することの必要性を

自覚するようになる．

　現状の業務実施のプロセスを可視化し，共有化し，自分たちの仕事の進め方の標準として確定することは，プロセス自体を見直す，改善する際の基盤となる．現状のプロセスがいったん確定していなければ，そのうえに改善の積み重ねはできない．また，フロー図を書いて，組織としての業務の進め方を再確認することによって"プロセス指向"が実践できる．

5.3.3　病院業務を構成する主要プロセスの相互関係の確認【質保証体系図の作成】（②）

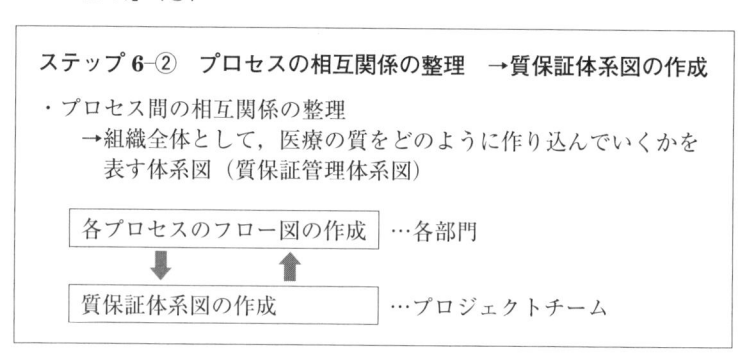

```
ステップ6-②　プロセスの相互関係の整理　→質保証体系図の作成
・プロセス間の相互関係の整理
　　→組織全体として，医療の質をどのように作り込んでいくかを
　　　表す体系図（質保証管理体系図）

  ┌──────────────────────┐
  │　各プロセスのフロー図の作成　│…各部門
  └──────────────────────┘
           ↓↑
  ┌──────────────────────┐
  │　質保証体系図の作成　　　　　│…プロジェクトチーム
  └──────────────────────┘
```

　ある程度のフロー図を作成しプロセスが明確になってきたら，それらの関係がどのようになっているかを考えてみる．あるプロセスの結果である"アウトプット"が次にどのプロセスで使われるのかを明らかにする．または，そのプロセスを実施するための情報・モノである"インプット"がどのプロセスからくるのかを明らかにする．それらの関係を図や表で整理してみると，プロセスの相互関係が分かりやすくなる．その関係を表したものがQMSの全体像であり，それが"質保証体系図"である．また，それにさらに説明を加え，肉づけしたものが後述する質マニュアルである．

　質保証体系図は，病院業務を構成するプロセスをそれぞれの部門がどのように役割を分担し，"次の工程に保証すべき質"をどのように確認して実施するかを整理した図である．したがって，質保証体系図を整理することによって，

病院業務を構成するシステムの全体が把握できるとともに，それを構成する主要プロセスの相互関係の確認，さらにはそのプロセスを構成するサブプロセスの位置づけが明確になる．

病院の各部門はそれぞれ専門職種から構成されているため，病院業務の全体像を把握している人が少ない．したがって，質保証体系図を作ることにも当初は困難が伴うが，それゆえに書いてみることの意義も大きい．

作成した質保証体系図をプロジェクトチームで検討し，さらに，手順と責任を明確にしておくべき"プロセス"の抽出を行う．このサイクルを回すことによって，組織全体の業務実態が整理できる．

質保証体系図とフロー図の作成指針およびそれらの例図（モデル）は，5.5節を参照されたい．

5.3.4 病院全体のシステム整備の枠組み作り【文書管理の仕組みの整備】（③）

(1) 文書管理の仕組み

> **ステップ 6-③　病院全体のシステム整備の枠組み作り**
> **【文書管理の仕組みの整備】**
> ▶組織で定めた業務遂行のルールの一元管理！
> ・現状保有文書の洗い出し，分類・整備．
> ・文書の発行，配付の管理のルール．

病院では部署ごとに業務マニュアル（看護マニュアル，調剤マニュアルなど）は定められていても，それが病院全体として体系的に整理されていないことが多い．例えば，病棟で定めた"麻薬取扱手順書"と薬剤部で定めた"麻薬管理実施手順書"は相互に配付されておらず，その整合性も図られていないこともある．医療の質を保証していくためのシステムの主要部分は"文書"に規定することが必要で，それが組織全体で一元管理されなければ，全体として整合のとれた仕組みにはならない．

5.3 ISO 9001 を活用した QMS の整備（ステップ 6）

文書管理の仕組みについては，まず ISO 9001 の要求事項を見てみよう．

ISO 9001 の"4.2.3 文書管理"において，次のように規定されている．また，文書の一種である"記録"については，"4.2.3"ではなく"4.2.4"として整理され，規定されている．これらで規定されている内容を含む組織としての

─── ISO 9001 ───

4.2.3 文書管理

品質マネジメントシステムで必要とされる文書は管理すること．ただし，記録は文書の一種ではあるが，**4.2.4** に規定する要求事項に従って管理すること．

次の活動に必要な管理を規定する"文書化された手順"を確立すること．

a) 発行前に，適切かどうかの観点から文書を承認する．
b) 文書をレビューする．また，必要に応じて更新し，再承認する．
c) 文書の変更の識別及び現在の改訂版の識別を確実にする．
d) 該当する文書の適切な版が，必要なときに，必要なところで使用可能な状態にあることを確実にする．
e) 文書が読みやすく，容易に識別可能な状態であることを確実にする．
f) どれが外部で作成された文書であるかを明確にし，その配付が管理されていることを確実にする．
g) 廃止文書が誤って使用されないようにする．また，これらを何らかの目的で保持する場合には，適切な識別をする．

4.2.4 記録の管理

記録は，要求事項への適合及び品質マネジメントシステムの効果的運用の証拠を示すために，作成し，維持すること．記録は，読みやすく，容易に識別可能で，検索可能であること．記録の識別，保管，保護，検索，保管期間及び廃棄に関して必要な管理を規定するために，"文書化された手順"を確立すること．

管理の仕組みを整備する必要がある．その"文書管理"および"記録管理"の手順は，ISO 9001が要求する"六つの文書化された手順"に含まれている．

　文書は，QMS運用の基礎となるため，外部文書（院外で発行された文書）を含む必要な文書の必要な版が，必要な部署に確実に配付される仕組みを作ることが重要である．病院で，これまでに文書化された手順書はそれぞれの職種ごとに作成され，管理されることが多かった．しかし，フロー図の例を見ても分かるとおり，病院のシステムを構成する大部分のプロセスは複数の職種にまたがっているのであるから，当然そのプロセスの手順，基準および責任を規定した文書も部門横断的に管理されなければならない．

　ISO 9001の"4.2.3"の要求事項を踏まえて，文書の発行，レビュー，承認，必要部署への配付などのルールを定め，これを組織の中で一元的に管理する体制を作る．これなくして，標準化は定着しない．

　文書と記録の識別については，文書は"その時々で最も適切なものに改訂されるべきもの"，記録の改訂は改ざんであり，記録は"改訂が行われないもの"とするのが分かりやすい．病院においては，診療録や各種の指示箋は業務を指示する"文書"であり，その実行後は"記録"となる文書が多い．改訂される"文書"は，ISO 9001の"4.2.3"で規定する要求事項に従って管理されるが，改訂されない"記録"は，"4.2.4"で規定する要求事項に従って管理する．

　ISO 9001の"4.2.3"のa)の発行前に文書を承認すること（および後に変更が生じた場合には，同じ部署が変更の確認をすること）によって，文書の内容がQMS内のほかの文書と矛盾せず，組織の目的に沿って，しかるべき人々の合意を得ることが徹底できる．発行前に文書の内容を注意深く吟味することは，過剰な文書があふれて有用性に乏しいQMSではなく，価値のある文書化されたQMSを構築するために極めて重要である．

　同じくb)の文書のレビューでは，いつ，誰が行うかを明確にしておくことが推奨される．ISO 9000では，"レビュー"を"設定された目標を達成するための検討対象の適切性，妥当性及び有効性を判定するために行われる活動"と定義している．"問題が何も起こっていないので見直しは不要である"と誤

解する人がいるが，"内容に変更がないこと，変更が不要なことを確認すること"もレビューに含まれている．

　d) の"該当する文書の適切な版"とは，必ずしも最新版を指すものではない．e) は，記録と同様の内容が規定されている．文書の管理も，記録の管理も，情報の管理を確実にするという点では同じである．f) の外部文書の管理については，識別および配付が規定されている．医療機関でいえば，外部の情報を入手する手順（改訂された場合を含む）およびその情報が必要な部門に配付され，規定事項が確実に医療行為に取り込まれる仕組みを整備することが大切である．g) でいう廃止文書は，無効文書を含む．撤去しなくても誤使用が防止できればよい．

　これらの ISO 9001 の要求事項を踏まえて，組織としての文書管理の仕組みの整備を行う．組織全体として一元的に文書を管理していくために"文書管理規定"に定めるべき項目の例を次に示す．

"文書管理規定"に定めるべき事項の例

- 表紙の体裁（組織として統一的に管理していくための基本事項）
  文書名，制定年月日・改訂年月日，承認者，文書管理番号，主管部署名
- 文書管理番号の採番要領
- 文書の改訂履歴の管理方法
- 文書の審議，承認の基準（例えば，部門間にまたがる業務手順の規定する文書の場合には，プロジェクトチームの審議を経て，院長承認で発行する，また部門内の業務の実施要領などを定めた文書の場合には，部門長の承認で発行する，など）
- 文書の発行・配付の手順，記録（配付管理台帳の管理など）
- 文書の保管要領（部署の保管責任者の役割など）
- 文書の変更・改訂の手順
- 文書の回収・廃棄の手順

(2) 文書体系の整理

まず，各部門で現在もっている文書を洗い出し，一覧表にし，分類してみるとよい．分類した文書体系の例を次に示す．

文書体系の例

1. 内部の文書
    (1) 医療機関全体の方針・計画
        病院理念・基本方針，質方針，質目標，中・長期計画，事業計画など．
    (2) 管理標準
        ① 組織規定（組織図），職務分掌規定（会議体を含む）
        ② 文書管理規定，記録管理規定，内部監査規定，不適合管理規定，医療安全（是正・予防）規定
        ③ 人材育成計画／教育研修規定
        ④ 施設管理規定
        ⑤ 購買管理規定（受入検査を含む）
        ⑥ 救急診療規定，当直業務規定
        ⑦ 診療情報管理規定（診療録・画像），診療情報開示指針
        ⑧ クレーム対応規定
        ⑨ 緊急時対応規定など
    (3) 技術標準
        ① 標準診療指針
        ② パス
        ③ 看護標準
        ④ 薬剤標準，輸血管理標準
        ⑤ 検査標準（臨床検査，検体検査，生体検査，放射線撮影），検体管理標準
        ⑥ 給食標準（食事提供，栄養指導，栄養管理など），リハビリテーション標準

⑦　院内感染対応標準
⑧　医療安全マニュアル，危険薬リストなど
(4)　他部署への情報伝達の文書，帳票，指示書など
（業務／作業）指示書，命令書，連絡書，診療申込書，診察券，入院同意書，入院診療計画書，処方箋，食事指示箋など
2. 外部から入手した文書
(1)　各種法令，基準，通達
(2)　医療装置・医療機器取扱説明書
(3)　医薬品による副作用の情報など

　このような一覧表に基づき，プロジェクトチームで，医療の質を保証していくために管理すべき対象の文書を明確にしていく．そのうえで，これらの文書を (1) に基づいて定めた"文書管理規定"に照らして，管理する体制を作る．管理対象の文書とは，実際の業務遂行の指示，手順，基準，要領などを記載した文書で，単なる情報提供や教育資料の文書ときちんと識別されなければならない．具体的に業務の実施を指示した文書は，確実に最新で適切な版が必要な部署に配付される体制が必要だが，教育資料であれば，場合によっては昔のやり方を記述した旧版の文書が必要になることもある．

(3)　記録の管理

　適切な記録を，規定された期間，管理された条件下で保管することは重要な業務である．記録は，ISO 9001 の "4.2.4" に示唆されているように，要求事項への適合の証明および QMS の有効性を実証するためのものであり，実施した結果の検証や事故発生時などの原因調査，是正処置および予防処置に有効な事実を示す情報でなければならない．

　記録すべき項目，内容，手段，保管期限などの詳細は，その使用目的に合致した条件で決めるもので，単に ISO 9001 に規定されているからといってムダに記録を作成し，保管すべきではない．文書と同じく，"ISO 9001 体制＝記録作成（実証のための証拠）"と誤解しないことが肝要である．

医療はこれまでの診療結果を踏まえて次の診療計画が策定される患者状態適応型プロセスで提供されるものであり，過去の記録が次の計画のインプットとなる．過去に提供した医療について，後になってクレームが申し立てられた場合でも，効果的な記録の保管および検索システムがなければ，業務管理や検査結果の証拠が提示できない．特に医療の場合には，提供した医療に関して，患者のまたは法的な要求事項への適合の証明および QMS の有効性の実証の要求度が高い．法的に保管と提出とを義務づけられている記録もあり，媒体も紙，電子媒体，フィルム，画像情報など様々であるため，それぞれの目的に応じた記録の管理が必要である．

ISO 9001 の"4.2.4"では，記録の作成目的および管理（識別，保管，保護，検索，保管期間および廃棄）についての要求事項が規定されている．記録の管理の手順も，文書管理の手順同様，ISO 9001 で要求される"六つの文書化された手順"の一つである．ISO 9001 の中で，記録作成および保管を規定している事項は，"4.2.4 参照"と規定されている．使われている用語を医療に読み替えて，該当する記録を適切に管理することが必要である［例えば，"設計・開発"を診断・治療計画策定プロセスまたは看護計画作成プロセスなどに読み替える必要があるだろう．ISO 9001 の逐条的な読替えは，『医療の質マネジメントシステム—医療機関における ISO 9001 の活用』（上原鳴夫ほか共著，日本規格協会，2003 年）が参考になる］．

参考までに，ISO 9001 で記録の作成および保管を要求している事項を次に示す．

記録の作成・保管に関する ISO 9001 要求事項

5.6.1　　　マネジメントレビューの結果

6.2.2 e)　教育，訓練，技能および経験について該当する記録

7.1 d)　　製品実現のプロセスおよびその結果としての製品が要求事項を満たしていることを実証するために必要とされた記録

7.2.2　　　製品に関連する要求事項のレビューの結果の記録およびそのレビ

5.3 ISO 9001を活用したQMSの整備(ステップ6)

	ューを受けてとられた処置の記録
7.3.2	設計・開発の製品要求事項に関連する設計・開発へのインプットの記録
7.3.4	設計・開発のレビューの結果の記録および必要な処置があればその記録
7.3.5	設計・開発の検証の結果の記録および必要な処置があればその記録
7.3.6	設計・開発の妥当性確認の結果の記録および必要な処置があればその記録
7.3.7	設計・開発の変更の記録 設計・開発の変更のレビューの結果の記録および必要な処置があればその記録
7.4.1	供給者の評価の結果の記録および評価によって必要とされた処置があればその記録
7.5.2 d)	プロセスの妥当性確認で組織で記録が必要とされた活動の記録
7.5.3	製品に関するトレーサビリティの記録
7.5.4	顧客所有物を紛失,損傷した場合または使用には適さないと分かった場合に関する記録
7.6 a)	測定機器の校正または検証に用いた基準の記録
7.6	過去の測定結果の妥当性評価の記録 測定機器の校正および検証の結果の記録
8.2.2	内部監査の結果の記録
8.2.4	製品の合否判定基準への適合の記録
8.3	製品の不適合の性質および不適合に対してとられた特別採用を含む処置の記録
8.5.2 e)	是正処置の結果の記録
8.5.3 d)	予防処置の結果の記録

これらは，一般的な組織が共通に残すべき記録を規定したものであって，病院に適用すれば，表中の"7.1 d)"，"7.2.2"，"7.3.2"～"7.3.7"，"8.2.4"などは当然診療録に含まれているはずである．これ以外にも，病院が達成した結果または実施した活動の証拠として必要と判断するものがあれば，当然記録として管理しなければならない．

医療機関は，遵守すべき法令および規制による規定がある場合には，それらに定められている記録および記録管理に関する規制（保管年限，保管場所など）を満足しなければならない．それらを含み，洗い出された質記録それぞれについて，適切な保管責任者，保管期間，保管場所などを設定する．

診療情報の有効活用を図るためには，診療録，看護記録，その他各部門の記録の一元管理が今後ますます重要となるであろう．

医療における質記録の例を次に示す．

質記録の例

① 診療に関する諸記録
　診療録，看護記録（各種診療計画書を含む），病院日誌，各科診療日誌，熱型表，処方箋，調剤録，手術記録，術後経過表，検査成績，X線写真，心電図，超音波画像，画像照射録，血液製剤の投与記録など
② 各種医療機器の整備・点検記録，医療材料の滅菌の記録など
③ インシデント・アクシデント報告，事故記録など
④ 購買先が提供する購入物品の質記録（ペースメーカーの検査記録など）
⑤ 病理に関する記録
⑥ 廃棄物マニフェストなど

ISO 9001で要求されている記録，医療の実施に伴って当然管理しておくべき記録を合わせて，組織として保管・管理すべき記録をリストアップし，それぞれに保管責任者，保管場所，保管期間を定めて管理しなければならない．

5.3.5 発生事象に基づくプロセスの確認,インシデント・アクシデント事例の解析【不適合の処置,是正・予防処置の仕組みの整備】(④)

(1) 発生事象に基づくプロセスの改善

> **ステップ 6-④　発生事象に基づくプロセスの確認,**
> **インシデント・アクシデント事例の解析**
> **【不適合の処置,是正・予防処置の仕組みの整備】**
> ▶ フロー図の作成→標準書の制定は,仕事の進め方の確認.仕事の進め方の固定にあらず!
> ▶ 実際の業務の中で発生する事象に基づいて,随時,見直し・改訂を進めるための仕組みの整備が必要!
> ⬇
> ▶ プロセス指向の実践!
> ▶ 医療安全の実現は過去の事実に学ぶ以外なし!

　安全な医療の実現は,過去の事例に学ぶ以外に方法はない.事故は,"仕事に対する考え方","仕事のやり方","よい仕事をするために必要な技術"に問題があるから起きる.問題の真の姿を理解しなければ,問題に対して適切な処置をとれず,同種の問題が時と場所を変えて再発する.

　是正処置・予防処置とは,再発防止,未然防止のことで,プロセス指向,すなわち"よいプロセスがよい結果を生む"という考え方に基づき,問題を起こした仕事のやり方や仕組みを変えて,より安定したやり方に改善していくことを意味する.

　プロセスの"フロー図"⟷"質保証体系図"によって,病院システムの現状整理がある程度進んだら,次の段階として,現実に発生している事象を基点にした現状の業務の進め方の改善の仕組みを整備する.

　ISO 9001への取組みの具体的な実施事項は,仕事の進め方を標準化し,必要な文書化をすることだが,それは,仕事の進め方の改善の基点を整理することで,仕事の進め方を固定するものではない.

　フロー図および質保証体系図は,作成した段階で,それを固定してしまうのではなく,常に現実の業務の中で確認し,見直していくことが大切である.ま

た，整理したプロセスの運用の中で発生するインシデント・アクシデントを基点に，常にフロー図および質保証体系図を見直し，改訂が進められる体制を作ることが肝要である．これは ISO 9001 の "8.3 不適合製品の管理"，"8.5.2 是正処置" および "8.5.3 予防処置" に該当する．これらの要求事項を次に示す．

ISO 9001

8.3 不適合製品の管理

組織は，製品要求事項に適合しない製品が誤って使用されたり，又は引き渡されることを防ぐために，それらを識別し，管理することを確実にすること．不適合製品の処理に関する管理及びそれに関連する責任及び権限を "文書化された手順" に規定すること．

組織は，次のいずれかの方法で，不適合製品を処理すること．

a) 発見された不適合を除去するための処置をとる．
b) 当該の権限をもつ者，及び該当する場合に顧客が，特別採用によって，その使用，リリース（次工程への引渡し）若しくは出荷，又は合格と判定することを正式に許可する．
c) 本来の意図された使用又は適用ができないような処置をとる．

　　参考 "c) 本来の意図された使用又は適用ができないような処置をとる" とは "廃棄すること" を含む．

不適合の性質の記録及び，不適合に対してとられた特別採用を含む処置の記録を維持すること（**4.2.4** 参照）．

不適合製品に修正を施した場合には，要求事項への適合性を実証するための再検証を行うこと．

引渡し後又は使用開始後に不適合製品が検出された場合には，組織は，その不適合による影響又は起こり得る影響に対して適切な処置をとること．

8.5.2 是正処置

5.3 ISO 9001を活用したQMSの整備（ステップ6）

組織は，再発防止のため，不適合の原因を除去する処置をとること．是正処置は，発見された不適合のもつ影響に見合うものであること．
　次の事項に関する要求事項を規定するために"文書化された手順"を確立すること．

a) 不適合（顧客からの苦情を含む）の内容確認
b) 不適合の原因の特定
c) 不適合の再発防止を確実にするための処置の必要性の評価
d) 必要な処置の決定及び実施
e) とった処置の結果の記録（**4.2.4** 参照）
f) 是正処置において実施した活動のレビュー

参考　f) における"是正処置において実施した活動"とは，a)～e) の一連の活動のことである．

8.5.3　予防処置

組織は，起こり得る不適合が発生することを防止するために，その原因を除去する処置を決めること．予防処置は，起こり得る問題の影響に見合ったものであること．
　次の事項に関する要求事項を規定するために"文書化された手順"を確立すること．

a) 起こり得る不適合及びその原因の特定
b) 不適合の発生を予防するための処置の必要性の評価
c) 必要な処置の決定及び実施
d) とった処置の結果の記録（**4.2.4** 参照）
e) 予防処置において実施した活動のレビュー

参考　e) における"予防処置において実施した活動"とは，a)～d) の一連の活動である．

備考　JIS本文中において点線下線を施した箇所は，ISOにはない事項である．

ISO 9001 の "8.3" では，不適合製品・サービスの管理について，不適合製品・サービスを識別すること，誤って使用したり引き渡したりすることがないように管理すること（修正），また，その記録をとることを要求している．"修正" と "是正処置" とは異なるものである．"修正" とは，不適合を除去するための処置，すなわち発生してしまった現象に対する処置（例えば，誤薬事故の対象患者に適切な対応・処置を行うことなど）を指す．

一方 "是正処置" は，不適合の原因を除去する処置を指す．現象を追いかけるのではなく，根底にある原因を洗い出して再発を防止するための処置をとることを意味する．プロセス，技術基準などを修正することによって，再発防止を図ることが重要である．これによって，医療の質向上および安全確保へとつながる．

不適合は，それが起こったことを罰するために把握するのではない．不適合は，改善を始めるべき機会を示すものであり，これが発生したらプロセスの改善を行おうというコンセンサスを得ておくことが重要なのである．また，直接の医療での "不適合" に限らず，定められた要求事項に合わない行為，例えば病院全体で処方箋の書き方を統一して標準を作成していたのに従わなかった，薬剤の払い出しの際に監査を行うことになっているのに省略した，などはすべて，標準手順を守らなかったという不適合である．これらも不適合として捉えて，是正処置につなげていかなければならない．次のような事象に対しては是正処置・予防処置をとる必要がある．

・インシデント・アクシデントの発生
・患者からの苦情
・基準および標準書の不遵守
・設備，機器，器具などの故障および不足
・コストの逸脱（コストオーバー，予算オーバー），治療費の誤請求など

また，不適合が発生しているわけではないが，そのおそれがある場合には，その潜在的な問題の原因を除去する予防処置を実施することが規定されている．それが，ISO 9001 の "8.5.3" である．予防処置の手順として，a)〜e) に

規定されているが，内容を確認し，原因を特定し，処置の必要性を評価したうえで，処置を決定，実施し，その効果を確認する手順は，是正処置も予防処置も変わらない．

是正処置と予防処置との違いは，顕在化した不適合と起こり得る不適合（現在起きていない）の違いである．一つの顕在化した不適合に対して是正処置を考えるとき，不適合の発生した当該行為，当該プロセスおよび当該部署だけではなく，ほかの行為，プロセス，部署などにも同じような不適合が発生することはないかについて検討すること（これを水平展開という）が大切なことで，一つの不適合の教訓から多くの不適合を未然に防止することができる．この水平展開は是正処置にあたるのか，それとも予防処置にあたるのかを議論しても，有益な議論にならない．不適合や種々の情報から"是正処置・予防処置として一つにまとめて"考えられる限りの水平展開を含み，他の病院で発生した事例も取り込んで自分たちのプロセス，各種の標準を見直し，必要な対応をとることが重要である．

この不適合製品・サービスの管理にかかわる管理の手順，是正処置にかかわる管理の手順，予防処置にかかわる管理の手順は，それぞれ，ISO 9001 で要求される六つの"文書化された手順"である．不適合および不適合に対してとられた処置の記録，是正処置，予防処置の結果は，質記録として管理することも要求されている．すなわち，病院の中で発生する不適合を"顕在化"し，"必要な部署に確実に報告"され，"適切に処置"がとられ，"原因が究明"され，"再発防止策が実施"され，"効果が確認"され，"経過および結果が記録"され維持される仕組みが整備され，文書化されて運用されることが必要である．

(2) ヒヤリハット・インシデント・アクシデント処置システムの整備

まず，不適合の事象を顕在化し確実に把握する仕組みを整備しなければならない．例えば，次のようなことがあげられる．

① 患者からの苦情情報収集：医療相談窓口の設置，24時間ご意見ダイヤル，電子メール，伝言板，ご意見箱，アンケート結果など

② 内部でのヒヤリハット（事故に至る前兆現象の気づき）事例の収集・解析システムの構築：報告の様式，報告のルート，運用のルールの設定
③ インシデント・アクシデントレポートシステムの導入：報告の様式，報告のルート，原因究明・対策検討・対策指示・効果確認の体制，およびその運用のルールの設定
④ 診断，治療結果に対して内部で検出される不適合の判断基準

　医療においては，どのようなことを不適合とすべきなのか．明らかなミスや予測されなかった障害（事故）は，不適合と捉えるべきである．医療にとって，事故がないことはまず保証しなければならないことであり，最初の取組みとしては，事故の減少を第一に目指すべきである．しかし，医療の質を向上するためには，事故の有無にかかわらず，ミスを減らすように的確なプロセス管理を行い，医療本来の業務である診断，検査，治療，看護などの有効性を高めることをあわせて追求すべきである．そのためには，実際に起こった事象に学ぶ以外にない．医療においては，個体差や病態差があり，同じ治療を行っても同じ結果が得られるとは限らず，どこまでを不適合と捉えるかは難しい．しかし，不適合はそれを起こした人を罰するために摘出するのではない．あくまで同じような事象をできるだけ再発させないようにするために顕在化するのである．その意味で"不適合"という用語は医療現場にはふさわしくないが，"できるなら再発してほしくない事象"を"医師の判断"を含めて顕在化する風土を醸成していくことが肝要である．

　次いで，医療安全対策委員会，メディカルリスクマネジメント（MRM）委員会などの会議の役割・権限を含め，不適合の発生から是正効果の確認に至る一連のプロセスの責任，手順および必要な資源を明確にする．

　図 5.4 にインシデント・アクシデントにかかわるフロー図の例を示す．また，5.5.5 項にもインシデント・アクシデントにかかわるフロー図のモデル（例図 13，14）があるので参照されたい．これらを参考として，自病院のインシデント・アクシデントが発生した場合の処理の手順と責任（報告，応急処置，説明，原因究明，対策検討・実施，効果の確認，標準化のあり方），そこで使われる

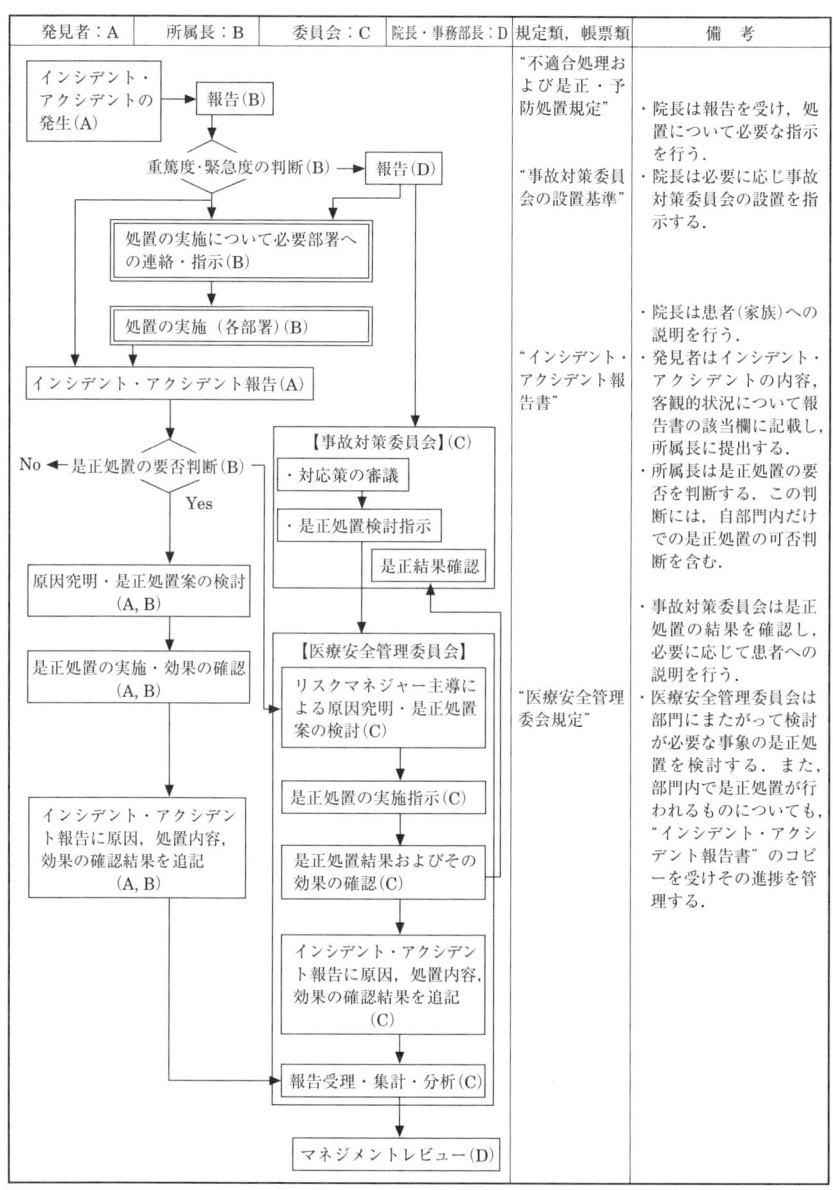

5.3 ISO 9001を活用したQMSの整備（ステップ6）

発見者：A	所属長：B	委員会：C	院長・事務部長：D	規定類，帳票類	備　考
インシデント・アクシデントの発生(A)	報告(B)			"不適合処理および是正・予防処置規定"	・院長は報告を受け，処置について必要な指示を行う．
	重篤度・緊急度の判断(B)		報告(D)	"事故対策委員会の設置基準"	・院長は必要に応じ事故対策委員会の設置を指示する．
	処置の実施について必要部署への連絡・指示(B)				
	処置の実施（各部署）(B)				・院長は患者(家族)への説明を行う．
インシデント・アクシデント報告(A)				"インシデント・アクシデント報告書"	・発見者はインシデント・アクシデントの内容，客観的状況について報告書の該当欄に記載し，所属長に提出する．
No ← 是正処置の要否判断(B) Yes		【事故対策委員会】(C)・対応策の審議・是正処置検討指示			・所属長は是正処置の要否を判断する．この判断には，自部門内だけでの是正処置の可否判断を含む．
原因究明・是正処置案の検討(A, B)		是正結果確認			・事故対策委員会は是正処置の結果を確認し，必要に応じて患者への説明を行う．
是正処置の実施・効果の確認(A, B)		【医療安全管理委員会】リスクマネジャー主導による原因究明・是正処置案の検討(C)		"医療安全管理委員会規定"	・医療安全管理委員会は部門にまたがって検討が必要な事象の是正処置を検討する．また，部門内で是正処置が行われるものについても，"インシデント・アクシデント報告書"のコピーを受けその進捗を管理する．
		是正処置の実施指示(C)			
		是正処置結果およびその効果の確認(C)			
インシデント・アクシデント報告に原因，処置内容，効果の確認結果を追記(A, B)		インシデント・アクシデント報告に原因，処置内容，効果の確認結果を追記(C)			
		報告受理・集計・分析(C)			
			マネジメントレビュー(D)		

注　（　）は実施担当を示す．

図 5.4　不適合（インシデント・アクシデント）処置手順の例

報告の様式，その記入要領などを"標準書"として文書化し，運用する体制を確立しなければならない．

表5.1は，結果から見たヒヤリハット（ニアミス），インシデント，アクシデントの分類の例である．また，図5.5にヒヤリハットの発見から処理までの手順の例を示す．例えば，表5.1にあるように，①，②をヒヤリハット，③〜⑤をインシデント，⑥〜⑩をアクシデントとし，図5.4で"①，②に気がつけば，発見者はまず簡単なメモで所属長へ報告を行う"などのルールを定める．職場の中に改善の種は無限に存在するはずで，このヒヤリハット（気づきメモ）の件数が多い職場ほど意識の高い職場である．

"人間は誰でも過ちを犯すもの"だから，その小さな失敗を恥ずかしいと隠すのではなく，貴重な体験として病院全体で共有化して，病院全体の財産として蓄積していくという理解を深めることが大切である．

大きな事故の影には，多くの事故には至らなかった類似の事象が存在する．その事故の芽を摘出して手を打っていく仕組みの構築および運用は，ISO

表5.1 結果から見たヒヤリハット（ニアミス），インシデント，アクシデントの分類の例

ヒヤリハット（ニアミス） ① エラーを起こす可能性があることに気がついた． ② エラーを起こす可能性がある状況，出来事があった．
インシデント ③ エラーが実際に起こったが，患者には及ばなかった． ④ エラーが実際に起こり，患者に実施されたが害は生じなかった． ⑤ エラーが実際に起こり，患者へのモニタリング措置によって害がなかったことを確認する必要が生じた．
アクシデント ⑥ 患者に一時的な害が生じたり，措置を実施する必要が生じた． ⑦ 患者に一時的な害が生じ，短期または長期の入院を必要とする結果が生じた． ⑧ 患者に直接または間接的に永続的な害をもたらした． ⑨ 生命維持のために処置を要した． ⑩ 患者の死亡原因となった．

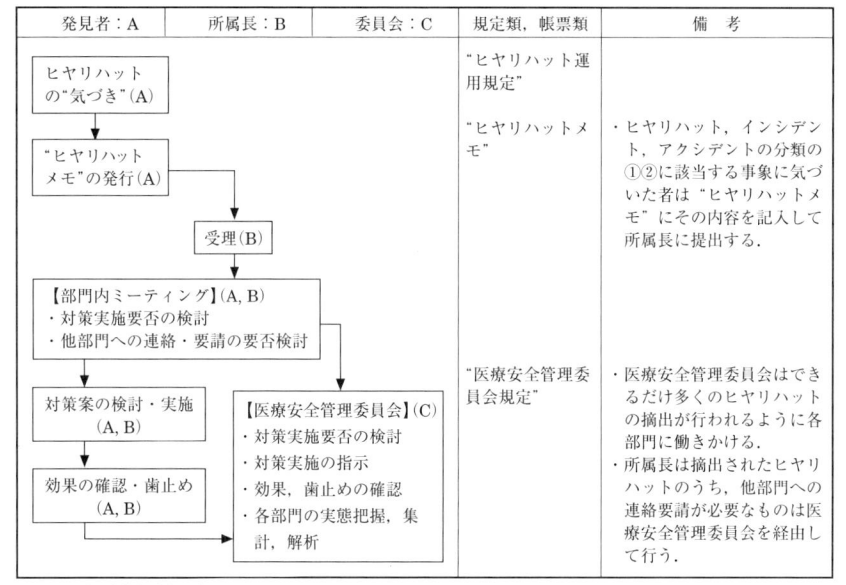

5.3 ISO 9001を活用したQMSの整備（ステップ6）

発見者：A	所属長：B	委員会：C	規定類，帳票類	備考
ヒヤリハットの"気づき"(A) → "ヒヤリハットメモ"の発行(A)	→ 受理(B) → 【部門内ミーティング】(A, B)・対策実施要否の検討・他部門への連絡・要請の要否検討 → 対策案の検討・実施(A, B) → 効果の確認・歯止め(A, B)	→ 【医療安全管理委員会】(C)・対策実施要否の検討・対策実施の指示・効果，歯止めの確認・各部門の実態把握，集計，解析	"ヒヤリハット運用規定" "ヒヤリハットメモ" "医療安全管理委員会規定"	・ヒヤリハット，インシデント，アクシデントの分類の①②に該当する事象に気づいた者は"ヒヤリハットメモ"にその内容を記入して所属長に提出する． ・医療安全管理委員会はできるだけ多くのヒヤリハットの摘出が行われるように各部門に働きかける． ・所属長は摘出されたヒヤリハットのうち，他部門への連絡要請が必要なものは医療安全管理委員会を経由して行う．

注 （ ）は実施担当を示す．

図 5.5 "ヒヤリハット"の摘出・処置手順の例

9001で規定されている"8.5.3 予防処置"にも該当する．事故はシステムの中で誘発されるものと考えて，個人を責めないで事故が起こった背景や"病院の業務の流れの中にシステムとして問題はないのか"についてを検討して，誰がやっても問題が起こらないようなプロセス・基準への継続的な改善が進む仕組みの構築が，このステップのねらいである．

5.3.6 標準化すべきプロセスの抽出と文書化【標準書の整備】(⑤)

"プロセスアプローチ"を実践し，プロセス自体にPDCAを回すためには，標準化すべきプロセスを抽出し，文書化することが必要となる．整理されたフロー図のうち，組織的に文書化した標準として管理していくべきものについては，標準書（手順書，基準書，業務マニュアルなど）として制定すべきである．

ISO 9001で直接的に文書化が要求されているのは，"5.3 品質方針"，"5.4.1

> **ステップ 6-⑤　標準化すべきプロセスの抽出と文書化**
> **【標準書（管理標準，技術標準）の整備】**
> ▶現有文書の洗い出し，作成したプロセスのフロー図
> 　　　　↓←"文書管理規定"
> ▶標準書の整備
> 　　・管理標準：組織規定，文書管理規定，内部監査規定，
> 　　　　　　　　購買管理規定，事故対策委員会規定など
> 　　・技術標準：標準診療指針，パス，看護標準（看護計
> 　　　　　　　　画管理基準），調剤管理手順など

品質目標"，"4.2.2 品質マニュアル"および次の6手順に限定されている．これらの業務は，継続的改善のためにも手順書を作成し維持する価値はある．ただし，具体的な内容（詳細さ）は組織に委ねられている．

- "4.2.3　文書管理"
- "4.2.4　記録の管理"
- "8.2.2　内部監査"
- "8.3　　不適合製品の管理"
- "8.5.2　是正処置"
- "8.5.3　予防処置"

これ以外の文書は組織が必要性を判断する必要がある．すなわち，医療の提供に直接的に必要とされる文書は，各組織が主体的に文書化の要否を決定しなければならない．文書化の目的は"情報交換のツール"，"知識の再利用（共有）"，"適合の証明"であり，それを考慮して組織が必要な文書を決定する必要がある．繰り返すが，ISO 9001体制＝文書化ということではない．

標準書として文書化するか否かの直接的な判断は，当該業務がその時々または人によって手順や基準がいろいろであっても，結果に重大な支障がないか否かで判断される．

標準書として文書化するためには，5.3.4項に記述した文書化のルールに従わなければならない．そのため，標準書は，若干形式的に思われるかもしれないが，次の事項が備わっていることが望ましい．

5.3 ISO 9001を活用したQMSの整備（ステップ6）

標準書として具備すべき事項

(1) "正式なもの，適切な版"であることが識別できるようにする．
(2) 目次構成の要件
　① 目　　的：当該標準書を定めることのねらいをできるだけ具体的に記述する．なお，当該業務について，文書に規定しておかないと，"どんな事態が起こることが想定されるか，そのことは医療の質を保証するうえで重要か"を評価し，真に必要なものについて標準書を定めるべきであることに留意するとよい．
　② 適用範囲：当該標準書の対象とする業務範囲を明確にする．
　③ 関連標準：引用規格，関連規格を列挙する．これは，改訂を進める中で，常に文書間の整合を図るべきで，それを漏れなく行うためである．
　④ 定　　義：当該標準書を使用するうえで誤解の可能性のある用語を明確にしておく．
　⑤ 実施内容：その業務を担当する要員の責任・権限・相互関係，実施すべき業務内容と手順，アウトプットされる品質記録を明確にする．この際，プロセスのフロー図を活用するとよい．
　⑥ 当該業務を実行するうえで使用する帳票のフォーマット
　⑦ 当該標準書自体の管理：主管部署を明記する．
　⑧ 改訂記録：履歴を残す工夫を施す．

この共通の体裁にしておくことが，5.3.4項で記述した文書管理を適切に行うための一つの要件である．例えば，文書の改訂が行われる中で，常に文書間の整合を確認していくためには，当該文書の関連標準が明確になっていることが必要である．

参考として標準書のモデルを図5.6に示す．

```
┌─────────────────────────────────────────────────────────┐
│                  感染症発症時の処置手順                      │
│                              文書番号：○○○○-○            │
│         制定日：200X 年○○月○○日（初版）                  │
│                                    ┌────┬────┬────┐    │
│                                    │承認│審査│作成│    │
│                         主管部署：看護部│ ㊞ │ ㊞ │ ㊞ │    │
│                                    └────┴────┴────┘    │
│  配付先                                                  │
│  ┌─────────┬─────────┬─────────────┬─────────────┐   │
│  │ 病院長   │ 医局     │ 看護部長     │ 生理検査課   │   │
│  ├─────────┼─────────┼─────────────┴─────────────┤   │
│  │ 事務部長 │ 臨床検査課│ 各ナースステーション         │   │
│  └─────────┴─────────┴───────────────────────────┘   │
│                                                         │
│  1. 目　的：                                             │
│     感染症発症時に院内および来院者への感染を防止し，影響を最小限に │
│     とどめるために，関連部門の役割を明確にする．           │
│                                                         │
│  2. 適用範囲：                                           │
│     ○○病院の全域を対象とする．                          │
│                                                         │
│  3. 関連標準：                                           │
│     患者隔離基準（医局）                                  │
│     感染症報告基準（医療安全対策委員会）                   │
│     感染予防マニュアル（看護部）                          │
│                                                         │
│  4. 定　義：                                             │
│     本規定で対象とする"感染症"とは，……とする．            │
│                                                         │
│  5. 実施内容：                                           │
│     次のフロー図に業務の実施手順と関連各部門の役割を示す．   │
│     ……                                                 │
│                                                         │
│  6. 改訂履歴：                                           │
└─────────────────────────────────────────────────────────┘
```

図 5.6 標準書のモデル

このような"体裁"を整えることも，組織全体として管理していくためには必要で，統一的な体系化ができることも ISO 9001 の取組みによる大きな効果である．

5.3 ISO 9001 を活用した QMS の整備（ステップ 6）

5.3.7 医療の質改善にかかわる方針・目標の明示と展開，実施の仕組みの整備（⑥）

病院にはその設立の理念があり，運営の基本方針がある．一方，現実にはインシデント・アクシデントの発生や，患者からの苦情・要望，または内部の人々が自覚する様々な問題点があるはずである．このギャップをどのように改善していくかについての経営者の方針と具体的な改善目標が設定され，その達成に向けてベクトルの合った活動が必要となる．

改善目標の設定には実態の把握が必須である．質保証体系図の整理を通じてシステムの全体像を明確にし，QMS 運営の実態を把握する段階を経て，トップマネジメントとしての改善目標が定められる．トップマネジメントの質目標を各部門に展開し，具体的な改善計画を立て，実行，管理し結果をシステムに反映するという，PDCA サイクルの確立が要求されている．このように，QMS を医療機関に適用して，患者満足度の向上，医療安全および医療の質の改善のための活動を推進するためには，統一的なリーダーシップのもとで組織的な活動を推進していくことが不可欠である．

まず，この方針および目標の設定に関する ISO 9001 の要求事項を見てみよう．

―― ISO 9001 ――

5. 経営者の責任

5.1 経営者のコミットメント

トップマネジメントは，品質マネジメントシステムの構築及び実施，並びにその有効性を継続的に改善することに対するコミットメントの証拠を次の事項によって示すこと．

a) 法令・規制要求事項を満たすことは当然のこととして，顧客要求事項を満たすことの重要性を組織内に周知する．
b) 品質方針を設定する．
c) 品質目標が設定されることを確実にする．
d) マネジメントレビューを実施する．

e) 資源が使用できることを確実にする．

5.3 品質方針
トップマネジメントは，品質方針について次の事項を確実にすること．
a) 組織の目的に対して適切である．
b) 要求事項への適合及び品質マネジメントシステムの有効性の継続的な改善に対するコミットメントを含む．
c) 品質目標の設定及びレビューのための枠組みを与える．
d) 組織全体に伝達され，理解される．
e) 適切性の持続のためにレビューする．

5.4 計画
5.4.1 品質目標
トップマネジメントは，組織内のそれぞれの部門及び階層で品質目標が設定されていることを確実にすること．その品質目標には，製品要求事項[7.1 a) 参照] を満たすために必要なものがあれば含めること．品質目標は，その達成度が判定可能で，品質方針との整合性がとれていること．

ISO 9001 の "5. 経営者の責任" で質方針，質目標の設定およびマネジメントレビュー（トップ主導で行う定期的な QMS 運営結果のレビュー）の実施が要求されている．ISO 9001 の "5.1" の a), b) および d) は，トップマネジメント自らが実施する項目である．c) および e) の "～を確実にすること" は，トップマネジメント自らは実施しなくてもよいが，確実に実現できるような状況にする，場を作る，仕組みを作ることがトップマネジメントの責務であることを意味し，それがうまくいっているかどうかを確認し，必要な指示を出すことまでが含まれる．

トップマネジメントは，顧客要求事項および法令・規制の要求事項に応えることの重要性を組織内に伝えることを含む a)～e) に取り組むことによって，

5.3 ISO 9001を活用したQMSの整備（ステップ6）

QMSの構築および実施，並びにその有効性を改善することに対するコミットメントを示す．コミットメントとは，組織の内外に対するトップの公約（実行宣言）と考えてよい．

質方針は，ISO 9000の"3.2.4"で定義されている．トップマネジメント自らが，組織の目的（病院設立の理念など）に基づいて正式に表明しなければならない．この質方針によって医療の質改善の方向を示し，組織全体がこれに従って質目標への展開を具体的に推進できることが必要である．ISO 9001のQMSのスタートとなる質方針の策定および周知の責任は，トップマネジメントにある．

ISO 9000

3.2.4 品質方針（quality policy）

トップマネジメント（**3.2.7**）によって正式に表明された，品質（**3.1.1**）に関する組織（**3.3.1**）の全体的な意図及び方向付け．

参考1. 一般に品質方針は，組織の総合的な方針と整合しており，品質目標（**3.2.5**）を設定するための枠組みを提供する．

ISO 9001の"5.3"には，質方針として明確にすべき基本的な事項を規定している．質方針の内容に関しての要求は，a)～c)である．a)では，組織の目的と質方針のつながりが明確であることが必要であるとしている．b)は，要求事項への適合とQMSの有効性を継続的に改善することに対するコミットメントが含まれることを要求している．c)は，質方針が，ISO 9001の"5.4.1"の要求事項を満たす質目標を設定できるような具体的な内容でなければならないということを意味している．質方針と質目標とのつながりの明確化が必要であることはいうまでもない．e)の"品質方針の適切性を確認するためのレビューを実施すること"とは，質方針は一度作ればそれで終わりではなく，その内容が引き続き適切であることを必要に応じて見直すことが必要であることを意味している．この5.3のe)に関連して，質方針の変更の必要性の評価は，マネジメントレビューで行うことが要求されている．質方針は，文書化するこ

とが必要である．

トップマネジメントが定めた"質方針"という医療の質に関する全般的な方向を，該当する部門，階層ごとにブレークダウンし達成すべき目標として定めたものが，"質目標"である．形式的な質目標ではなく，実効性のある質目標を設定することが，活動の具体化につながる．この目標の達成に向けて全職種が連携をとりながら業務改善を進めることに大きな意義がある．

医療分野では，これまで，トップマネジメントの作成した質方針をもとに，医師をはじめとするすべての職場に目標を展開し実施していくという活動がほかの産業分野に比べて弱かったように思える．しかし，経営の明確な方針が優良な組織運営をもたらすことは多くの事例が物語っており，日本の工業界で進められてきた"方針管理"の考え方，仕組みが大きな成果を上げていることはまぎれもない事実である．

院長の方針，例えば"患者重視"（インフォームドコンセントの充実，診療録開示，セカンドオピニオン）などの考え方を"文書"にして全職員に提示し，実行を指示することは大きな意味がある．

質目標はトップマネジメントの責任のもとで，質方針に基づいて，必要な部署，階層で，具体的な施策として展開され，実行が管理されなければならない．そのためには，質目標も文書化することが必要である．また，目標は必ずしも定量的である必要はないが，達成できたかどうかが判定できなければならない．質目標の設定単位は，診療科ごと，病棟ごとなどのように様々な展開が考えられる．

組織全体を通して，種々の目標が互いに整合性をもっていることが重要であり，部門・階層間の連携，特に医師と看護部門との連携方法を含めて設定するとよい．また，各種委員会に権限を委譲している場合には，委員会ごとに質目標を設定することが必要な場合もある．例えば，"パスの新規作成および整備の推進"を目標に掲げるとすれば，医師と看護部門とを含む医療チームのスタッフ全員で連携して診療科ごとに設定することが考えられる．"注射事故半減"を医療安全対策委員会が中核になって推進するのもよい．

その結果である質目標の達成度の評価は，マネジメントレビューで行うことが要求されている．

具体的な"質方針"，"質目標"の設定と並行して，その進捗を管理し，実行を促す仕組みを整備しなければならない．トップマネジメントの方針を受けて，各部門が取り組む一定期間（通常は年度ごと）の課題と達成目標を定め，その進捗を管理し，マネジメントレビューの場で達成度を評価し，方針をレビューし，次年度目標の設定につなげる一連の業務を確実に行うための責任と手順を定めるとよい．"質目標管理規定"などの標準書として，実施すべき事項とその責任を明確にしておくのが一般的である．

5.3.8 病院システムの全体像の整理【質マニュアルの整理】（⑦）
(1) 質マニュアルの定義と意義

質マニュアルとは，組織のQMSの全体像をまとめた文書で，ISO 9001で作成が要求されている．

ISO 9001

4.2.2 品質マニュアル

組織は，次の事項を含む品質マニュアルを作成し，維持すること．

a) 品質マネジメントシステムの適用範囲．除外がある場合には，その詳細と正当とする理由（**1.2**参照）．

b) 品質マネジメントシステムについて確立された"文書化された手順"又はそれらを参照できる情報

c) 品質マネジメントシステムのプロセス間の相互関係に関する記述

"質マニュアル"がもつ文書としての性格を検討する際に，最も端的に理解できる規定は，ISO 9000の2.7.2のa)の内容である．

> ─── ISO 9000 ───
> **2.7.2 品質マネジメントシステムで用いられる文書の種類**
> 次に示す種類の文書が，品質マネジメントシステムで用いられる．
> **a)** 組織の品質マネジメントシステムに関する一貫性のある情報を，組織の内外に提供する文書．このような文書を品質マニュアルという．

ISO 9001 の "4.2.2" にある "次の事項を含む" とは，質マニュアルに "4.2.2" の a)～c) だけを含んでいればよい，ということではない．ISO 9000 の "2.7.2" に定義されているような "QMS を規定する文書" であって，しかも a)～c) を含むという意味である．

従来，病院では，個別のプロセスの手順は看護手順などの文書化された標準として作成していても，QMS を構成するプロセスとその相互関係の全体像を一冊の文書としてまとめることはほとんどされてこなかった．したがって，これから ISO 9001 に則した QMS の構築を進めようとする組織にとって，QMS の全体像をまとめるということは初めての経験で，質マニュアルを作成することは，この取組みの象徴的な活動になる．ISO 9001 は QMS で管理すべき事項を網羅的に取りあげたリストと考えられるから，この規定事項を適切に取り込んだ QMS の全体像をまとめた "質マニュアル" を作成することは，組織の QMS の大枠を定めることになる．

医療の質を保証していくための QMS を構成する業務の概要，その相互関係，それを担当する組織の役割などを質マニュアルという "一つの文書" にまとめることに意義がある．この質マニュアルを QMS 運営の基点とすることによって，医療機関としての医療の質保証および質向上を推進する体制の整理につながることが期待される．

(2) 質マニュアルの作成と規格要求事項との対比

質マニュアルを具体的にどのようにまとめていくか．病院の QMS の全体像を質マニュアルにまとめる際の指針となるのが，ISO 9001 である．ISO 9001 は，サービスを受ける側が提供する側に対して，サービスの質を保証するうえ

5.3 ISO 9001 を活用した QMS の整備（ステップ 6）

で整備しておくべき課題をリスト化したものである．確かに医療を念頭に置いたものではないが，"要求事項"の意図を考えれば，すべての業種で対応可能である．

これまでは，部分的に ISO 9001 を引用してきたが，ここではじめて規格の全体を見てもらいたい．表 3.1 に ISO 9001 の章構成がある．しかし，質マニュアルはこの構成どおりに記述する必要はない．ISO 9001 の規格は必ずしも業務の流れに沿った構成にはなっておらず，抽象度の高い要求事項と具体的な要求事項が混在しており，規格の構成に沿った記述は難しい．医療の仕組みを ISO 9001 に合わせるのではなく，医療の仕組みを ISO 9001 の意図を組み込んで再整理する．このことは病院が本来あるべき姿を見直すことにもつながる．

付録 1 に質マニュアルの基本構造と作成のポイントを示す．ただし，これは，あくまで質マニュアルの一つの構成例であり，100 床程度の一般的な病院をイメージしたモデルである．病院にはそれぞれ特徴があり，規模も違う．このモデルは，直接これに沿って質マニュアルの作成を進めることを意図したものではなく，質マニュアルとは，"どのような文書か"を具体的にイメージしてもらうことをねらいにしている．付録 1 を参考に，質マニュアルとは，どのようなことを，どこまで記述するのかの概要を理解し，そのうえで，病院の特徴を踏まえた自分たちの質マニュアルを作ってもらいたい．もちろん，質マニュアルもはじめから完全なものはできない．運用の中で常に見直し・改訂を進め，自分たちの QMS の全体像をまとめた文書として自負できるものに仕上げていくことが大切である．

まずは，ISO 9001 の要求事項は後回しにして，このモデルを参考に自分たちの業務の進め方を整理してみる．これまでに検討した質保証体系図とそれを構成するプロセスのフロー図，"文書管理"，"是正・予防"，"品質方針・目標の管理"の仕組みを引用して記述すればかなりの部分は完成する．そのうえで，ISO 9001 の要求事項を確認する．自分たちの業務の進め方を整理してから，ISO 9001 の要求事項を比較してみると，大部分の要求事項は既に取り込まれ

ているはずである．すなわち，ISO 9001 を，質マニュアルの記述内容のチェックリストとして活用するのである．

ISO 9001 の要求事項の一語一句にこだわる必要はない．ISO 9001 が定める各要求事項の"意図"が組み込まれていればよい．そのうえで，ISO 9001 の要求事項に対して欠落や不十分なところに対して，プロジェクトチームでそれぞれの章・項の作成担当を指名し，現状の業務実態を踏まえて必要なシステムの補強を行う．このように作成された案をプロジェクトチームで審議し，確定する．

質マニュアルを作成する場合の一般的な留意事項を次に示す．

質マニュアル作成時の一般的な留意事項

1. 何のために作るのか
   - 自組織の QMS を顧客（患者，その関係者）に開示して，信頼感を付与するため
   - 自組織の QMS の全体像を明示し組織内に徹底するため
   - 第三者機関による審査登録の基準文書として
2. 何をどのように記述するか
   - ISO 9001 の要求事項を自組織では"どのように実施しているか"を記述
   - 第三者が QMS の運用状況が理解できるように記述
   - 自組織の固有条件，特徴ある業務形態を優先して記述
   - 組織内では常識的事項，定着化した業務形態，慣例化した手順も QMS の主要な構成要素である場合には記述
   - ISO 9001 の要求事項は組織の QMS 構成要素の必要条件であり，決して十分条件ではないため，要求事項以外でも必要な QMS 構成要素は積極的に記述
   - ISO 9001 の要求事項であっても，客観的に見て，自組織の QMS に該当しない事項は取り込まない．

5.3 ISO 9001を活用したQMSの整備（ステップ6）

3. どこまで詳しく記述するか
   - 顧客または第三者にQMSとその運営状況を開示する文書
     → これを読むことによって，自組織固有のQMSの概要が理解でき，提供するサービスが信頼できるかどうかを判断するための必要かつ十分な情報が含まれていること．顧客から見て"このように管理され，記録が取られていれば安心だ"と分かる範囲
   - 自組織のQMSの全体像を明示し組織内に徹底するための文書
     → これを読むことによって，組織内の各人が自らの"責任"（気がつかなかったり，気がついても放っておいたりしてはいけないこと），"権限"（自分の判断で決裁し実行することが許され，しなければならないこと）が分かること．

　どこまで詳しく記述するかは，実際にまとめてみると意外に判断が難しいものである．病院組織のQMSの全体像がまとめられる文書であるから，例えばシステム運用上，何か問題があった場合にはここに戻って確認することになるし，また新人職員の採用の際にもこれ1冊で病院全体の仕組みが教育できる．このように，実際に使える文書にしていくために，一般的には50～100ページ程度の1冊の文書にまとめられる．

　このようにして作成された質マニュアルは，ISO 9001への取組みの一種の象徴的な文書である．形式的で意味のない質マニュアルは，ISO 9001の取組み自体を形骸化していくことにつながる．質マニュアルが，職員全員から見て，"自分たちの仕事の仕方の全体像が整理された文書"として自負できるものに育てていくことによって，QMSに求心力が生まれ，そのQMS自体の維持・改善につながることが期待される．

5.3.9 QMSの検証機能の整備【内部監査プロセスおよびマネジメントレビューの仕組みの整備】(⑧)

質マニュアルや手順書に整理した業務の進め方について,決め方はよいか,実行できるのか,などを,"内部監査"を実施することで確認していく.内部監査とは,"組織の中にいる人が,自分たちが定めたQMSが適切かつ有効に構築され運用されているかを確認し合う仕組み"で,これまでの日本の組織管理にはなかった仕組みである.

ほかの要求事項とちょっと毛色の違ったこの要求事項があることが,ISO 9001を非常に有効なものにしている.内部監査を適切に運用することが,QMS構築段階,QMSの維持・改善段階のいずれにおいても,有効なQMSにしていくための鍵を握っている.

(1) 内部監査とは

内部監査に関するISO 9001の要求事項として,"8.2.2"に次のように規定されている.

―――― ISO 9001 ――――

8.2.2 内部監査

　組織は,品質マネジメントシステムの次の事項が満たされているか否かを明確にするために,あらかじめ定められた間隔で内部監査を実施すること.

a) 品質マネジメントシステムが,個別製品の実現の計画(**7.1**参照)に適合しているか,この規格の要求事項に適合しているか,及び組織が決めた品質マネジメントシステム要求事項に適合しているか.

b) 品質マネジメントシステムが効果的に実施され,維持されているか.

　組織は,監査の対象となるプロセス及び領域の状態と重要性,並びにこれまでの監査結果を考慮して,監査プログラムを策定すること.監査の基準,範囲,頻度及び方法を規定すること.監査員の選定及び監査の実施においては,監査プロセスの客観性及び公平性を確保すること.監査員は自らの仕事は監査しないこと.

5.3 ISO 9001を活用したQMSの整備（ステップ6）

監査の計画及び実施，結果の報告，記録の維持（**4.2.4**参照）に関する責任，並びに要求事項を"文書化された手順"の中で規定すること．

監査された領域に責任をもつ管理者は，発見された不適合及びその原因を除去するために遅滞なく処置がとられることを確実にすること．フォローアップには，とられた処置の検証及び検証結果の報告を含めること（**8.5.2**参照）．

すなわちISO 9001の"8.2.2"，内部監査は，図5.7のような三つの評価の視点で組織内の人が相互に確認すること，そのための文書化された実施方法を定めておくことを要求している．

① 意図の評価の視点

業務目的を果たすために，手順や責任，判断基準，必要な資源などが適切に定められ，用意されているか．それらが適切に文書化されているか．ISO 9001を含む要求事項に対して，構築されたQMSの内容がその意図と相違していないか．

② 実施状況の評価の視点

定められたルールに則して業務が遂行されているか（ルールと実行との差異を基点にして，ルールの決め方自体を評価する）．

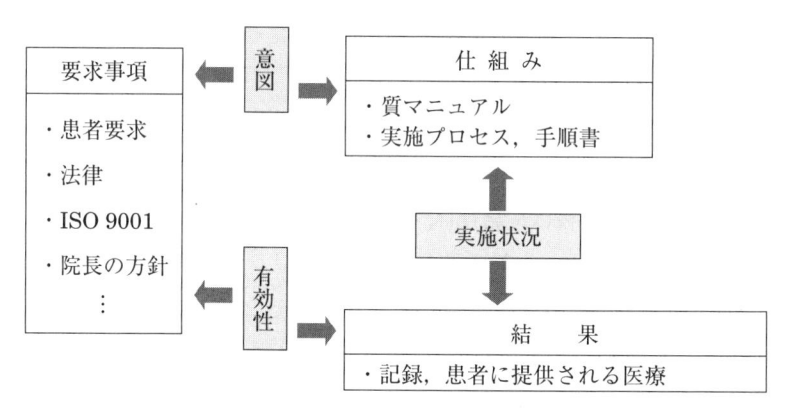

図 **5.7** 監査の構造

③ 有効性の評価の視点

システムのねらいに対して，規定どおり実施して，期待される結果が得られているか（ルール自体の有効性をその実施結果から評価する）．

この三つの視点から見て疑問点があれば，指摘事項として被監査側と協議する．また，不具合が検出されれば，指摘事項として取りあげ，是正を提案する．ただし，内部監査は，通常の業務遂行の中ではなかなか振り返る機会のない仕事の進め方の是非について，組織内の他部門の目で客観的に確認し合う場であって，決して業務遂行の不具合を摘出することが目的ではない．内部にいては気がつきにくい業務遂行上のあいまいな点や，より合理的な業務の進め方の課題を摘出し，議論することによって，システム自体に PDCA を回す，この"C"の役割が主目的である．

内部監査とはどのようなものかを具体的にイメージするために，ある病院の看護部における内部監査の"状況モデル"を示す．これは，あくまで筆者が想定したもので，事実に基づくものではない．ここに示された状況は，いずれも直ちに"不適合"といえるものではないが，このような状況を検出し，それをもとに被監査側と話し合い，このまま放置することの是非，改善の必要性を確認していくのが内部監査である．

看護部における内部監査の状況モデル

(1) 看護部に行き，看護の実施方法の標準化について確認したところ，実務要領書として次の文書が提示された．
- "看護手順"第1編：検査編
- "看護手順"第2編：一般看護編

しかし，この文書は，発行日，発行責任者が記述されていなかった．

さらに，"第2編：一般看護編"の内容を見ると，注射の実施手順が最近の事故の反省から一部改訂されていた．そこで，この改訂内容をどのように看護師へ徹底したのかについて確認したところ，主任看護師を中心にグループの看護師で読み合わせをして勉強しているとの説明があ

5.3 ISO 9001を活用したQMSの整備（ステップ6）

ったが，その記録は特にとっていないとのことであった．

→**チェックポイント：**

発行日，発行責任者が不明では，守ることが義務づけられた正式な指示文書か，単なる教育資料かの区別がつかず，指示があいまいにならないか．教育の記録がないとのことだが，たまたま不在であった看護師への徹底ができず事故の再発につながるおそれはないか．ちなみに，ISO 9001では，教育の記録を取ることが規定されている．

(2) たまたま，病棟の患者に点滴薬のセットをしているのを目撃した．そこで，どのようにして，当該点滴薬を用意し，当該患者用に識別し，患者との照合確認を行い，実施に移すのかをたずねた．担当看護師が薬剤部から届けられた患者の名前の記入された点滴薬と医師の指示箋とを照合確認し，実施するとのことであった．照合確認した記録についてたずねたが，記録はしていないとのことであった．また，患者との照合についてたずねたところ，担当看護師は患者の顔が分かっているので，特別な確認は不要とのことであった．

→**チェックポイント：**

処方箋⟷薬剤⟷患者の照合確認のあり方について，再検討の余地はないか．過去の事故事例の反省が実施手順に活かされているか．

すなわち，内部監査を適切に実施することによって，
・規格への適合性のチェック
・システムの欠落，システム相互間の整合性チェック
・システム運用の不備の発見
を通じてシステムの整備が進み，また，
・システムの目的の再確認
・システムの目的に照らした仕組み自体の改善課題の摘出
・結果の事実に基づくシステムの有効性の評価

によって，QMS自体の改善が進められる．

　病院の各部門は高度に専門化された職種からなる．したがって，他部門の仕事に意見することに抵抗感があり，また，実態の分からない他部門の人に注文をつけられることへの迷惑感もある．この監査する，される双方の抵抗感の払拭が内部監査を有効に実施できるか否かの鍵を握っている．日ごろ，業務の遂行に追われて，振り返る機会をもちにくい，自分たちの仕事のやり方の是非について，関連する他部門の目を含めて見直す絶好の機会として内部監査を捉えることが大切である．最初は，核心に触れた監査ができなくても繰り返すうちに有効性が理解されるはずである．

　適切に実施されれば，内部監査は部門間の相互理解の場としても有効に機能する．

(2) 内部監査員の養成

　内部監査を行うにはそれなりのスキルが必要である．また，監査員には，被監査側の実情を理解し，建設的に対話ができる素養も必要である．したがって経営者（または管理責任者）は，組織内から数名（400人の組織であれば20～30人くらいを目安に）の候補者を選定し，内部監査員になるための研修（外部講習または内部研修）を行い，選任することが必要である．組織内の1,2名の代表が外部の講習を受け，その人が講師となり，組織内で教育を行って，必要な人数の内部監査員を養成するのがよい．

(3) 内部監査の実施手順

　内部監査は，ISO 9001で手順を文書化することを要求しているプロセスの一つである．したがって，内部監査の運営手順を，そこで使われる帳票のフォーマットとともに規定し手順書として文書化（または質マニュアルに記載）する必要がある．

　内部監査は，一般的に次のような手順で実施される．

5.3 ISO 9001 を活用した QMS の整備（ステップ 6）

内部監査の実施手順

1. 全体計画の策定
   (1) 内部監査の年間実施計画の策定（事務局）
   ISO 9001 では，"あらかじめ定められた間隔で"実施することが規定されている．年間の実施計画を立てて実施する必要がある．
2. 個別計画の策定
   (1) 監査方針の確認（事務局）
   当該監査のねらい（重点的に確認する機能：例えば，当該部門の主要業務の"実施手順の標準化"の状況など）を定める．
   (2) 監査チームリーダーおよびメンバーの選定（事務局）
   被監査部門と担当する監査員を指定する．
   (3) 内部品質監査実施連絡書の作成（事務局）
   被監査部門に監査の実施を連絡する．
   (4) 監査ツールの準備（リーダーとメンバー）
   監査のためのチェックシートを作成する．適切に当該部門の業務実態を確認し，課題を提起するためには，どのような質問をすべきかをあらかじめ準備しなければ難しい．したがって，当該部門の手順書などに目を通し第三者から見た疑問点などをメモしておくとよい．
3. 監査の実施
   (1) 初回会議（リーダー）
   内部監査の開始に際して，監査のねらいなどを被監査側に説明する．
   (2) 監査の実務（リーダーとメンバー）
   (3) 指摘事項の検出（リーダーとメンバー）
4. 監査の終了
   (1) 指摘事項の確認と合意（リーダーとメンバー）
   監査の中で検出された指摘事項に対して被監査側と協議し，是正の必要性，是正の方向について合意を図る．

(2) 監査報告書の作成（リーダーとメンバー）
(3) 終了会議（リーダー）
  監査結果を被監査側に説明する．
5．是正処置のフォロー
(1) 是正処置計画の確認（リーダーとメンバー）
  被監査側が策定した是正計画を確認する（問題がなければ承認）．
(2) 是正処置の実施（被監査側）
(3) フォローアップ監査（リーダー）
  是正処置の有効性を評価する．
(4) マネジメントレビューへの報告（管理責任者）
  内部監査の実施結果を集約し，QMS見直しのインプット資料として役立てる．

　このように実施手順を整理すると，若干形式的な仕組みに見えるかもしれない．内部監査は実施しなくても何ら当面の業務に支障をきたすものではないだけに，きちんとしたルールを決めて，確実に実施していく体制が必要なのである．ここにISO 9001でも文書化した手順の制定を要求している理由がある．
　質マニュアルの案を作成したら，それを基点にまず内部監査を実施する．内部監査によって，質マニュアルに構築・整理された業務手順に沿った業務遂行を確認し，問題があれば業務の責任・手順・基準を再検討し，質マニュアルの改訂につなげる．

(4) マネジメントレビューとは

　マネジメントレビューとは，"構築されたQMSを最終的に承認したトップマネジメントが，自らが定めたQMSの運用の結果を踏まえて，QMS自体を評価し改善するための仕組み"である．まずはISO 9001の要求事項を見てみよう．
　トップマネジメントは，QMSが期待どおりに，適切で，妥当で，かつ有効に機能しているかを確認し，必要な場合には適切な処置をとるために，あらか

5.6 マネジメントレビュー
5.6.1 一般

トップマネジメントは，組織の品質マネジメントシステムが，引き続き適切で，妥当で，かつ，有効であることを確実にするために，あらかじめ定められた間隔で品質マネジメントシステムをレビューすること．このレビューでは，品質マネジメントシステムの改善の機会の評価，品質方針及び品質目標を含む品質マネジメントシステムの変更の必要性の評価も行うこと．

マネジメントレビューの結果の記録は維持すること（**4.2.4**参照）．

5.6.2 マネジメントレビューへのインプット

マネジメントレビューへのインプットには次の情報を含むこと．

a) 監査の結果
b) 顧客からのフィードバック
c) プロセスの実施状況及び製品の適合性
d) 予防処置及び是正処置の状況
e) 前回までのマネジメントレビューの結果に対するフォローアップ
f) 品質マネジメントシステムに影響を及ぼす可能性のある変更
g) 改善のための提案

5.6.3 マネジメントレビューからのアウトプット

マネジメントレビューからのアウトプットには，次の事項に関する決定及び処置を含むこと．

a) 品質マネジメントシステム及びそのプロセスの有効性の改善
b) 顧客要求事項への適合に必要な製品の改善
c) 資源の必要性

じめ定められた間隔で，"QMS自体を見直す場"を作ることが要求されている．そして，その見直しをするためのインプットとしてシステムの運用の結果を示すa)～g) を活用し，トップマネジメントとしての意思決定をすることが求められている．

すなわち，QMS運用の結果を定期的に（通常年に1, 2回）集約し，QMSを定めた意図と対比してトップマネジメントが行うQMS自体にPDCAを回す，"C"の役割である．

(5) マネジメントレビューの仕組みの整備

医療の場合には，これまでPDCAをマネジメントレベルで回す経験が少ない．これが適切に行われるためには，二つのポイントがある．

一つ目は，トップマネジメントが主導する組織全体で質を議論し，意思決定を行う会議体を設定し，決めたことを各部門で実行できる指揮命令系統の整備である．病院の各部門の代表からなる会議体をマネジメントレビューの場と位置づけ，月に1度程度は質にかかわるレビューを行うとともに，年に1, 2回はQMS全体を見直す場を作る．二つ目は，QMSの運営結果を監視する管理指標を設定し，運用状況を定期的に集約，解析する体制を構築しておくことである．

管理指標とは，例えば次のようなものである．
・疾患ごとの治療成績や合併症発生率，死亡率，再手術・再入院率などの臨床指標
・院内感染症，転倒・転落，インシデント・アクシデントの発生率や発生状況
・平均在院日数，病床稼働率，紹介率，外来患者数などの経営指標
・医療訴訟，患者満足度調査結果など

これら，およびISO 9001の"5.6.2"のa)～g) に示された内部監査の結果などを定期的に集約，解析してマネジメントレビューの場に提示する責任・権限などを組織内で定めておかなければならない．

これらの"システムの運営結果を踏まえてシステム自体を見直すPDCAの

場"がマネジメントレビューである．

5.3.10 QMSの継続的改善【構築・整備されたQMS自体のPDCA】(⑨)

5.1節の(3)で述べたように，システムははじめから完全なものができるものではない．審査登録を一つのターゲットとして取組みは進められることになるであろうが，その"審査登録"がQMSの完成を意味するものではない．むしろ登録は，ISO 9001の意図を取り込んだQMS運営のスタートと考えるべきである．構築されたQMSは，その時点から実際のQMS運営の中で発生する様々な事象に基づいて見直し・改訂が行われなければならず，このステップをあらかじめISO 9001への取組みにきちんと位置づけておくことが大切である．

特に，QMS運営の中で発生する様々な事象を捉えて，目標の達成度の評価を経てQMS自体にPDCAを回すための"C"の機能をきちんと整備しておくことが必要である．

ISO 9001では，"C"の機能を非常に適切に規定している．

・マネジメントレビュー：経営者によるQMSの運営実態の定期見直しのプロセス
・プロセスの監視，データの分析：業務実態の事実による把握・集計・分析のプロセス
・内部監査：組織内のメンバー相互の業務の進め方の実態確認・改善課題の提案
・是正・予防処置：インシデント・アクシデントの再発防止，未然防止

これらの関係を，図5.8に整理する．

"インシデント・アクシデントの発生，クレームの再発防止（是正処置）"や"内部監査"に基づく当該プロセスの見直し・改訂（個別課題ごとのPDCA）と，それらの結果を集計・層別・分析して，経営課題としてQMSの見直しを図る（マネジメントレビューに基づく大きなPDCAサイクルを回す）ことによってQMSの継続的改善が図られる．

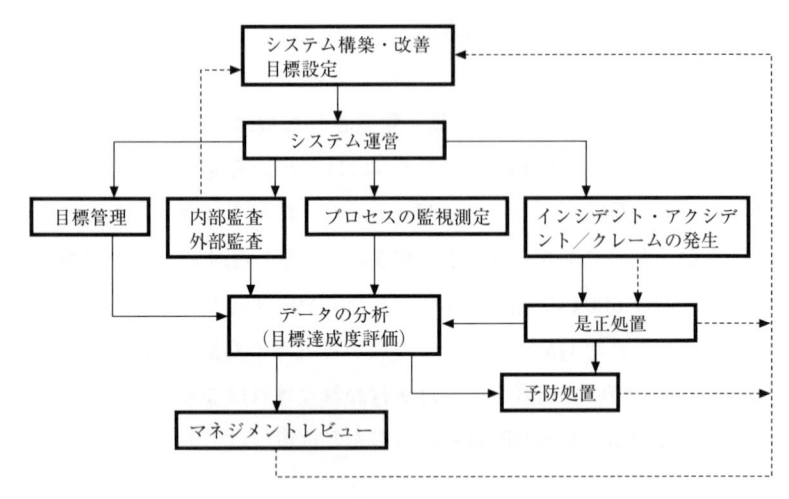

```
                    ┌──────────────────┐
            ┌──────▶│ システム構築・改善 │◀──────┐
            │       │     目標設定      │       │
            │       └─────────┬────────┘       │
            │                 ▼                │
            │       ┌──────────────────┐       │
            │   ┌──▶│   システム運営    │──┐    │
            │   │   └─────────┬────────┘  │    │
            │   │             │           │    │
  ┌─────────┴┐ ┌┴──────┐ ┌────┴──────┐ ┌──┴────────────┐
  │ 目標管理 │ │内部監査│ │プロセスの │ │インシデント・ア│
  │          │ │外部監査│ │監視測定   │ │クシデント／ク │
  │          │ │        │ │           │ │レームの発生   │
  └────┬─────┘ └───┬────┘ └─────┬─────┘ └──┬────────────┘
       │           │            │          │
       └──────────▶▼◀───────────┘          │
              ┌──────────────┐             │
              │ データの分析 │◀────────────┤
              │(目標達成度評価)│           │
              └──────┬───────┘   ┌─────────┴┐
                     │           │ 是正処置 │
                     │           └────┬─────┘
                     │                ▼
                     │           ┌──────────┐
                     │           │ 予防処置 │
                     │           └──────────┘
                     ▼
            ┌──────────────────┐
            │マネジメントレビュー│
            └──────────────────┘
```

図 5.8 継続的改善の PDCA サイクル

ISO 9001 の審査登録制度は，登録後も引き続き第三者機関による定期維持審査（サーベイランス）が継続される（5.4 節参照）．外部の審査員によるシステムの評価なども積極的に取り入れて QMS 自体をより有効なものにしていかなければならない．

ISO 9001 への取組みの具体的な実施事項は，これまで述べたように仕事の進め方を標準化し，必要な文書化をすることだが，それは，仕事の進め方の改善の基点を整理することで，仕事の進め方を固定するものではない．ISO 9001 の取組みのねらいは，医療の質向上，すなわち安全確保，患者満足の向上である．それを実現する QMS は単に，かっこいい質マニュアルや，きちんと整理された文書体系の形ではなく，常に現状の課題を捉えてスパイラルアップするシステムでなければ有効なシステムにはなり得ない．

なお，ISO 9001 に基づく QMS 構築と少し離れるが，この取組みを真に有効なものとするためには，QMS 運営中で発生するインシデント・アクシデントなどの様々な事象の原因を究明し，当該プロセス遂行のソフト・ハードの両面を具体的に改善する"問題解決の進め方"を身につけることが欠かせない．インシデント・アクシデントをきっかけにした QMS の見直しといっても，発

5.3 ISO 9001 を活用した QMS の整備（ステップ 6） 269

生した減少だけを捉えた思いつきの対策や，担当者の叱責，注意喚起だけではシステムの成長は望めない．的確に解決すべき問題を捉え，対策を検討し，確実な再発防止を図っていくためには，その進め方の"定石"がある．この定石に基づく問題解決を組織内で実践していくことによって，ISO 9001 に基づくシステム整備が有効なものになっていく．

問題解決の"定石"の基本のステップを図 5.9 に示す．なお，問題解決の定

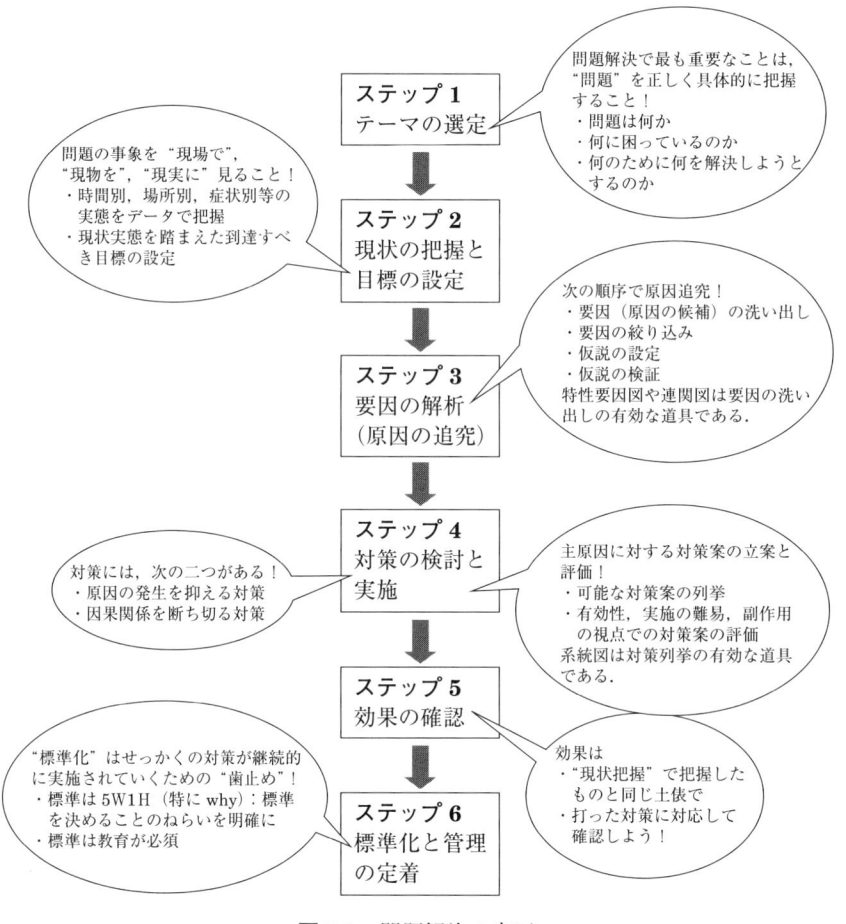

ステップ 1　テーマの選定
- 問題解決で最も重要なことは，"問題"を正しく具体的に把握すること！
  - 問題は何か
  - 何に困っているのか
  - 何のために何を解決しようとするのか

ステップ 2　現状の把握と目標の設定
- 問題の事象を"現場で"，"現物を"，"現実に"見ること！
  - 時間別，場所別，症状別等の実態をデータで把握
  - 現状実態を踏まえた到達すべき目標の設定

ステップ 3　要因の解析（原因の追究）
- 次の順序で原因追究！
  - 要因（原因の候補）の洗い出し
  - 要因の絞り込み
  - 仮説の設定
  - 仮説の検証
- 特性要因図や連関図は要因の洗い出しの有効な道具である．

ステップ 4　対策の検討と実施
- 対策には，次の二つがある！
  - 原因の発生を抑える対策
  - 因果関係を断ち切る対策
- 主原因に対する対策案の立案と評価！
  - 可能な対策案の列挙
  - 有効性，実施の難易，副作用の視点での対策案の評価
- 系統図は対策列挙の有効な道具である．

ステップ 5　効果の確認
- 効果は
  - "現状把握"で把握したものと同じ土俵で
  - 打った対策に対応して確認しよう！

ステップ 6　標準化と管理の定着
- "標準化"はせっかくの対策が継続的に実施されていくための"歯止め"！
  - 標準は 5W1H（特に why）：標準を決めることのねらいを明確に
  - 標準は教育が必須

図 5.9 問題解決の定石

石について簡単な解説を巻末の付録2に示す．詳細は数多くの成書があるのでそれらを参考に，ぜひ ISO 9001 の取組みと並行して"問題解決の進め方"を学習し，実践してもらいたい．

5.4 第三者機関による QMS 評価

5.2節および5.3節によって構築された QMS の客観的な評価を得るため，第三者機関による審査登録制度を活用することは有効である．

審査登録を受けようとする組織は，5.2.4項で述べたように，まず，審査を受ける"審査登録機関"を選定しなければならない．その選定した審査登録機関に登録の申請をし，契約を締結する．

審査では，事前に送付された質マニュアルをもとに，ISO 9001 に適合した QMS が構築され，運用されているかを審査登録機関から派遣された審査員が病院の各部門の担当者に質問し，文書や記録を確認することによって行われる．審査の内容は，審査結果報告書にまとめられ，被審査側の確認を得て，各審査登録機関に設けられている判定委員会に報告される．そして，判定委員会では審査結果報告書に基づいて登録の可否が審議，決定され，その可否が通知される．登録が確定すれば，登録証が交付され，公表される運びとなっている．

この制度では，登録すれば終わりではなく，登録された組織は，QMS が効果的に維持されているかどうかを確認するために，少なくとも年に1回は定期維持審査（サーベイランス）を受けることが決められている．QMS は一度構築しても，それを適切に維持することは難しく，ISO 9001 では QMS の継続的改善が要求されている．この維持・改善状態を確認する仕組みが，定期維持審査（サーベイランス）である．

組織の中にいては気がつかない，または気がついてもなかなか実行に踏み切れない仕事の進め方の改善課題を外から客観的に見て指摘し，実行を促していく仕組みがこの制度の大きな特徴となっている．

さらに，この登録証の有効期限は3年間で，3年ごとに"更新審査"が実施される．定期維持審査（サーベイランス）の連続で QMS の維持・改善は確認され，また，3年に一度は，更新審査によって QMS の全体を振り返って，登録更新可否の審査が行われることを意味する．

審査を受けるに際しての主な留意事項は，次の三つである．

(a) ISO 9001 の審査とは，構築・運用されている QMS と ISO 9001 の規格との適合性評価である

ISO 9001 との適合性の評価とは，ISO 9001 の各要求事項への適否を直接確認することではなく，規格の意図をその病院の特徴や規模を踏まえて的確に解釈して，当該組織の顧客（患者やその家族だけでなく社会一般）から見て，納得できる仕事の仕組みが確立され，運用されているかを評価することをいう．的確か否かは当該組織の"顧客"，すなわち患者またはその代弁者あるいは地域社会の立場から見て，信頼感・安心感がもてるシステムか否かが判断基準となる．また，ISO 9001 の審査は構築された QMS の静的な状態の評価ではなく，ダイナミックな運用実態の評価である．構築された QMS それ自体だけでなく，それが運用され，そこで発生する様々な事象に基づいてシステム自体が見直され，改善されていく状態が評価の対象である．

審査員は，ISO 9001 の規格については，一応"プロ"である．ただし，病院の業務については受審者側がプロである．医療に対応する規格の適用方法について，審査側の一方的な意見に従うのではなく，医療の"プロ"として積極的に議論したうえで，納得したものにしなければならない．

(b) 組織の QMS において，審査で確認できる部分はほんの一部にすぎない

実際に使用している帳票，作業している現場をできるだけ多く積極的に提示し，業務の実態を開示して議論する．他部門の審査にも時間の都合がつく限り傍聴するとよい．終了会議（審査結果の報告・討議の場）にはできるだけ多くの関係者が出席することが望ましい．改善すべき課題として取りあげられた事象に対して，対策をとる範囲を，審査後，組織内で十分議論し，水平展開を図る．

(c) 審査が近づくと，登録すること自体が目的となり，本来のねらいを忘れがちになる

ISO 9001 で要求する"規定に沿って業務を整理する"，"客観性を付与する"，"実証できるようにする" などは QMS の運営効果を明確にするための方法論であり，あくまでも目的は医療の質向上，安全確保，患者満足の向上である．

5.4 第三者機関によるQMS評価

5.4.1 審査の概要

登録審査は，2段階で行われる．

第1段階の審査では，規定要求事項（ISO 9001の要求事項，法的要求事項を含む当該事業運営の前提事項）を取り込んだQMS骨格の整備実態の評価・確認，そして，そこで検出された課題の是正を踏まえて第2段階では"QMS"がISO 9001の要求事項を取り込み構築され，運用されていることの確認が行われて，QMS判定委員会への登録可否が上申される．それに基づき審査登録機関に設置された判定委員会での登録の可否が決定される．登録可となれば，ISO 9001適合組織として，世間に公表されることになる．

審査の視点は基本的に，5.3.9項の内部監査の図5.7と同じである．ただし，ここでは第三者の目で，(1) 要求事項（患者の期待，法の規制，ISO 9001の要求事項など）の意図が適切に取り込まれたQMSが整理されているか，(2) そのQMSが確実に運営されているか，(3) そのQMSは要求事項に対して有効に機能しているか，また，(4) その有効性が改善されるサイクルが回っているか，が審査される．登録審査の段階では(1), (2)が中心になる．維持，更新と進むに従い，(3), (4)のウエイトが高くなる．参考までに，(1)〜(4)について，評価のポイントなどを次に示す．

(1) 構築されたQMSの要求事項との整合性

ISO 9001は，基本的に顧客の立場から，サービス提供側に対して，安心してサービスを受けるために管理してもらいたいことを網羅的に整理したものである．したがって，まず，この規格を当該組織に適用したときに想定される"整備しておくべきシステム"の整備実態が評価される．評価の結果，次のような実態が検出されれば是正が必要となる．

① 当該組織のQMSを構成する主要なプロセスが未整備でその実態が確認できない

〈例〉"看護計画の策定・管理のプロセス"，"与薬管理のプロセス"など，当該組織にとって，当然，管理された状態で運営されなければならないプロセスについて，関連部門間の役割分担，上〜下工程，指示

元・指示先の"モノ"と情報の伝達内容と手段が確認できない．
② QMSを構成する主要なプロセスに欠落がある．
　〈例〉 "内部監査のプロセス"，"マネジメントレビューのプロセス"などがQMSに位置づけられていない．
③ 業務実態は十分機能しているにもかかわらず，QMS要素としての位置づけ，または，質マニュアルや下位文書での規定内容が明確でない
　〈例〉 インシデントの処置は適切に実施されているが，質マニュアルに記述された手順が実態に則していない．

(2) 構築されたQMSの運用実態との整合性

構築されたQMSが，定められたとおりに運用されているか否かを，運用した結果の記録を中心に確認することによって評価する．評価の結果，次のような実態が検出されれば是正が必要となる．

① QMSを構成する業務要素が文書規定または実施計画でしか確認できない
　〈例〉・質目標の部門への展開，その進捗状況の定期報告が規定に定められているが，実行が伴っていない．
　　　・ある検査機器について使用前の点検が定められているが，実施されているか否かが確認できない．
② 質マニュアルや規定，要領書等に定められた規定内容に対して，業務実態が規定どおり行われていない
　〈例〉・診察結果は診療録2号用紙に記録し，担当医師がサインすることになっているが，全くサインがない．
　　　・看護部で管理している"向精神薬注射箋"に記載されている薬品の払い出しは請求責任者名，日付を記録することになっているが，記録に抜けが多い．

(3) 構築されたQMSの有効性

本来の目的である安全な医療，患者満足の向上につながるQMSになっているかをシステム運営の結果から評価する．ただし，ここでは，例えばインシデ

ント・アクシデントの発生件数が，直接審査の対象ではない．その原因となったプロセスの有効性が評価の対象である．例えば，与薬にかかわるインシデントが相変わらず多発しているのであれば，構築された与薬のプロセスの有効性に懸念がある．次のような事態が検出されれば検出課題として提起される．

〈例〉 アクシデントの発生に基づき"医療安全対策委員会"から，医局に対して，処方箋の記入のあり方についての検討が指示されているが，どのように処置されたかが確認できない．

(4) 構築されたシステムの運営結果に基づく見直し

ISO 9001 の審査は単なる静的なシステムの構築状態の評価ではない．システムが運営され，その結果に基づいてシステム自体が見直されるダイナミックな運営管理実態の評価である．ISO 9001 が要求しているシステムの運営状態のチェック機能（内部監査，プロセスの監視・測定など）と，それらに基づくシステムの見直し機能（マネジメントレビュー，是正処置など）の実態確認である．すなわち，PDCA が回る体制にあるか否かが評価される．評価の結果，次のような実態が検出されれば是正が必要となる．

〈例〉・マネジメントレビューのアウトプットが，実行に移されたか否かの確認ができない．
・発生したインシデントに対して，是正処置の検討が指示されているにもかかわらずその処置だけで，原因究明，再発防止の検討が行われていない．

登録審査においては，上述のような指摘事項が検出された場合には，その指摘事項に対する是正が実施され，その完了が審査チームによって確認されてから，判定委員会に上申される．

なお，各審査の概要を表 5.2 に示す．

表 5.2 審査の位置づけ

	審査登録		定期維持審査 (サーベイランス)	更新審査
	第1段階審査	第2段階審査		
審査のねらい	規定要求事項(規格要求事項,法的要求事項を含む当該事業運営の前提事項)を取り込んだ<u>システム骨格</u>の整備実態の評価・確認.	"システム"が規格の要求を取り込み構築され,<u>運用が開始されていること</u>の確認. QMS 判定委員会への登録可否の上申.	"システム"が構築・運用されている前提のうえでの,定着の確認,ほころびの是正,有効性の改善のための課題発掘. 登録維持可否の QMS 判定委員会への上申.	QMS 維持の3年間を振り返って,継続性の観点から規格適合性を確認,評価. 3年経過した時点を捉えて,新たな展開,登録維持の効果追求への動機づけを図る. 登録更新可否の QMS 判定委員会への上申.
審査の要点	・対象組織の業種,業態,規模に則した規格の"適切"な解釈と適用("適切"か否かは当該組織の"顧客"の立場から見て,信頼感・安心感がもてるシステムか否かが判断基準). ・規定要求事項(規格の要求事項,法的要求事項,自分たちで決めたルール)について,<u>顧客の立場から見て,決められているべきことの</u>実態確認と要整備課題の摘出,指摘.	・顧客だけでなく,第三者の視点で規定要求事項が当該組織の業態,規模に相応して取り込まれ構築されたことの確認・評価. ・構築されたシステムの,継続的な維持・運用体制の有無の確認・評価.	・システムの"運用の実態"および"運用の結果"の確認からシステム自体に内在する課題と有効性を評価. ・組織の中にいては気がつかないシステムの不適合の前兆現象の発見,改善課題の発掘,分かっていても実行に踏み切れない課題の提言.	・3年間のシステム運営経過のレビューを踏まえて,現状システムを評価し,次の3年間に向けてのシステム改善課題を提起. ・第三者(審査員)の視点も含めて,自分たちの業務の進め方自体を振り返り,再確認する場の提供.

5.5 医療版質保証体系図とフロー図

5.5.1 医療における質保証体系図とフロー図
(1) "医療の質"と"質保証体系図とフロー図"
"医療の質"を考えることは医療の目的を考えることである．何の質か，どんな質か，誰のための質か．いうまでもなく，医療は患者のためにあるのだから，医療の受け取り手である患者に焦点を当てて医療の質を考えていかなければならない．これから説明する"質保証体系図"と"フロー図"は，医療において"患者本位"を強く意識させるためのツールの一つといえるであろう．

患者本位の医療のためには，まず医療従事者が自分たちの現在行っていることを互いに知ることから始まる．質保証体系図とフロー図はこれを可視化して，共有化するためのものである．また，これはチーム医療で行っている医療ケアの連続性の中での自分たちの課題の評価を行っていくことでもある．そして，これは"標準化"へとつながっていくわけであるが，これまで個人間でばらつきのあったものを標準化していくことは，当然のことながら"質の底上げ"であって，"最高の質を下げる"ことではない．

質保証体系図とフロー図を作成するにあたっては，"プロセス"がキーワードとなる．詳細は後で説明するが，この"プロセス"を意識して医療業務の中身を整理し可視化していくことによって，いままで気づかなかった連携のあり方や，患者との関係，医療で自分たちが何を達成していくのかというようなことが，より鮮明に見えてくるはずである．

(2) 質保証体系図とフロー図とは
(a) 医療版質保証体系図とは
"医療版質保証体系図"とは，病院などの医療機関において，医療の質を保証するための組織全般にわたる活動を，体系的に表現して文書化したものである．一般に工業分野で使用している"品質保証体系図"とは，その組織の活動全体を構成するプロセスなどを中心にしてその順序や相互関係を分かりやすく整理した図であり，当該の組織がどのように製品やサービスの質を実現し，保

証していくかを規定するためのものであるが，ここでいう"医療版質保証体系図"もこれは基本的に変わらず，"製品やサービス"が"医療"に置き換わっただけである．

(b) 医療版フロー図とは

"医療版フロー図"とは，あるまとまった活動について，その中における諸業務や情報の流れとか部署間の相互関係を，可能な限り時系列的に表したものである．例えば，前項で示した"質保証体系図"をこのフロー図の形で表すこともできる（例図2-a）．さらにこの中からまたあるひとかたまりの活動（ISO 9001ではこれを"プロセス"といっている），例えば，"与薬プロセス"（医師の指示から患者に与薬するまで），"手術プロセス"（手術準備から手術完了まで），"入院プロセス"（医師の診断から入院が完了するまで），あるいは"外来診療プロセス"（患者の来院受付から当日帰宅まで）などを切り出してこれをフロー図の形で表すこともできる．

質保証体系図とフロー図の作成例を，章末に例図1〜17として示すが，これらの関係を整理したものが図5.10である．フロー図に表すために切り出す"プロセス"の大きさや範囲は，それぞれの組織の特徴や実態で決めればよいのだが，このような階層を意識して，あらかじめ作成するフロー図を決めてから段階的に作成するとよいであろう．

(3) 作成目的のいろいろ

医療版質保証体系図およびフロー図は，次のいずれかまたは複数の目的をあらかじめ決めて取り組むとよい．

① 当該医療機関における"質保証体系（医療の質を確保するための仕組みや方法）"を組織内の関係者に伝達し，その活動の周知徹底を図る．

② 当該医療機関の"質保証体系"を整理することを通して問題点や方向性を顕在化し，改善の機会を得ることができるようにする．

③ これを作成する作業を通じて，自分の所属する当該医療機関の"質保証体系"を理解し，医療の質に対する意識や，マネジメントシステムに対する意識を高める．

5.5　医療版質保証体系図とフロー図　　　279

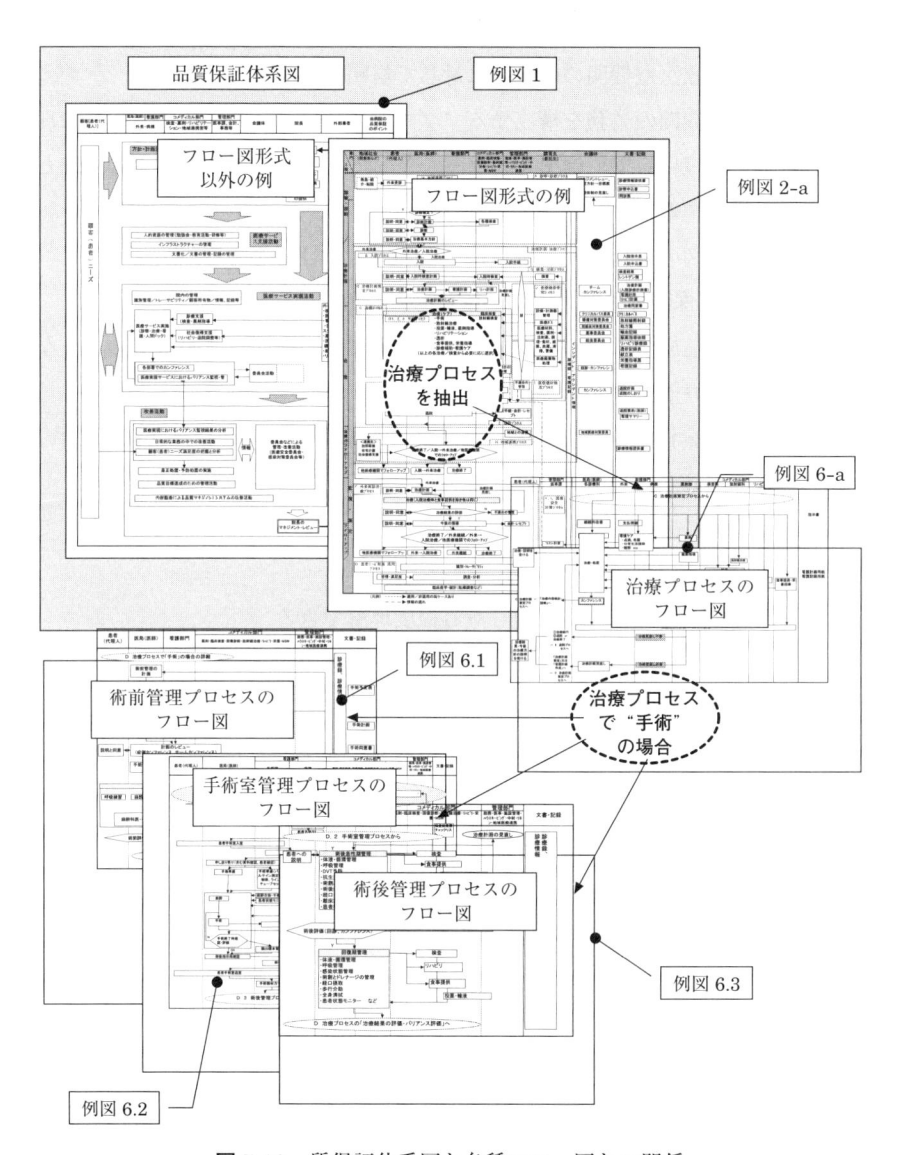

図 5.10　質保証体系図と各種フロー図との関係

④ 当該医療機関における"質保証体系"を社外の利害関係者や第三者機関などに公開し，信頼感を与える．
⑤ 同様に当該医療機関の経営層に対して信頼感を与える．
⑥ 当該医療機関の業務を構成する"プロセス"について，その手順や管理の方法を明確にして，標準化のツールとして使用し，組織内でその周知と実行を徹底する．

特に，フロー図の場合は⑥の事項について大きな目的がある．

(4) 医療版質保証体系図とフロー図の必要条件

前述の目的を達成するために，医療版質保証体系図やフロー図は次のような条件が備わっていることが望ましい．

① 医療の質を保証するための活動（プロセス，業務を含む）が記載され，その内容が分かりやすく，説得力がある．
② ①のために，検証（レビュー）やフィードバックの機能が明確になっている．
③ 医療に専門知識のない人でもある程度理解できる．
④ 組織の中で自部署（自分）の役割と他部署との関連が分かる．
⑤ 活動，プロセス，業務などの順序や関係が分かるようになっている．
⑥ 詳細を知りたいときにはその情報が容易にアクセスできる．

(5) 質保証体系図とフロー図の基本構造

さて，このような必要条件を考慮すると，質保証体系図とフロー図は次のような基本構造にするとよい．

(a) 基本フォーマットと作り方の基本

質保証体系図もフロー図も同じであるが，推奨する基本的なフォーマットを図 5.11 に示し，これをもとにした作り方の基本を次に説明する．

① 横軸に自病院における部署を配置する．
　・目的とする図の種類によって，部署のくくりや省略を適切に行う．
　・特に全体をカバーする質保証体系図の場合は，細かい部署はある程度のくくりや省略は必要であるが，"地域連携室"や"安全対策推

5.5 医療版質保証体系図とフロー図

顧客 (患者・家族・ 地域社会)	診療 部門	看護 部門	検査 部門	コメディカル部門		地域 連携室	院長	外部 業者	関連文書 会議体など
				薬剤部門	管理部門				

図 5.11 質保証体系図とフロー図のフォーマットの例

　　進室"など顧客満足や医療の質に直接関連する部署は省略しないほうがよい．
・作成する図の種類によって，必要に応じて製品・サービスや役務の供給業者などの"外部組織（外部業者）"も入れる．
・部署の配置は，全体が見やすくなるように，適宜入れ替えるが，顧客は左端，補記事項は右端に配置するのが一般的である．
② 縦軸は時系列的な流れを基本とする．
③ このマトリックス上に，病院における主要な質保証にかかわるプロセス（活動）を，時間の流れに従って，該当する部署に対応させて記載し，これをできるだけその順序に従って矢印で結ぶ．
④ 特に質保証体系図の場合は，この中に"検証"，"レビュー"，"妥当性確認"などの活動と，その結果に応じたフィードバック機能を明確にする．
⑤ マトリックスの右端には，図の種類・目的に応じて次のような補記ができるようにするとよい．
・それぞれの活動の基準となる手順書または記録などの名称を記載する"関連文書"の欄

・病院組織においては，委員会機能が大きな役割を果たすので，"会議体"の欄
・質保証体系図においては，当該病院の質保証上のポイントを述べる"当院の質保証のポイント"の欄

⑥ これらの図中に，"顧客（患者）"の欄を必ず設けることは，常に患者の視点を意識するためにも重要である．フロー図においては，組織側で患者に対して行うことと，これに対応して患者の行うことをできるだけ明確にして記載しておくようにするとよい．

(b) 質保証体系図のフレーム

質保証体系図を作るにあたっては，その大枠を，次のような大きな活動の単位をイメージしておくとよい（図5.12参照）．

① 方針・計画策定活動
② 医療実現活動
③ 医療支援活動
④ 改善活動

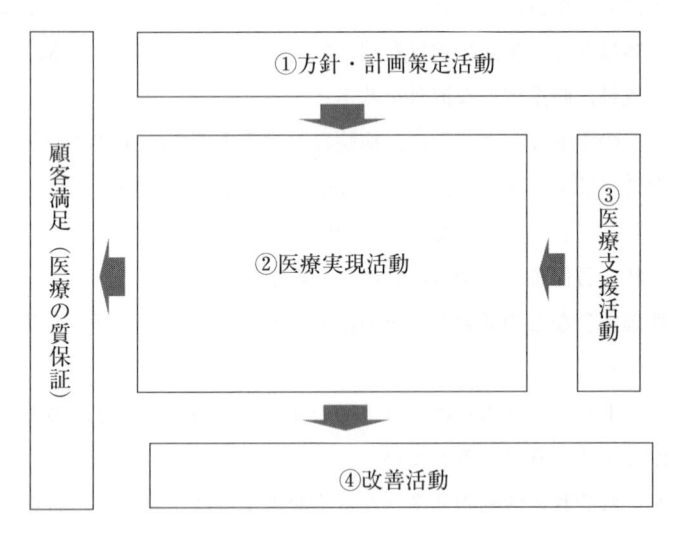

図5.12 医療版質保証体系図のフレームの例

5.5 医療版質保証体系図とフロー図

このフレームでそれぞれの枠の中に入る内容としては，ISO 9001 の QMS を利用すると，次のようなものになる．また，これらの内容を図 5.12 に組み込んだものが，図 5.13 である．

① 方針・計画策定活動
　・質方針の策定と品質目標の設定
　・責任・権限の明確化
　・コミュニケーション手段（委員会などの会議体も含む）の明確化とその場の提供

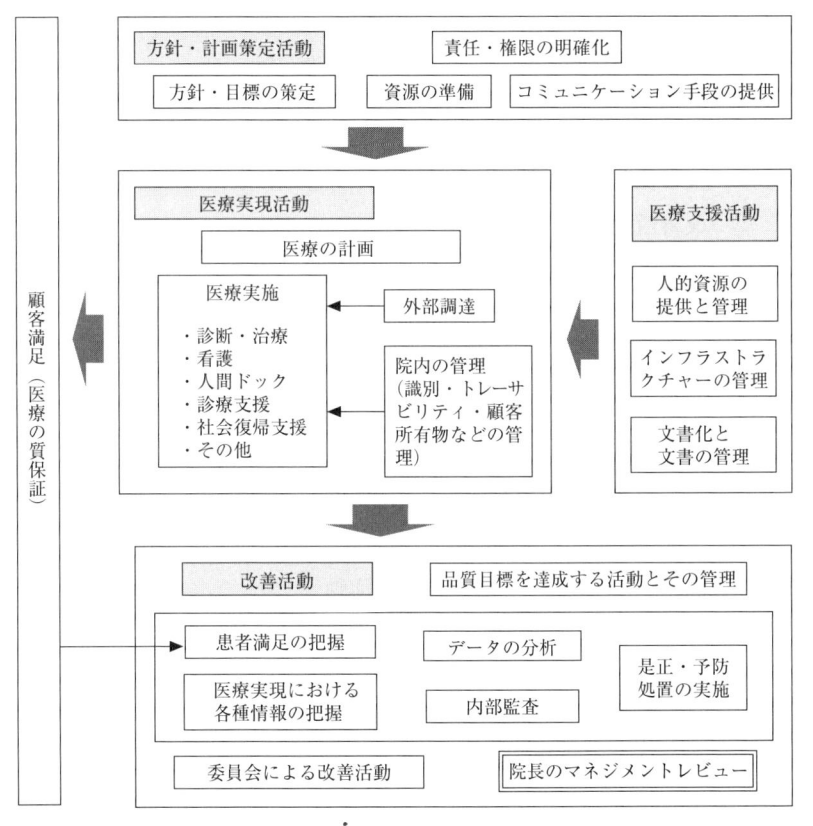

図 5.13　"医療版質保証体系図のフレーム"に具体的な活動内容を入れたもの

・資源の準備（人的資源，インフラストラクチャーなど）
② 医療実現活動
・医療の計画
・医療の実施（診断・治療，看護，人間ドック，検査，リハビリテーション，診療支援，社会復帰支援など）
・外部調達（検査，医師，薬剤，医療機器，給食，リネンなど）
・院内の管理（識別・トレーサビリティの管理，顧客所有物の管理など）
③ 医療支援活動
・人的資源の提供と管理
・インフラストラクチャーの提供と管理（建物，医療機器，検査機器など）
・文書化と文書の管理
④ 改善活動
・患者満足の把握とこれを向上する活動
・質目標を達成すると管理の活動
・委員会による改善活動
・医療実現活動における日常的な活動の中での改善活動
・医療実施における各種情報（バリアンス，インシデント，アクシデントなど）の把握と是正・予防活動
・内部監査による改善活動
・上記を行うためのデータの分析活動
・院長のマネジメントレビューによる改善活動

5.5.2 質保証体系図とフロー図の作り方
(1) 基本手順
　最初から質保証体系図を作るのはなかなか難しいので，実際に自分たちの業務に密着したイメージしやすい"フロー図"から作り始めると，空論にならず

5.5 医療版質保証体系図とフロー図

に比較的とっつきやすいようである．また，フロー図がある程度できあがった時点で質保証体系図の作成に取りかかり，この出来映えの結果から，さらに双方の図に追加や修正を加えていくとよい．

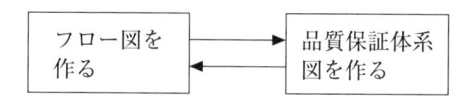

```
┌─────────┐     ┌─────────────┐
│ フロー図を │ ──→ │ 品質保証体系  │
│ 作る      │ ←── │ 図を作る     │
└─────────┘     └─────────────┘
```

(2) 作成手順

手順1：プロジェクトチームの編成

経営者から権限を与えられたリーダーのもとで，組織の各部門からの代表者で構成されるプロジェクトチームを編成する．

手順2：フロー図を作る対象プロセスの決定（図5.14）

プロジェクトチームは，フロー図を作る対象プロセス（ある程度の業務のかたまり）を決める．このとき，図5.14のように自病院の医療実現活動を構成するプロセスを大まかに決めておくとよい．ただし，対象プロセスは病院の実態に合わせて決めればよく，この図にこだわる必要はない．例えば，投薬治療（調剤，注射，点滴，与薬），輸血，栄養指導などのようなもう少し細かいレベルでのプロセスを取りあげたほうが身近で取り組みやすいかもしれない．また，図5.14に載っている以外にも，"医療安全への取組み"，"地域との連携"，"医療相談への対応"などのプロセスも重要なので，これらについても考慮する必要がある．なお，対象プロセスの決定にあたっては，例図2-bも参考にするとよい．

手順3：手順2で決めたそれぞれのプロセスのフロー図を，次の手順で作成

① 組織を構成する部門（部署）を組織図などで明確にする．また，そのプロセスに関連する委員会などの会議体を明確にしておく．

② 自病院の部門（部署）名を具体的に記載したフロー図の様式を準備する（図5.11参照）．このとき，部署を質保証の観点から適切に取捨選択したりまとめたりする．

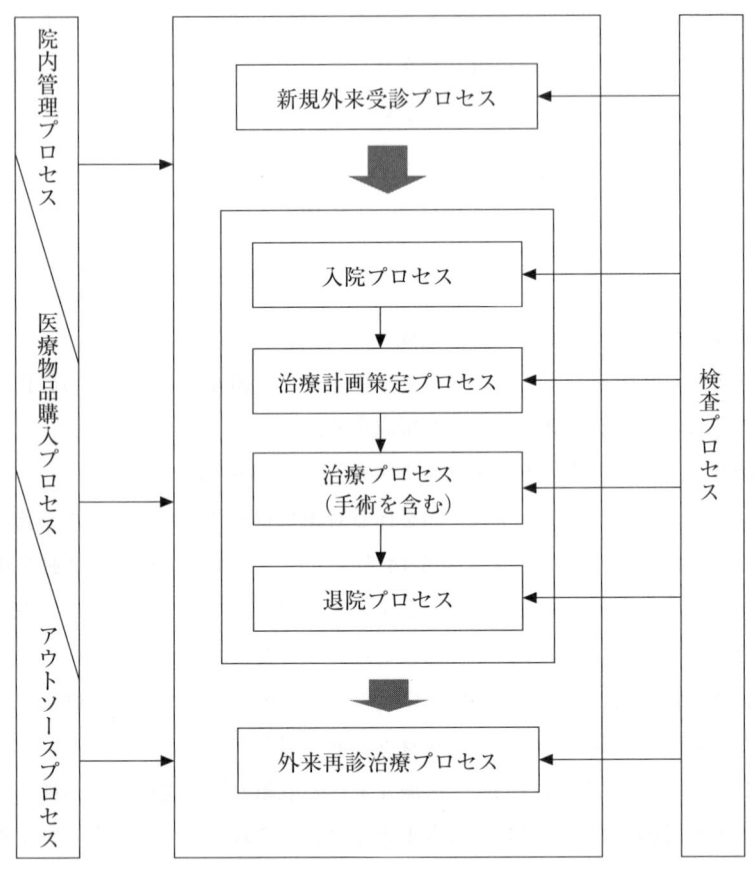

第5章 ISO 9001 を活用した QMS 構築

```
院内管理プロセス ──→ ┌─────────────────────────────┐ ←── 検査プロセス
                    │  ┌─────────────────────┐  │
                    │  │  新規外来受診プロセス  │  │
                    │  └──────────┬──────────┘  │
                    │             ▼             │
                    │  ┌─────────────────────┐  │
医療物品購入プロセス ─→│  │    入院プロセス      │←─│
                    │  └──────────┬──────────┘  │
                    │             ▼             │
                    │  ┌─────────────────────┐  │
                    │  │  治療計画策定プロセス  │←─│
                    │  └──────────┬──────────┘  │
                    │             ▼             │
                    │  ┌─────────────────────┐  │
                    │  │  治療プロセス        │←─│
                    │  │  (手術を含む)        │  │
                    │  └──────────┬──────────┘  │
                    │             ▼             │
                    │  ┌─────────────────────┐  │
アウトソースプロセス ─→│  │    退院プロセス     │←─│
                    │  └──────────┬──────────┘  │
                    │             ▼             │
                    │  ┌─────────────────────┐  │
                    │  │  外来再診治療プロセス │←─│
                    │  └─────────────────────┘  │
                    └─────────────────────────────┘
```

注　これ以外にも，特別なとき，例えばインシデントやアクシデントが発生したときの対応手順を含む"医療安全対策"に関するものや，患者や家族からの"医療相談への対応"などを適宜考慮する必要がある．

図 5.14　"医療実現活動"のプロセス構成図の例

③　プロジェクトリーダーかこれに指名された者は，当該プロセスに関連する代表者をできる限り集めて，ヒアリングしたり，ディスカッションしながら，現状の業務の流れをフロー図にして記載する（関係者が参加して作ることに大きな意味がある）．

④　途中で，またはある程度できあがってから，見やすくなるように，矢印

の流れや，横軸の部署の配置を修正する．
⑤ あらためて全体を見渡して，医療の質を保証するうえでポイントとなる事項や自分の病院で特徴としている事項が表現されているかを確認し，必要に応じて追記・修正する．

手順4："質保証体系図"の作成（例図1，例図2-a，例図2-b）
① プロジェクトリーダーかこれに指名された者は，組織図，委員会機能表などを準備して，自病院の実態にあったフォーマットを用意する（図5.11参照）．このとき，部署を質保証の観点から適切に取捨選択したりまとめたりする．
② プロジェクトリーダーかこれに指名された者は，あらかじめ自病院の大きな活動とその関連性を整理しておく（図5.13参照）．
③ プロジェクトリーダーかこれに指名された者は，②で整理したものを①で用意したフォーマットの中に，落とし込んでいきながら，自病院の"質保証体系図"のたたき台をおおまかでよいから作っておく．
④ 各部門の代表者を集め，このたたき台をもとに討議して，不明部分，不足部分，間違いのある部分などを明らかにして，その完成度を上げていく．
⑤ あらためて全体を見渡して，医療の質を保証するうえでポイントとなる事項や自分の病院で特徴としている事項が表現されているかを確認し，必要に応じて追記・修正する．
⑥ これを"質保証のポイント"欄に記載して（きめ細かいインフォームドコンセント体制，パスの開示，○○による地域との連携の強化など），"質保証体系図"を完成させる（例図1，例図2-a，例図2-b）．

手順5：質保証体系図とフロー図の確認と修正
できあがった質保証体系図とフロー図をプロジェクトチームで照合・確認して，矛盾点を修正したり，不足分を追記するなどして完成度を上げる．場合によっては，新しいフロー図を追加作成する．

(3) 作成上の留意点

質保証体系図やフロー図を作成するにあたっては，医療におけるそれらのプロセスで自分たちが何を達成していくのかを明確にしていく必要がある．質保証体系図を作るということは，自組織の医療におけるプロセスの相互関係の確立と整理をしていくことでもあり，それは仕事の進め方の確認であって，固定化したものにするということではない．これは，フロー図にあっては個別業務ごとの業務目的の確認を行う点でも同じように重要である．

一般に医療従事者は，この"プロセス"という考え方に慣れていないために，体系図やフロー図がなかなか書けないものである．それは，"個人認識"という域から脱却できずに，ともすれば職種全体の流れも意識していない（無意識で行っている）ことも一因としてあげられる．それに拍車をかけるものとして，往々にして医師の処方からの流れが医師個々で異なることなどもある．このようなことから，コミュニケーションエラーが生じる可能性も潜在しているのである．

質保証体系図やフロー図を作成するときには，例えば自分が入院したときにはこうしてもらいたいというように，患者の立場に立ったものを作成しなくてはならない．医療の質向上に寄与するこれらの図の作成にあたっては，ここが大事なポイントである．

5.5.3 質保証体系図とフロー図の活用の仕方

作成した質保証体系図は，そのまま放置しても形骸化するだけであり，これを活用しなければ意味がない．ここでは，特にフロー図を作成することによって，①患者満足の向上，②エラー防止のための業務改善，③診断・治療の質向上，などに有効活用するための例をいくつか紹介する．

(1) "患者満足の向上"の活用例

患者満足は医療の質のよさから得られる．医療の質は，患者に対する医療実現活動全体から判断され，満足の程度が決まる．したがって，質向上のためには，医療実現活動を構成する医療プロセスの改善活動が重要となる．

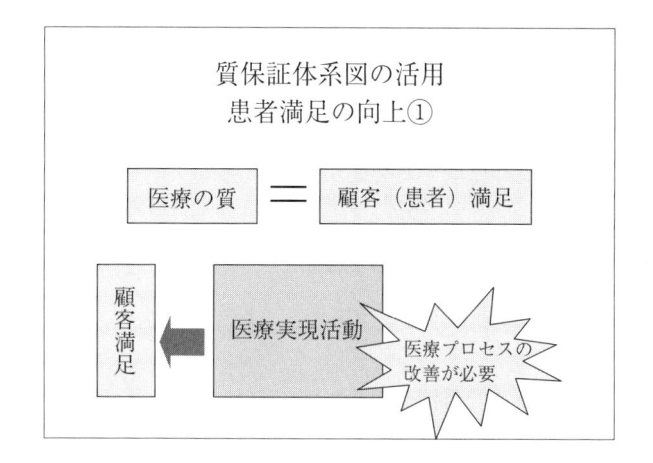

5.5 医療版質保証体系図とフロー図

```
質保証体系図の活用
患者満足の向上①

医療の質 ＝ 顧客（患者）満足

顧客満足 ← 医療実現活動   医療プロセスの改善が必要
```

そのためには実際に何をどうすればよいか．一つの方法として，作成したフロー図に対して，患者のニーズとケアの内容を患者の視点に立って記載してみるとよいであろう．フロー図中にある"インフォームドコンセント"を例にとって記述してみると，次のようになる．

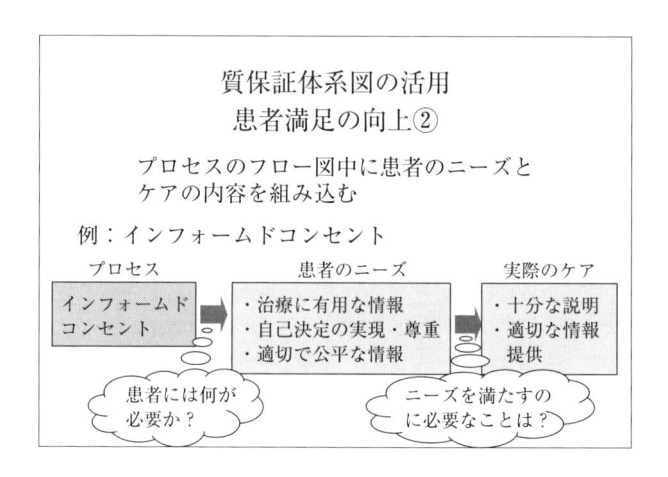

```
質保証体系図の活用
患者満足の向上②

プロセスのフロー図中に患者のニーズと
ケアの内容を組み込む

例：インフォームドコンセント

プロセス        患者のニーズ              実際のケア
インフォームド → ・治療に有用な情報   →  ・十分な説明
コンセント      ・自己決定の実現・尊重    ・適切な情報
                ・適切で公平な情報        提供

  患者には何が              ニーズを満たすの
  必要か？                  に必要なことは？
```

この要領で"治療プロセスのフロー図"に追記したものが例図 6-b である．このようなフロー図を作っておくと，患者からの苦情が発生した場合には，患者の立場に立って作成したこのフロー図に戻ることによって，より適切な現状

把握，問題分析，対策立案および評価を行うことが可能となる．具体的な例としては，次のような視点で対応していくとよい．なおその結果，フロー図を改善する必要があれば改訂し，自工程だけではなく後工程，前工程等の関係する医療従事者すべてに周知徹底する必要がある．

① 現状把握
　・患者の苦情が多いプロセスはどこか．
　・プロセスとしての傾向はあるか．
② 問題分析
　・なぜそのプロセスで苦情が生じているのか．
　・そのプロセスにおける患者のニーズは何か．
　・プロセス自体に問題はあるか．
　・そのプロセスにかかわっている職種はどこか．
③ 対策立案
　・患者のニーズを満たすために必要なケアは何か．
　・プロセスの変更（業務改善）が必要か．
　・誰がそのプロセスの責任を負うのか．

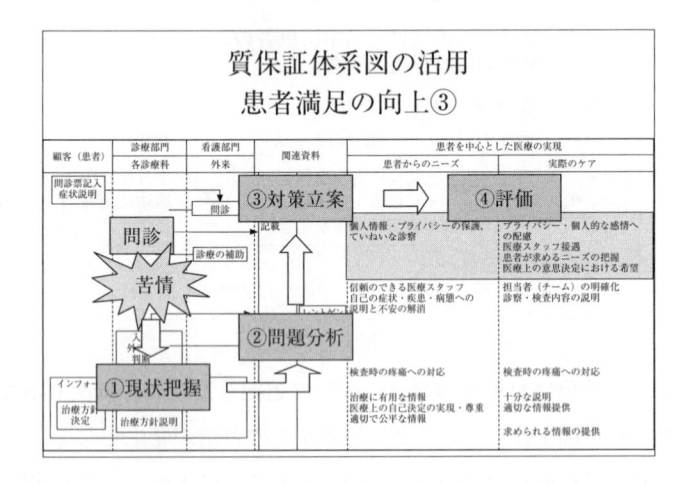

④ 評価
　・患者のニーズは満たされたか．
　・プロセスは改善されたか．
　・部門の責任と権限は明確になったか．

(2) エラー防止のための業務改善

　エラー防止のためには，業務改善を行う必要がある．しかし，それが分かっていてもいざ改善となると，どの業務をどのように改善していけばよいのだろうかと立ち往生してしまうこともある．そのときはまず，現状把握を行うために，業務改善するプロセスを重点指向で決定し，そのフロー図を作成するとよいだろう．これによって，数多くの職種が協働で現状業務を遂行している実態を把握することができる．作成したフロー図をもとに，次のような視点でエラーが発生し得る問題点を抽出する．

　・情報が途絶えていないか．
　・確認が必要ではないか．
　・作業等が重複していないか．
　・部署間の役割分担と責任・権限は明確か．

　また，後工程の人の意見を聞いてみたり，5W1Hで考えて問題がないかを検討することも大切である．その結果として明確になった問題点を，エラー発生を予防するために改善し，予防処置をとる（業務改善）．エラー発生のメカニズムを解析することもでき，そのメカニズムを含有するような他のプロセスにも目を向け，予防処置を展開していくことによってエラー防止の効果がより一層期待できるのである．

(3) 診断・治療の質向上

　診断・治療の質向上にあたっては，治療計画策定，看護計画，リハビリテーション計画などの"計画（設計・開発）"を含むプロセスのフロー図を作成して，改善を進めるとよい．フロー図の活用によって，各職種の役割分担と責任・権限を明確にすることができる．また，各プロセスのインプット・アウトプットを決定することによって，内在していた問題点がより明確になり，改善

効果を検証することも可能となる.

また,これによって業務連携ミスなどといったつまらないところでの事故は回避でき,患者の個別性に注力した診断・治療を行うことによって質を向上させることができる.なお,治療技術の向上にあたっては,パスを積極的に活用し,当たり前のことを確実に提供できる,安心で安全な医療を患者に提供することが特に重要であることを付記しておく.

5.5.4　質保証体系図とフロー図の作成例の紹介

実際に体系図を書くとなると,常日頃プロセスの相互関係等を意識して業務遂行しているわけではないだろうから,かなりの困難・苦労が予想される.その際の参考として,ここに示すようなモデルを一つのサンプルとして活用してもらいたい.

ただし,これらのモデルはあくまでも一つの例であり,あらゆる病院がこのモデルそのままを適用できるものではないことに注意してほしい.自病院にふさわしい質保証体系図やフロー図を作成することこそが大事であり,このモデルを参考に質を保証する体系として不十分なプロセスや業務はないかなどを確認し,患者視点を視野に入れたうえで自病院の実態に即したものを作成してほしい.

例図1	質保証体系図その1
例図2-a	質保証体系図その2(例図1の"医療実現活動"を詳細にした体系図)
例図2-b	質保証体系図その2(医療実現活動におけるプロセスとその関係を分かるようにしたもの)
例図3	診察・診断プロセスのフロー図
例図4	入院プロセスのフロー図
例図5	治療計画策定プロセスのフロー図
例図6-a	治療プロセスのフロー図(外来・内科的・術後を含む)

5.5 医療版質保証体系図とフロー図

例図 6-b 　治療プロセスのフロー図（患者ニーズとの対応版）

例図 6.1 　術前管理プロセスのフロー図（大腸切断術の場合）

例図 6.2 　手術室管理プロセスのフロー図（大腸切断術の場合）

例図 6.3 　術後管理プロセスのフロー図（大腸切断術の場合）

例図 7-a 　退院プロセスのフロー図

例図 7-b 　退院プロセスのフロー図（患者ニーズとの対応版）

例図 8 　　外来再診治療プロセスのフロー図

例図 9-a 　検査プロセスのフロー図

例図 9-b 　検査プロセスのフロー図（患者ニーズとの対応版）

例図 10-a 　地域連携プロセスのフロー図（患者情報の流れ：既存）

例図 10-b 　地域連携プロセスのフロー図（患者情報の流れ：理想）

例図 11 　　医療器材物流プロセスのフロー図

例図 12 　　医療機器管理プロセスのフロー図

例図 13 　　医療安全対策（インシデント）プロセスのフロー図

例図 14 　　医療安全対策（アクシデント）プロセスのフロー図

例図 15-a 　新規受診治療プロセスのフロー図

例図 15-b 　新規受診治療プロセスのフロー図（患者ニーズとの対応版）

例図 16 　　情報の流れ（既存）のフロー図

例図 17 　　患者ニーズ情報の収集・活用プロセスのフロー図

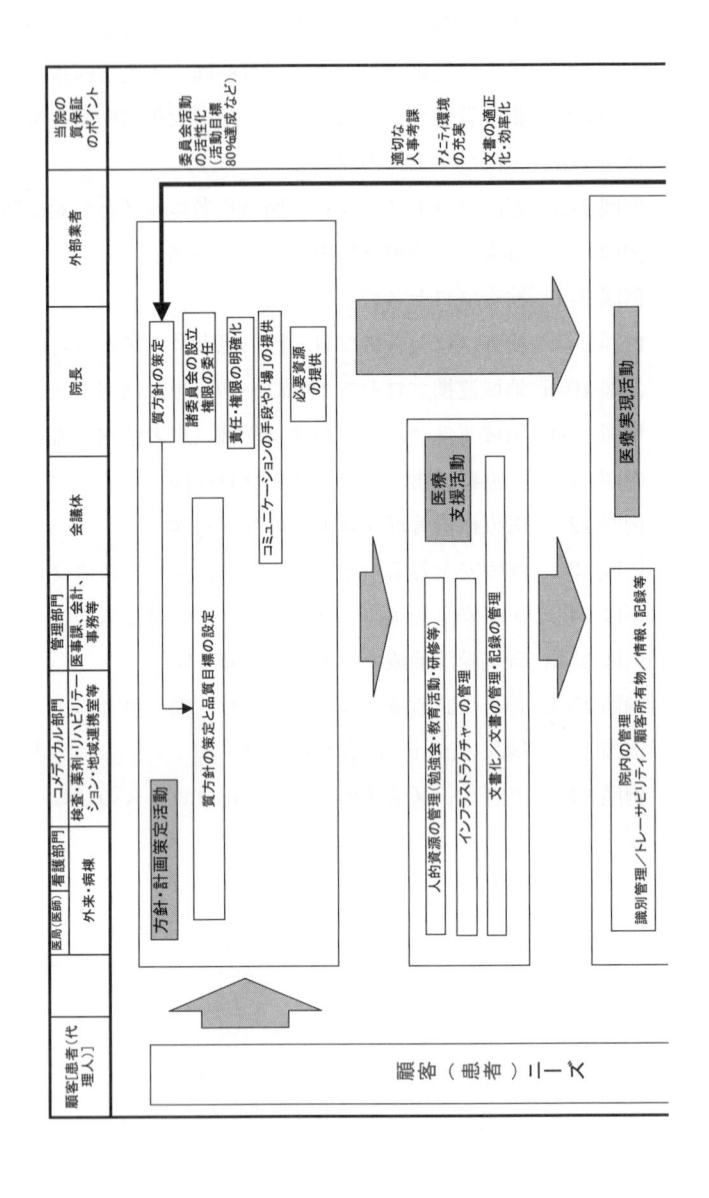

第 5 章　ISO 9001 を活用した QMS 構築

顧客(患者(代理人))	医局(医師)/看護部門	コメディカル部門		管理部門		会議体	院長	外部業者	当院の質保証のポイント
	外来・病棟	検査・薬剤・リハビリテーション・地域連携室等		医事課、事務等	経理・会計、				

方針・計画策定活動

方針の策定と品質目標の設定

質方針の策定
諸委員会の設立
権限の委任
責任・権限の明確化
コミュニケーションの手段や「場」の提供
必要資源の提供

委員会活動の活性化（活動目標 80%達成など）

適切な人事考課
アメニティ環境の充実
文書の適正化・効率化

医療支援活動

人的資源の管理（勉強会・教育活動・研修等）
インフラストラクチャーの管理
文書化/文書の管理・記録の管理

医療実現活動

識別管理/トレーサビリティ/顧客所有物/情報、記録等

顧客（患者）ニーズ

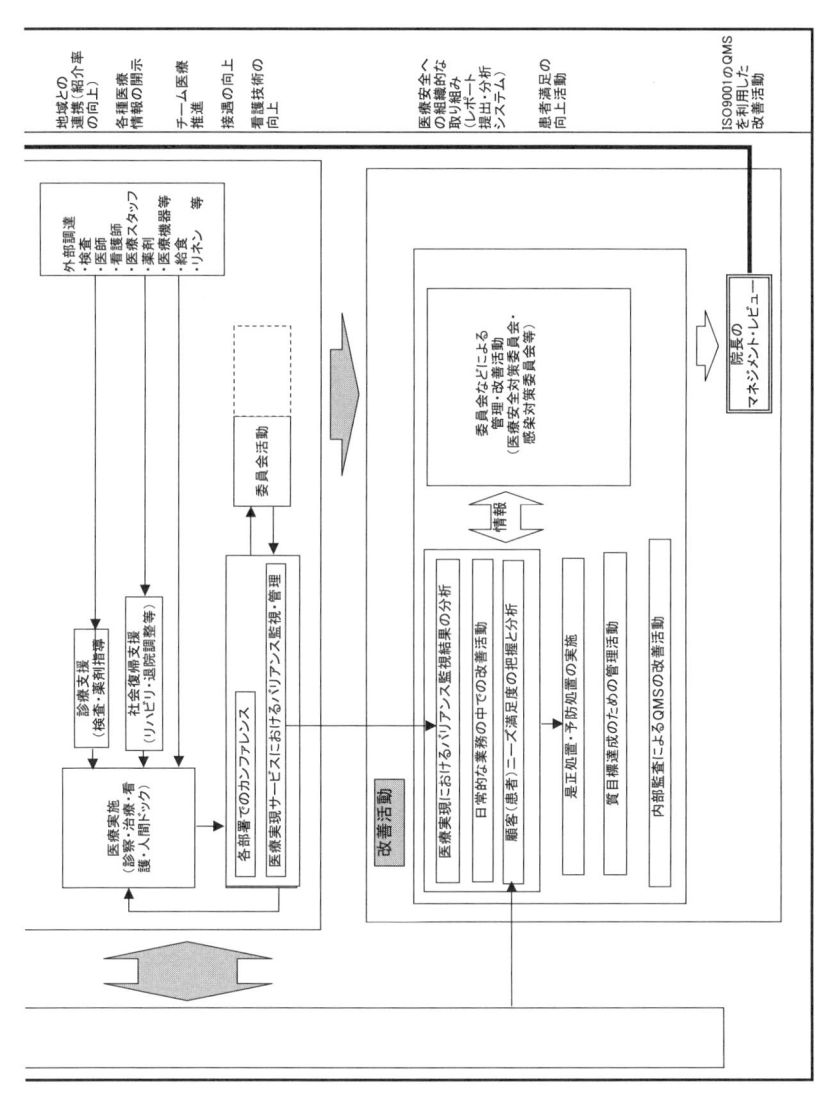

5.5 医療版質保証体系図とフロー図　　　295

例図1　質保証体系図その1

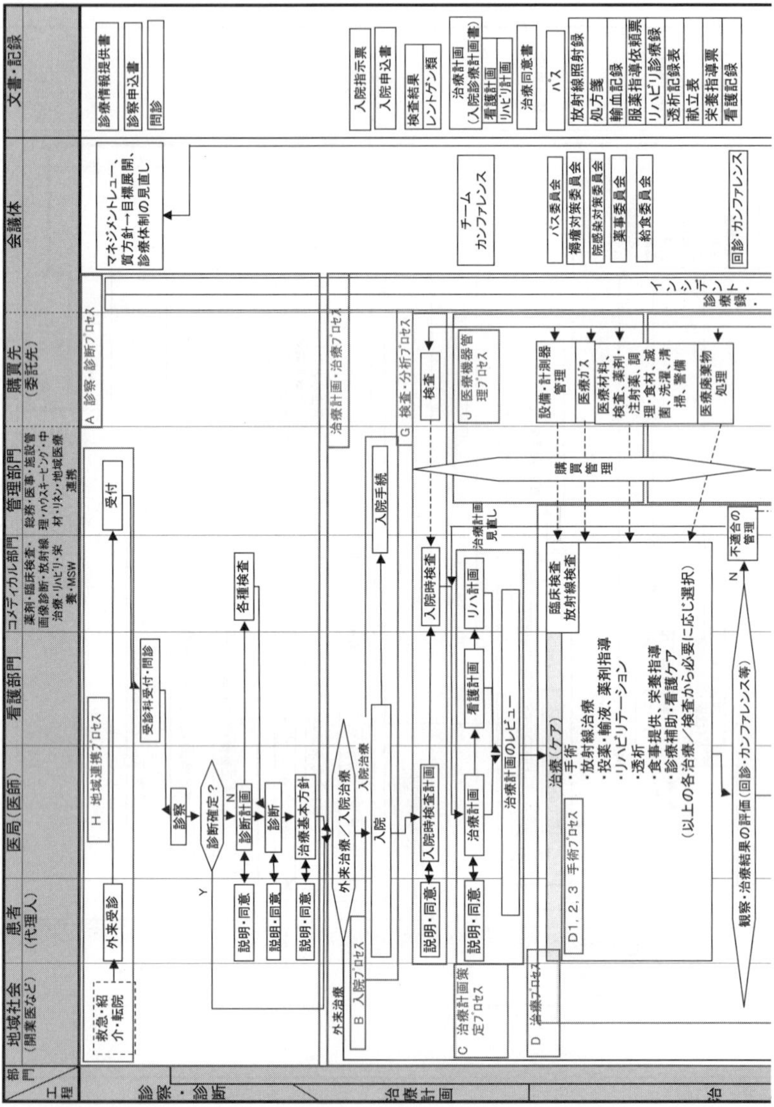

部門
工程
地域社会（開業医など）
患者（代理人）
医局（医師）
看護部門
コメディカル部門
薬剤・臨床検査・画像診断・放射線治療・リハビリ・栄養・MSW
管理部門
総務・医事・施設管理・ハウスキーピング・中材・リネン・地域医療連携
購買先（委託先）
会議体
文書・記録
診察・診断
治療計画
治
A 診察・診断プロセス
H 地域連携プロセス
救急・紹介・転院
外来受診
受付
受診科受付・問診
診察
診断確定？
Y
N
各種検査
診断計画
説明・同意
診断
治療基本方針
外来治療／入院治療
外来治療
入院治療
B 入院プロセス
入院
入院手続
治療計画・治療プロセス
G 検査・分析プロセス
検査
入院時検査計画
入院時検査
C 治療計画策定プロセス
治療計画
看護計画
リハ計画
治療計画のレビュー
治療計画見直し
D 治療プロセス
D1, 2, 3 手術プロセス
治療（ケア）
・手術
・放射線治療
・投薬・輸液、薬剤指導
・リハビリテーション
・透析
・食事提供、栄養指導
・診療補助・看護ケア
（以上の各治療／検査から必要に応じ選択）
臨床検査
放射線検査
不適合の管理
観察・治療結果の評価（回診・カンファレンス等）
J 医療機器管理プロセス
設備・計測器管理
医療ガス
医療材料、検査、薬剤・注射薬、調理・食材、滅菌、洗濯、清掃、警備
医療廃棄物処理
購買管理
インシデント・診療録・
マネジメントレビュー、質方針→目標展開、診療体制の見直し
チーム カンファレンス
パス委員会
褥瘡対策委員会
院感染対策委員会
薬事委員会
給食委員会
回診・カンファレンス
診療情報提供書
診察申込書
問診
入院指示票
入院申込書
検査結果
レントゲン類
治療計画（入院診療計画書）
看護計画
リハビリ計画
治療同意書
パス
放射線照射録
処方箋
輸血記録
服薬指導依頼票
リハビリ診療録
透析記録表
献立表
栄養指導票
看護記録

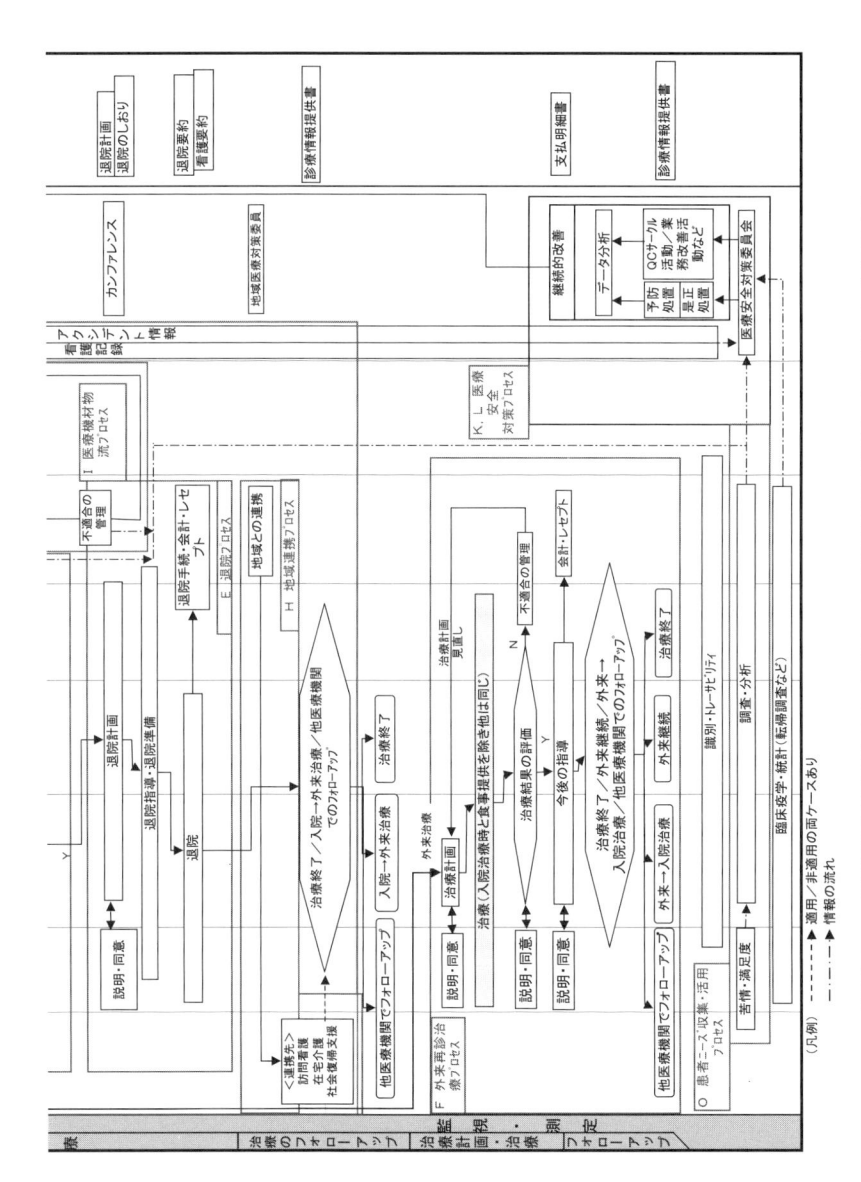

5.5 医療版質保証体系図とフロー図　　297

例図 2-a　質保証体系図その 2（例図 1 の"医療実現活動"を詳細にした体系図）

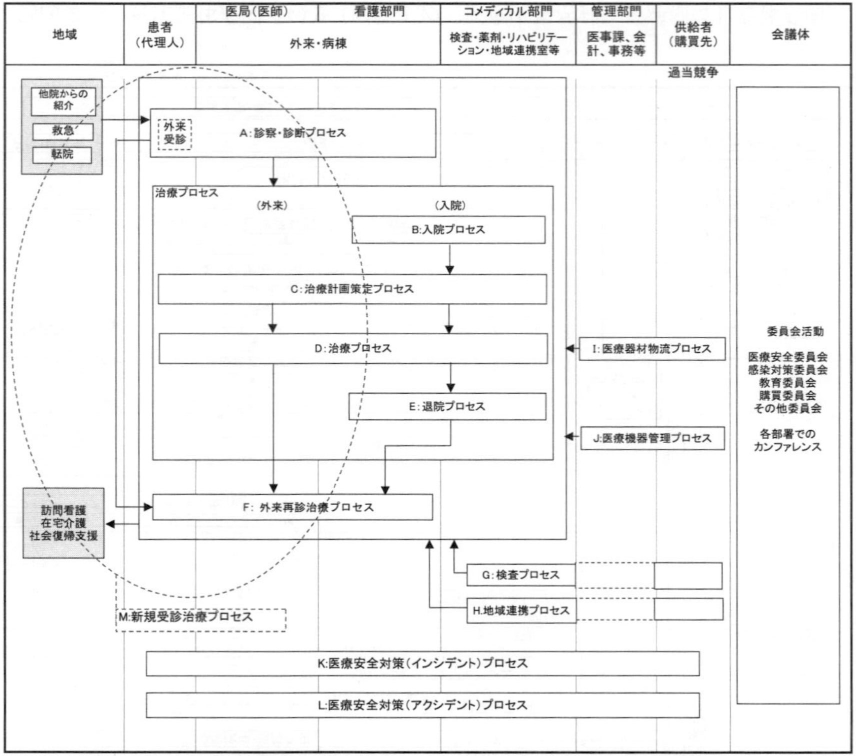

例図 2-b 質保証体系図その2（医療実現活動におけるプロセスとその関連を分かるようにしたもの）

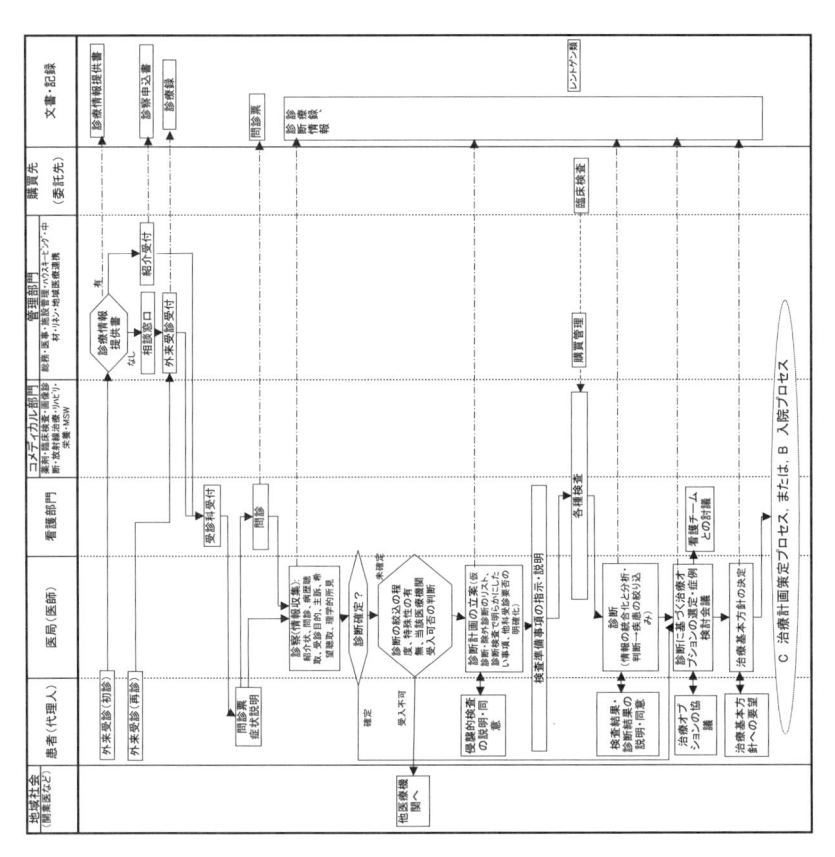

5.5 医療版質保証体系図とフロー図　　　299

例図3　診察・診断プロセス(A)のフロー図

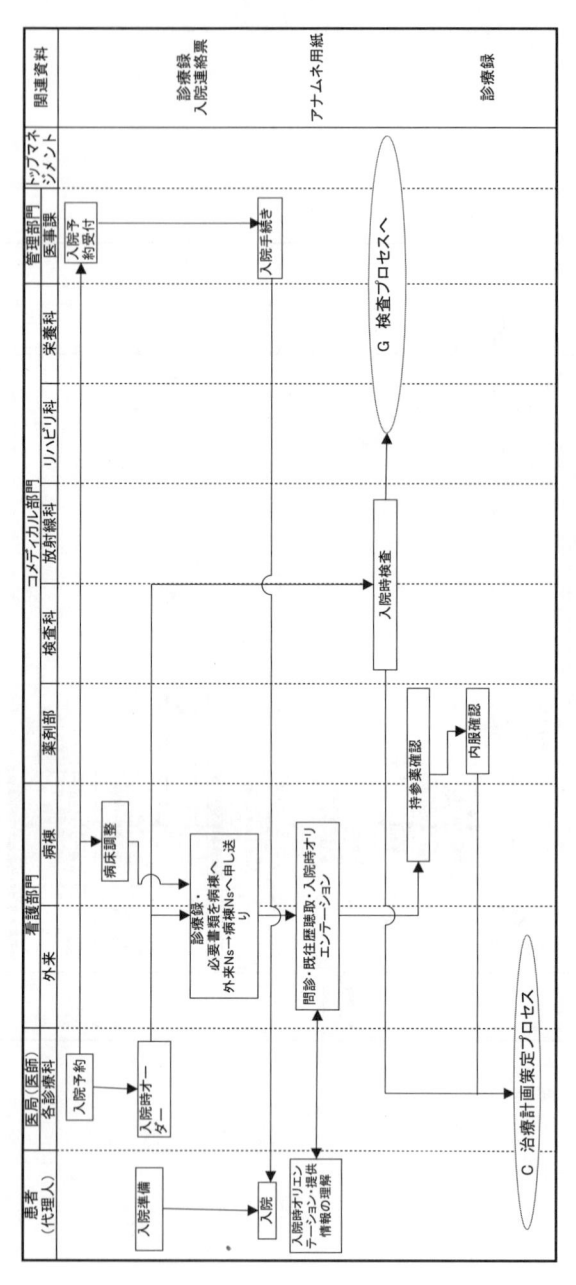

例図 4 入院プロセス (B) のフロー図

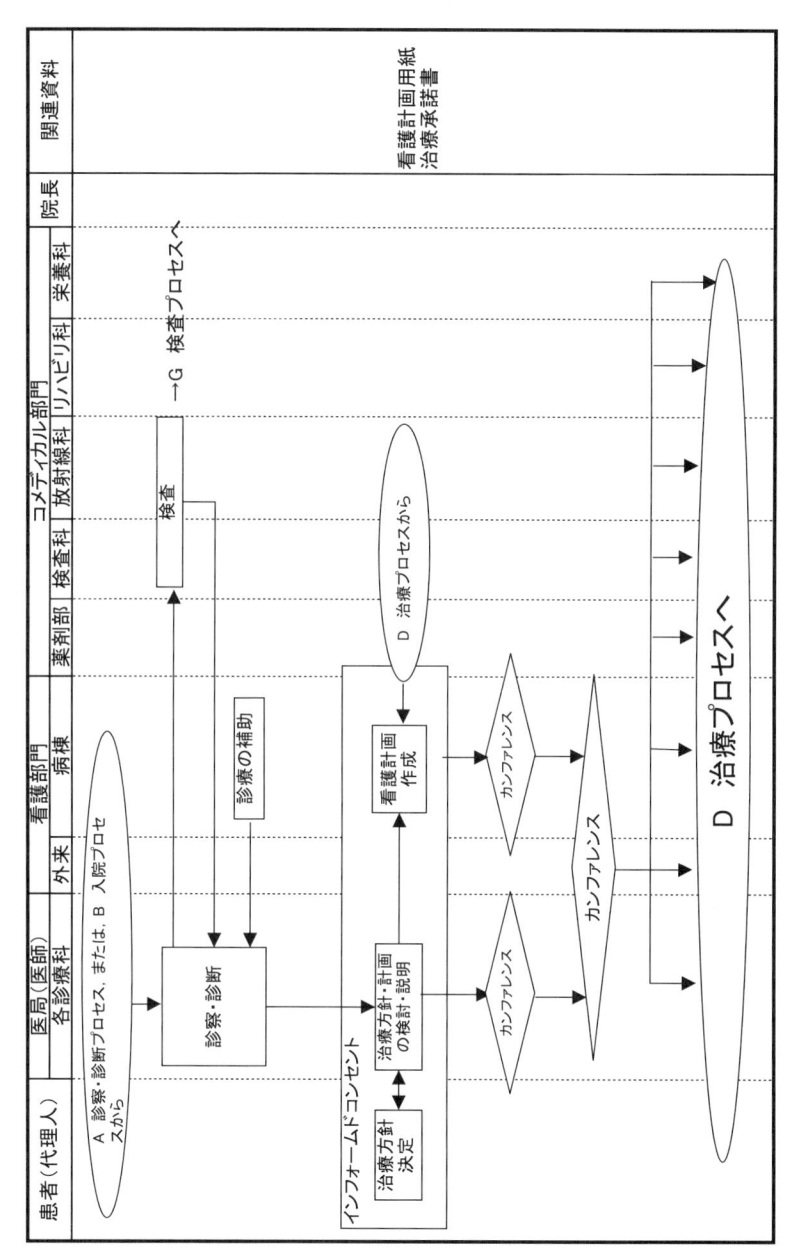

5.5 医療版質保証体系図とフロー図

例図5 治療計画策定プロセス(C)のフロー図

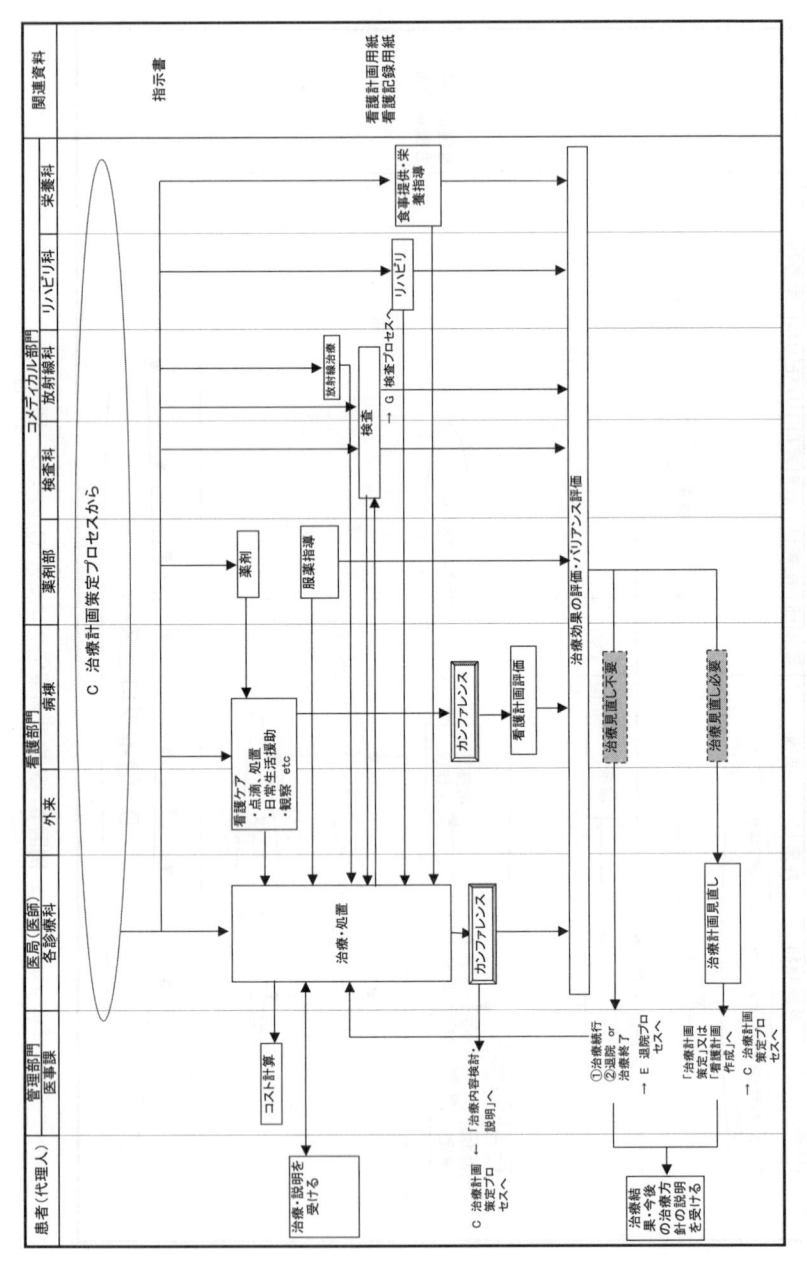

例図 6-a　治療プロセス (D) のフロー図 (外来・内科的・術後を含む)

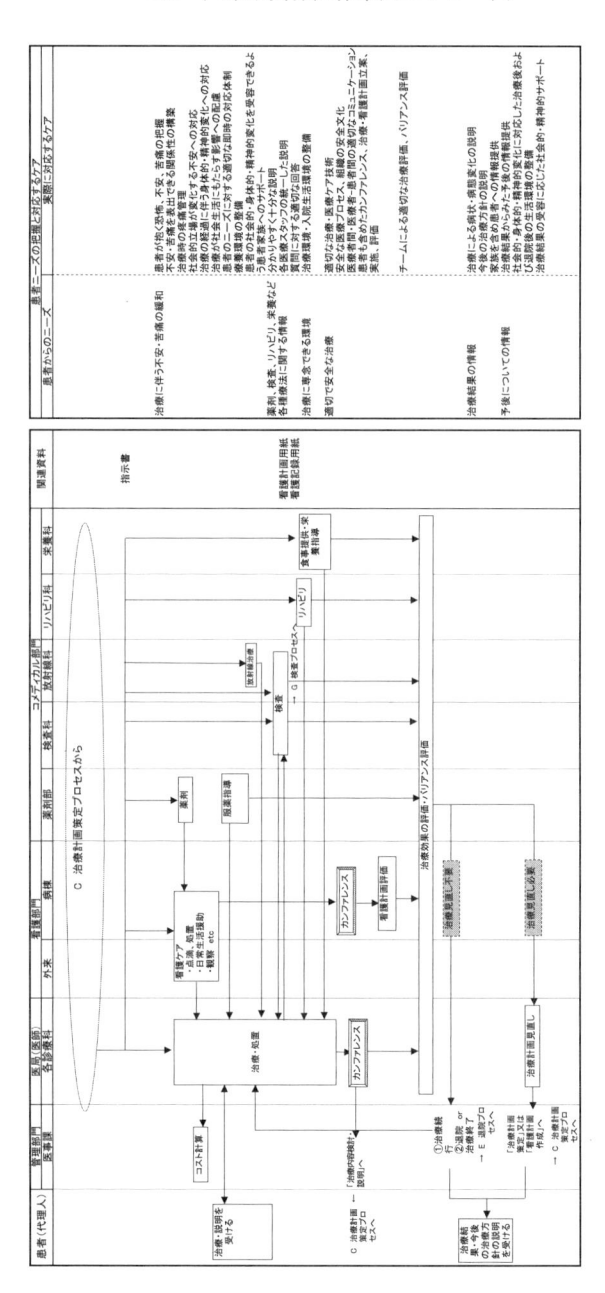

5.5 医療版質保証体系図とフロー図

例図 6-b 治療プロセス(D)のフロー図(患者ニーズとの対応版)

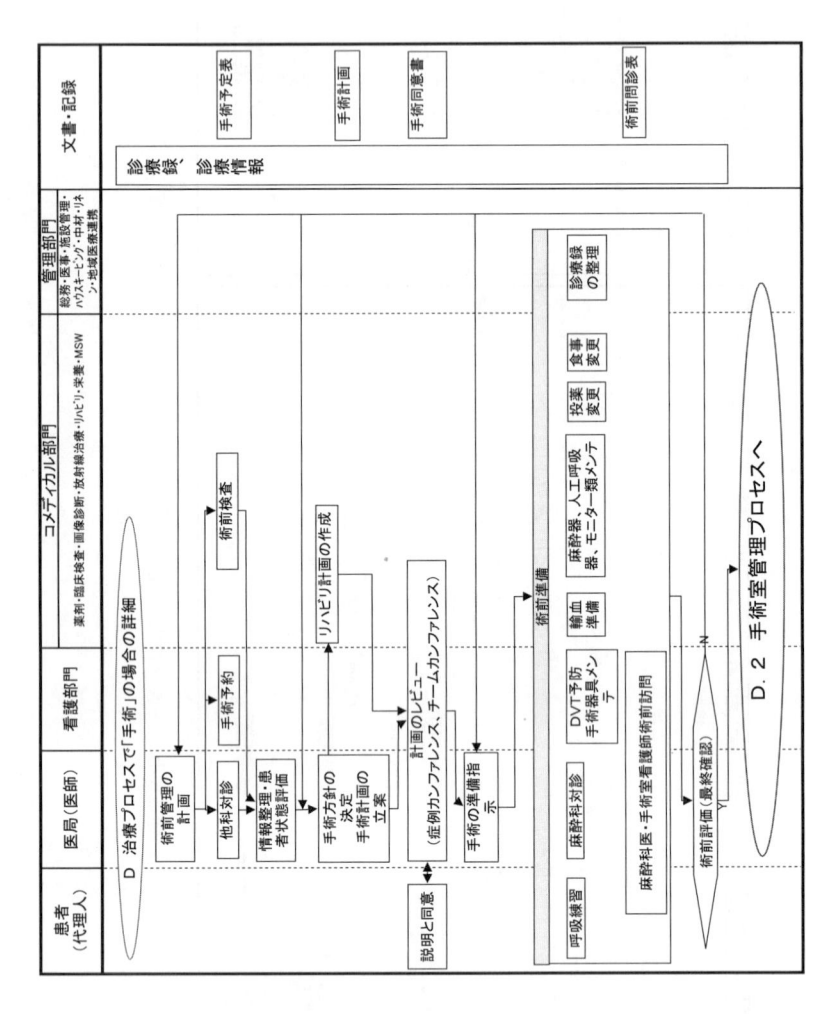

304　　第5章　ISO 9001を活用したQMS構築

例図6.1　術前管理プロセス (D.1) のフロー図（大腸切断術の場合）

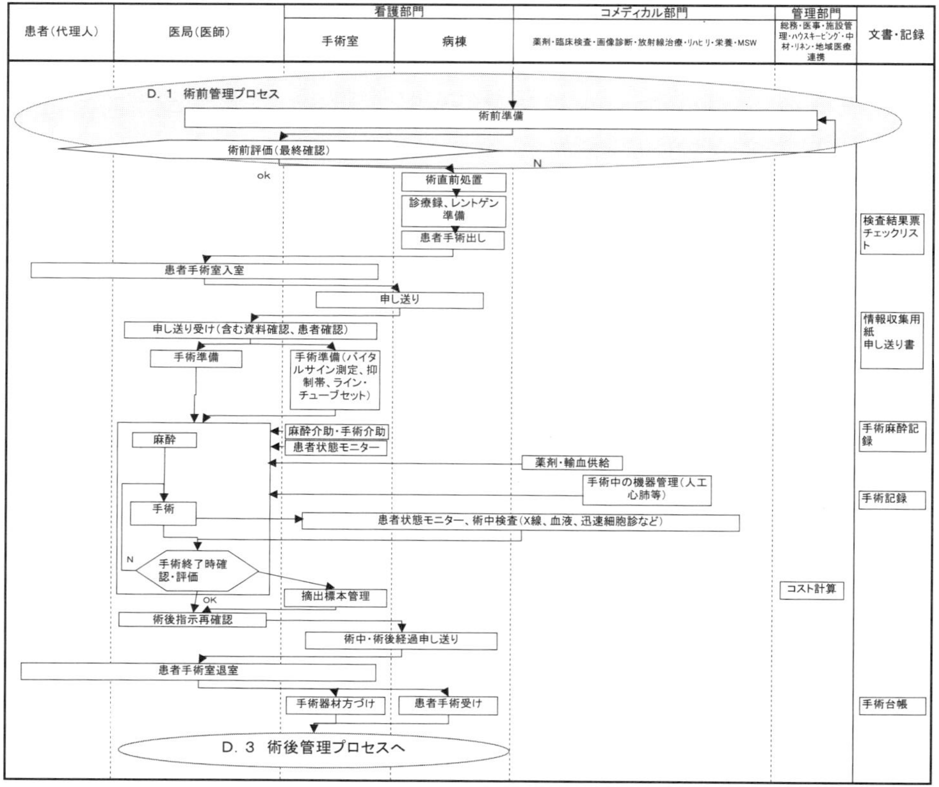

5.5 医療版質保証体系図とフロー図

例図 6.2 手術室管理プロセス（D.2）のフロー図（大腸切断術の場合）

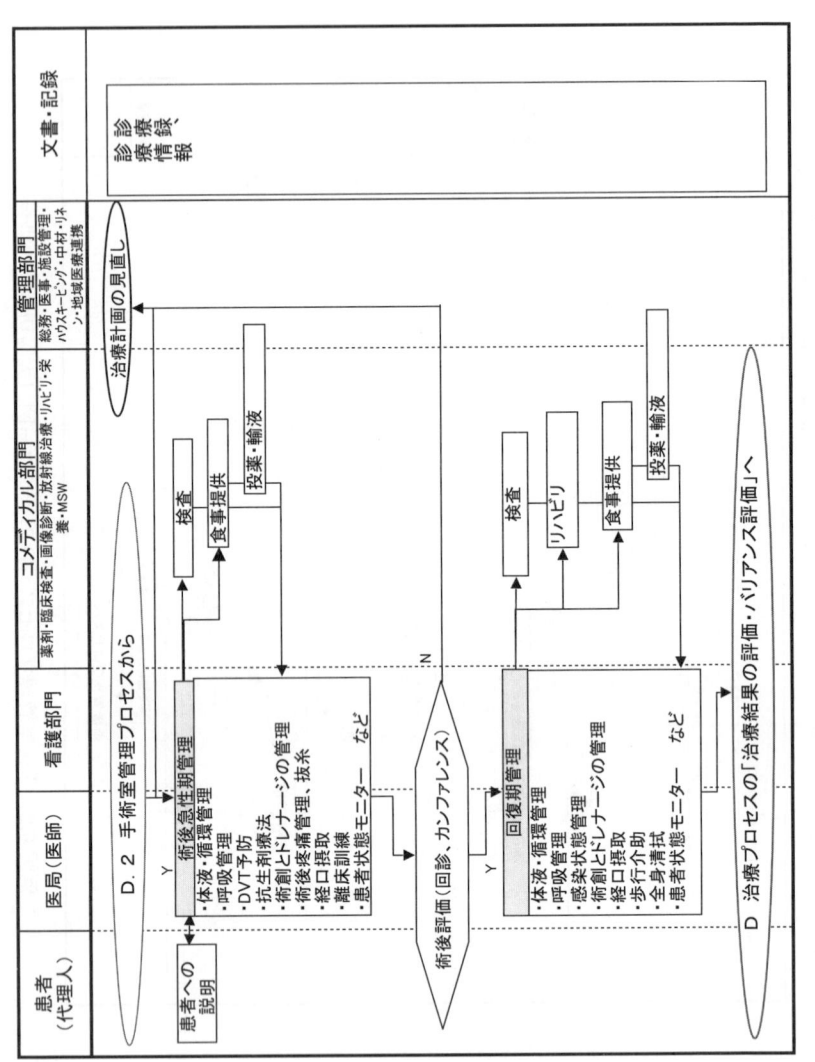

306 第5章 ISO 9001を活用したQMS構築

例図 6.3 術後管理プロセス (D.3) のフロー図 (大腸切断術の場合)

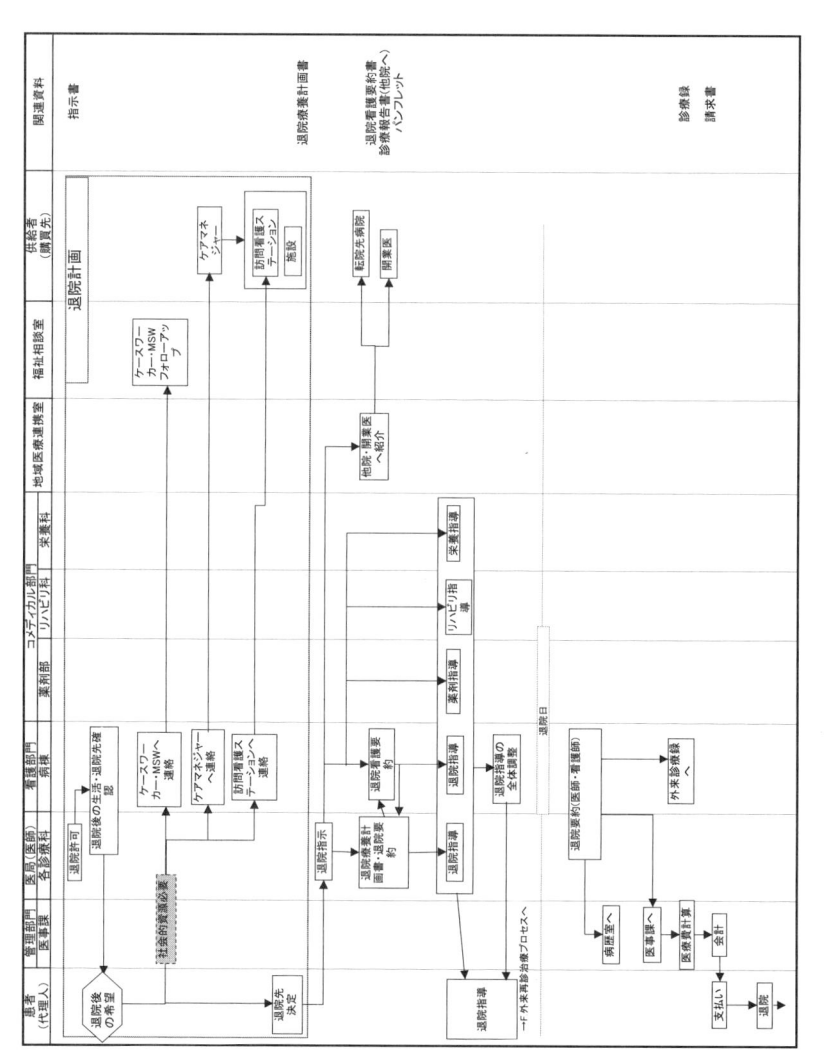

5.5 医療版質保証体系図とフロー図　　307

例図 7-a　退院プロセス(E)のフロー図

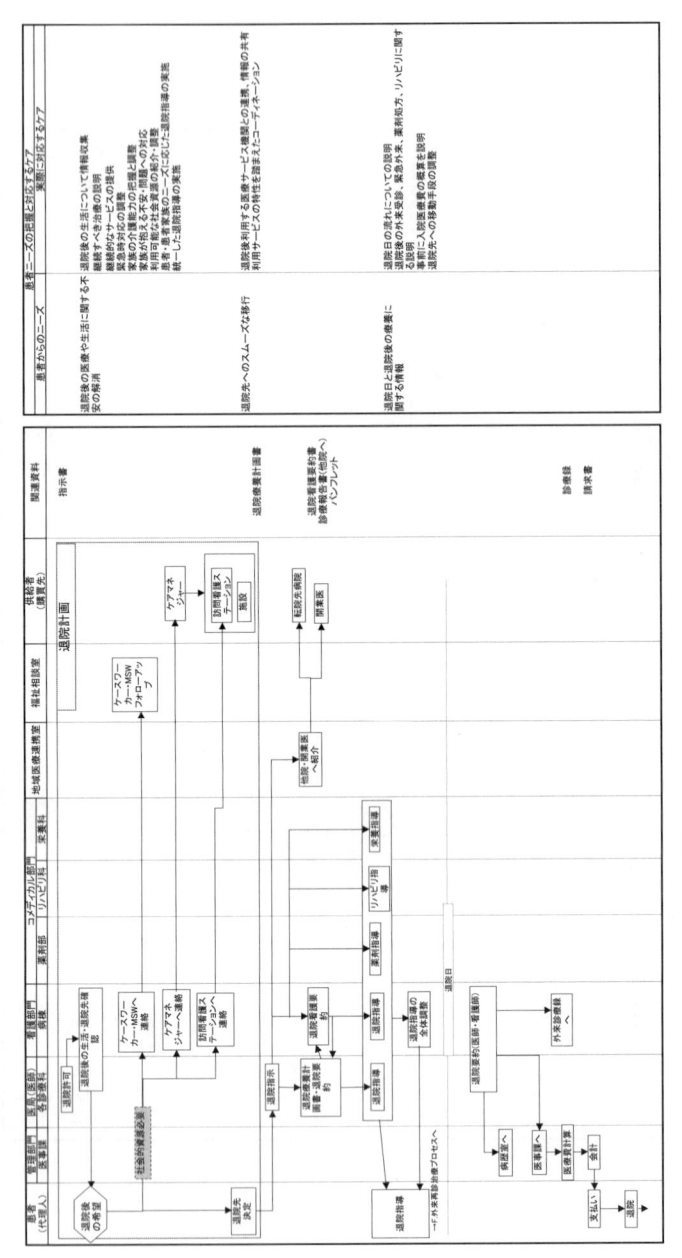

308　第5章　ISO 9001を活用したQMS構築

例図7-b　退院プロセス(E)のフロー図(患者ニーズとの対応版)

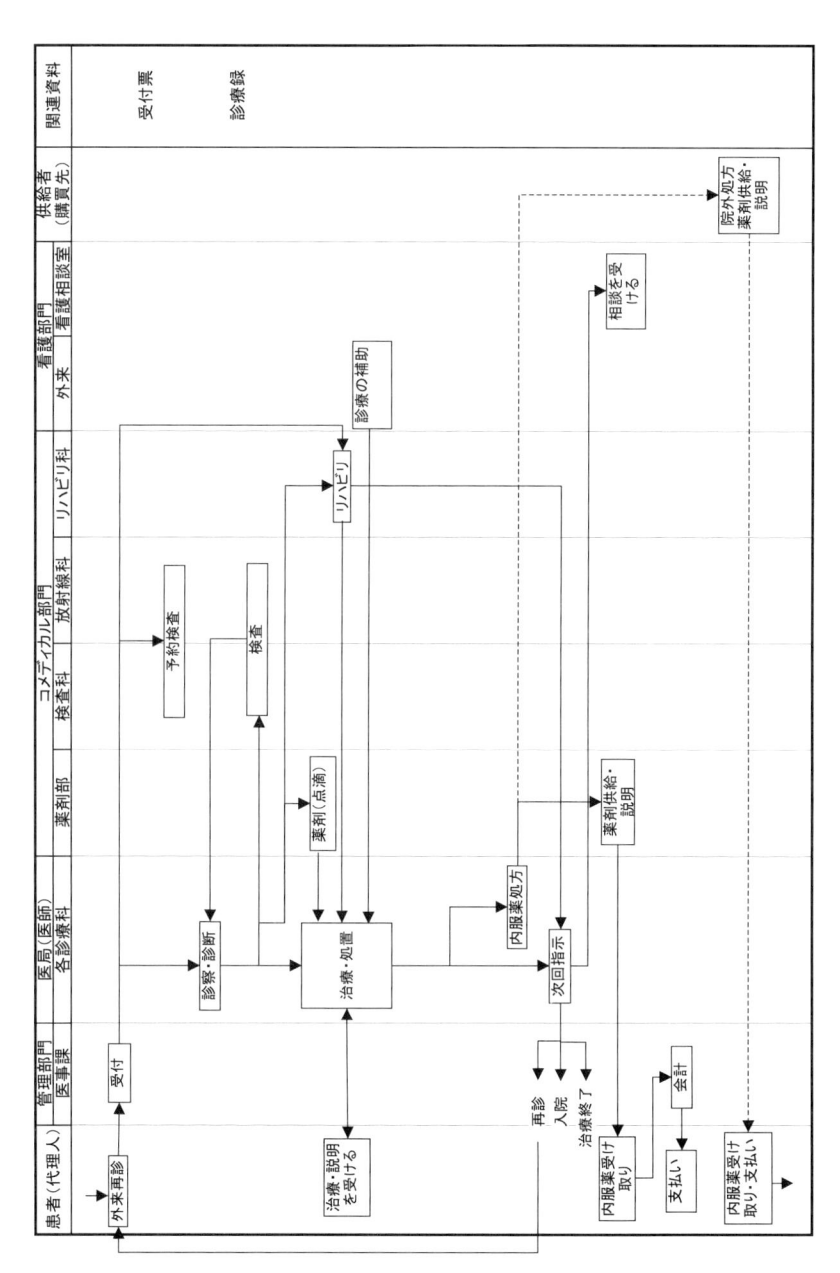

5.5 医療版質保証体系図とフロー図

例図8 外来再診治療プロセス(F)のフロー図

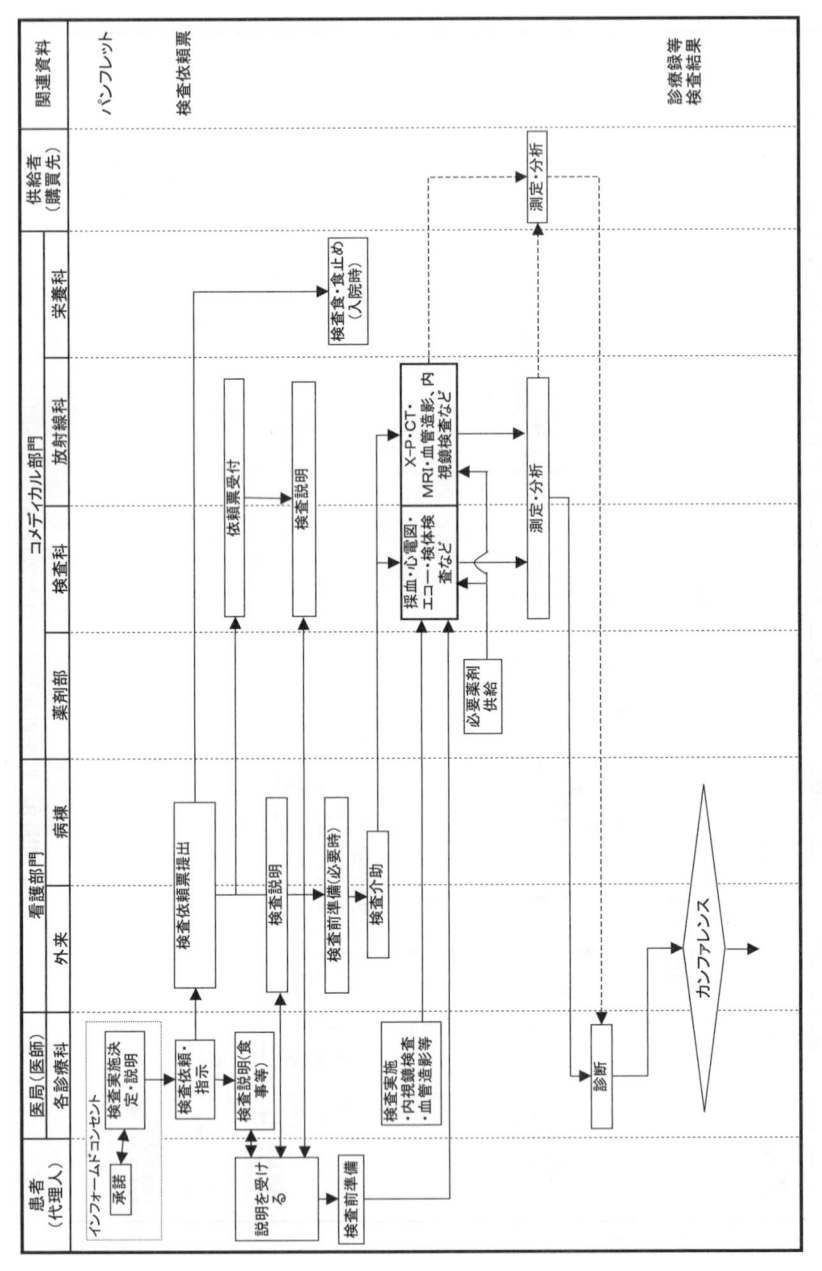

例図 9-a 検査プロセス（G）のフロー図

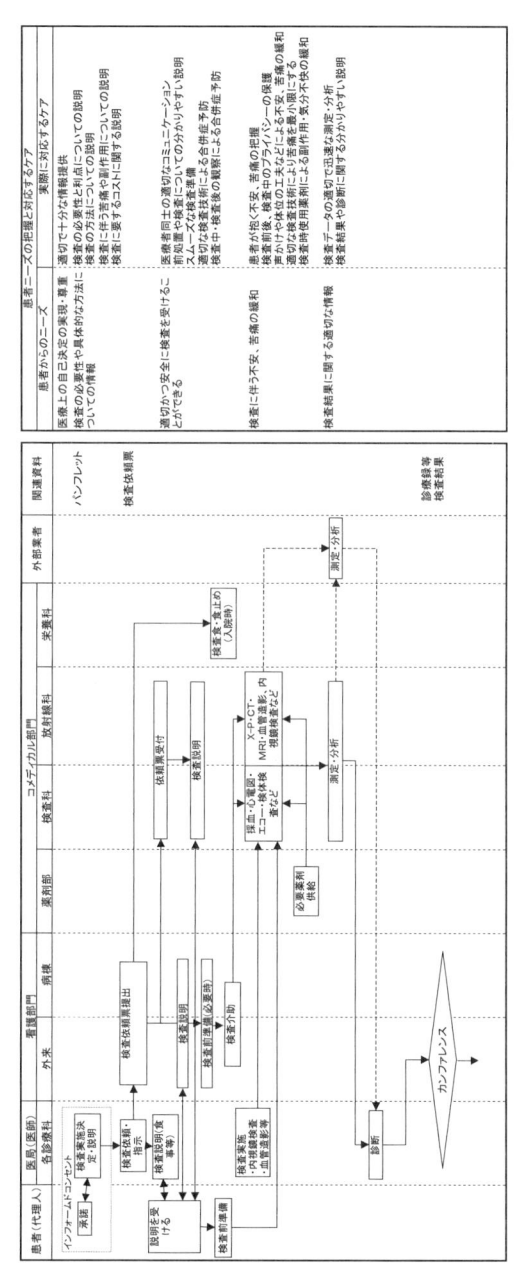

5.5 医療版質保証体系図とフロー図

例図 9-b 検査プロセス (G) のフロー図（患者ニーズとの対応版）

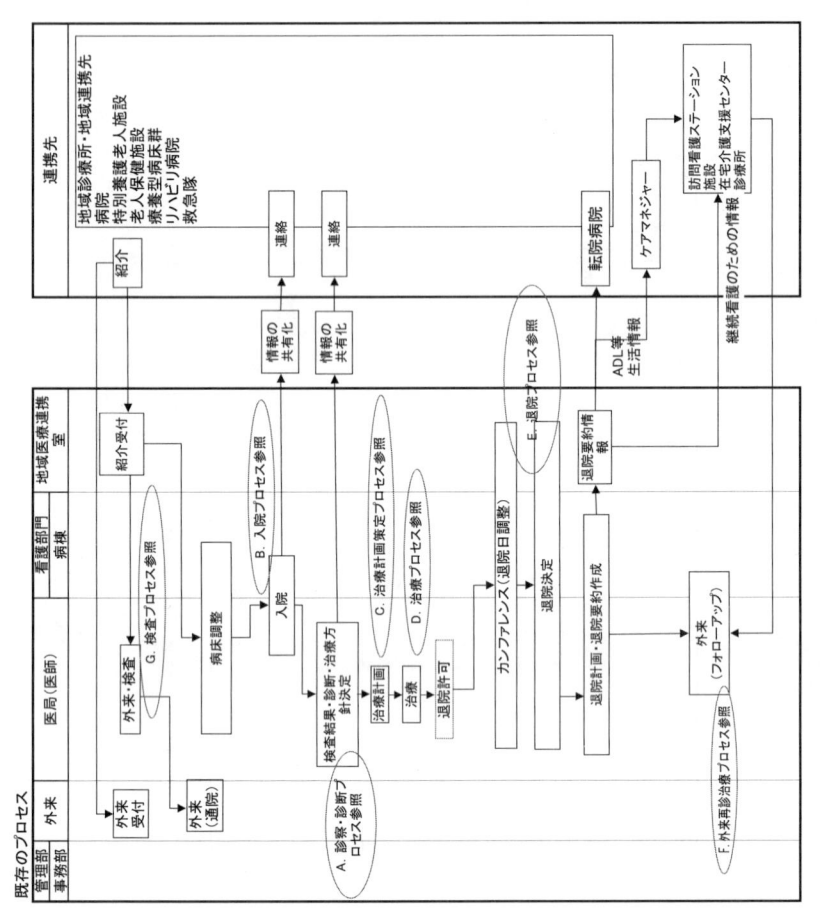

例図 10-a 地域連携プロセス (H) のフロー図 (患者情報の流れ：既存)

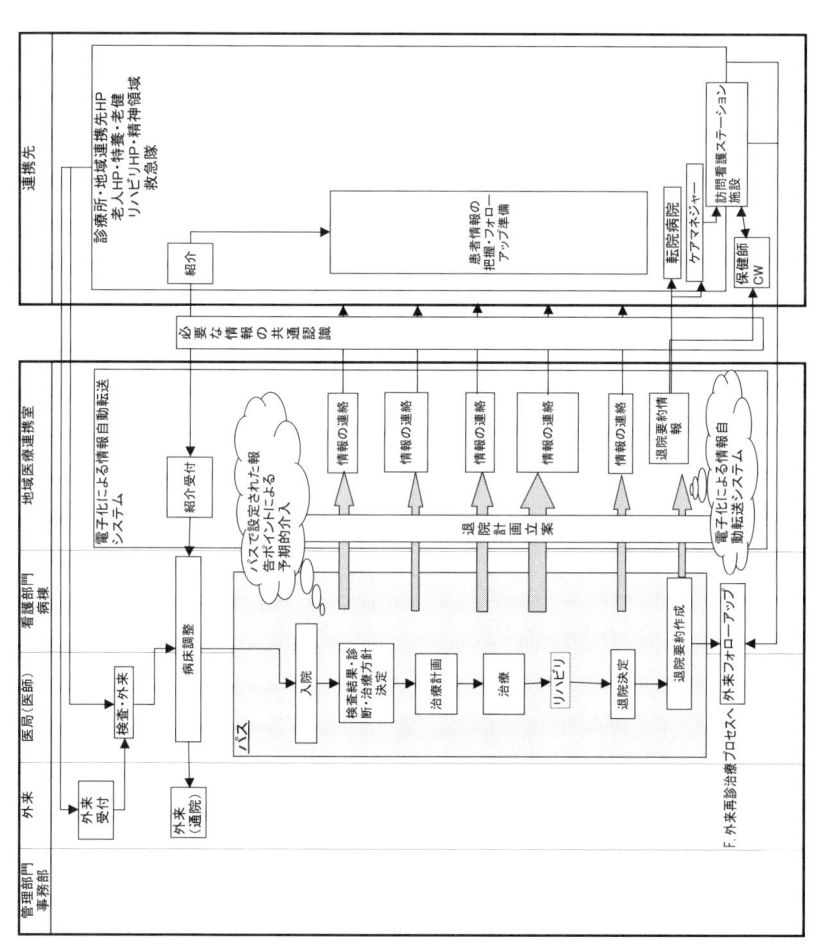

5.5 医療版質保証体系図とフロー図

例図 10-b 地域連携プロセス (H) のフロー図 (患者情報の流れ:理想)

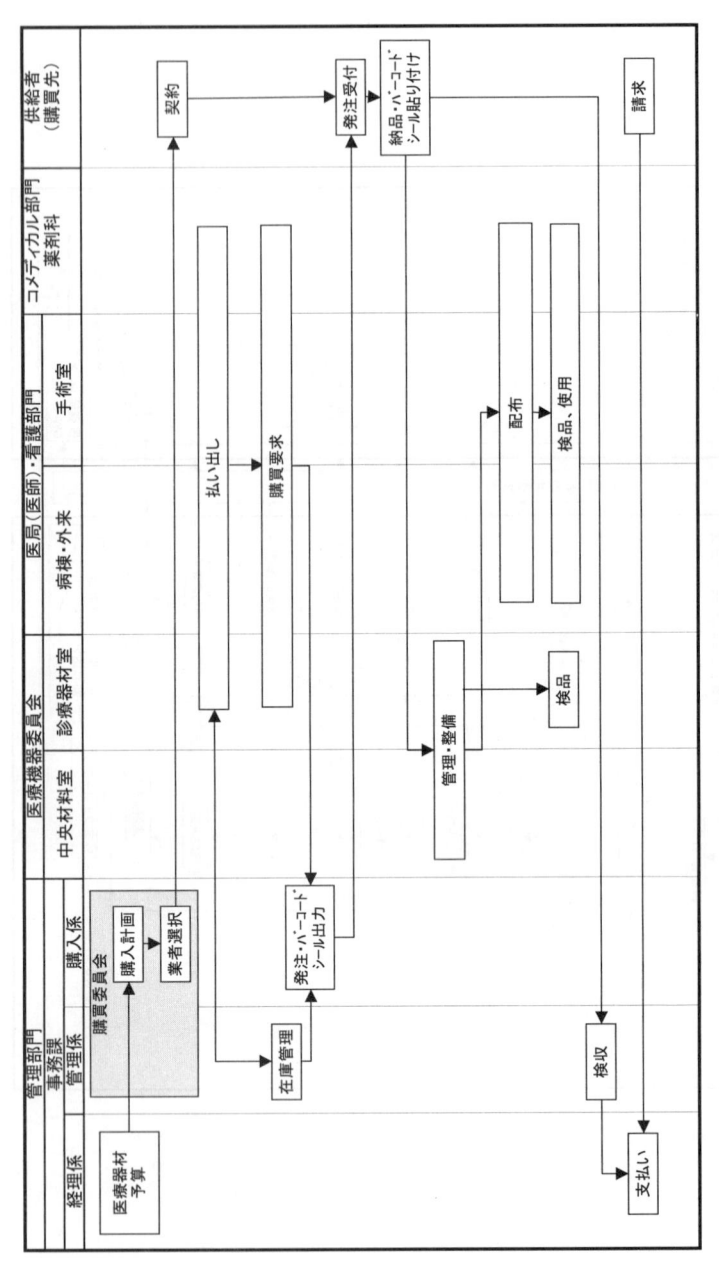

例図 11 医療器材物流プロセス (I) のフロー図

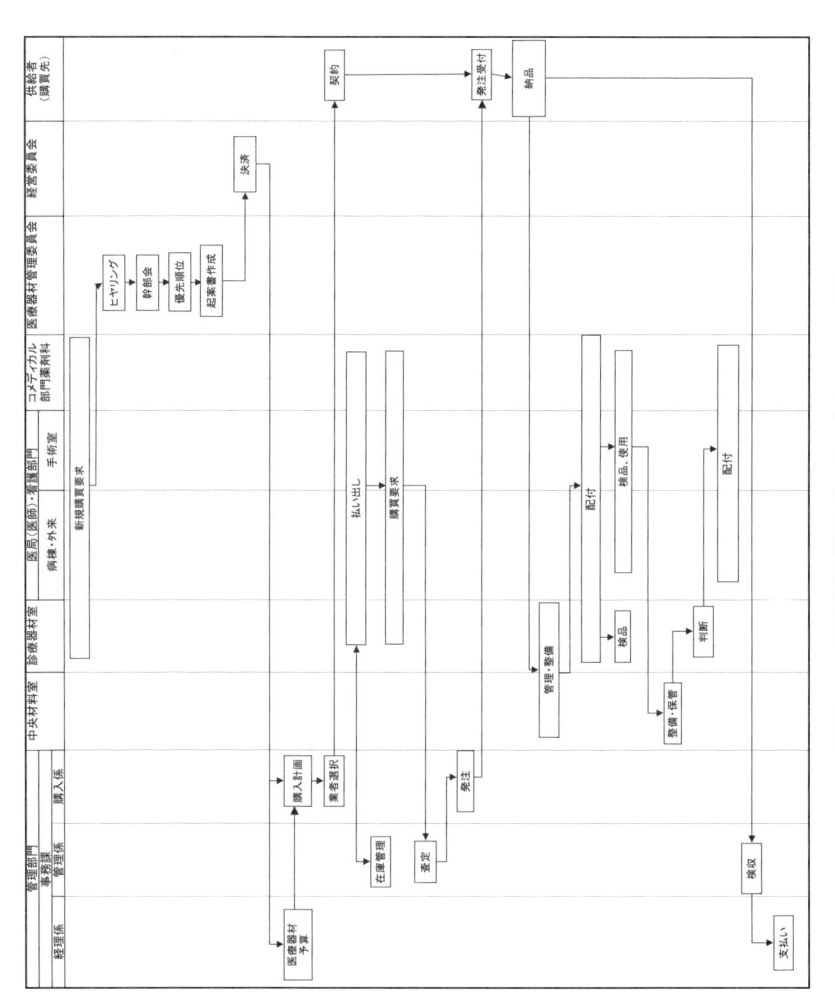

5.5 医療版質保証体系図とフロー図

例図 12 医療機器管理プロセス (J) のフロー図

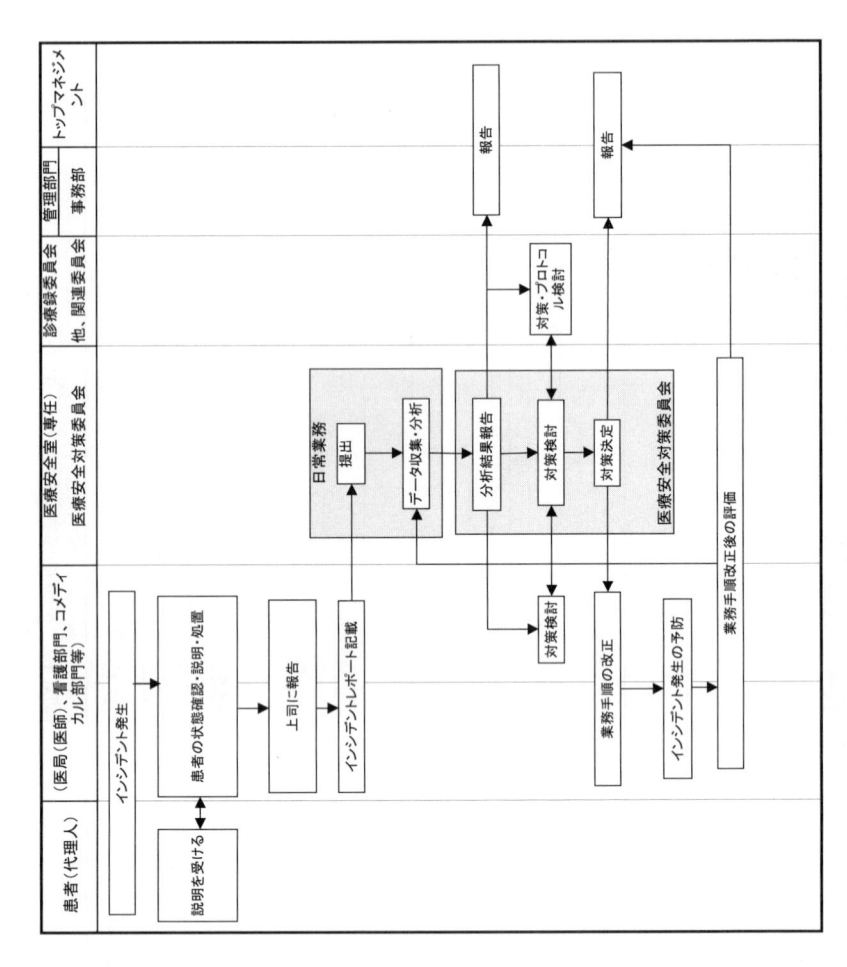

第5章　ISO 9001 を活用した QMS 構築

例図13　医療安全対策（インシデント）プロセス（K）のフロー図

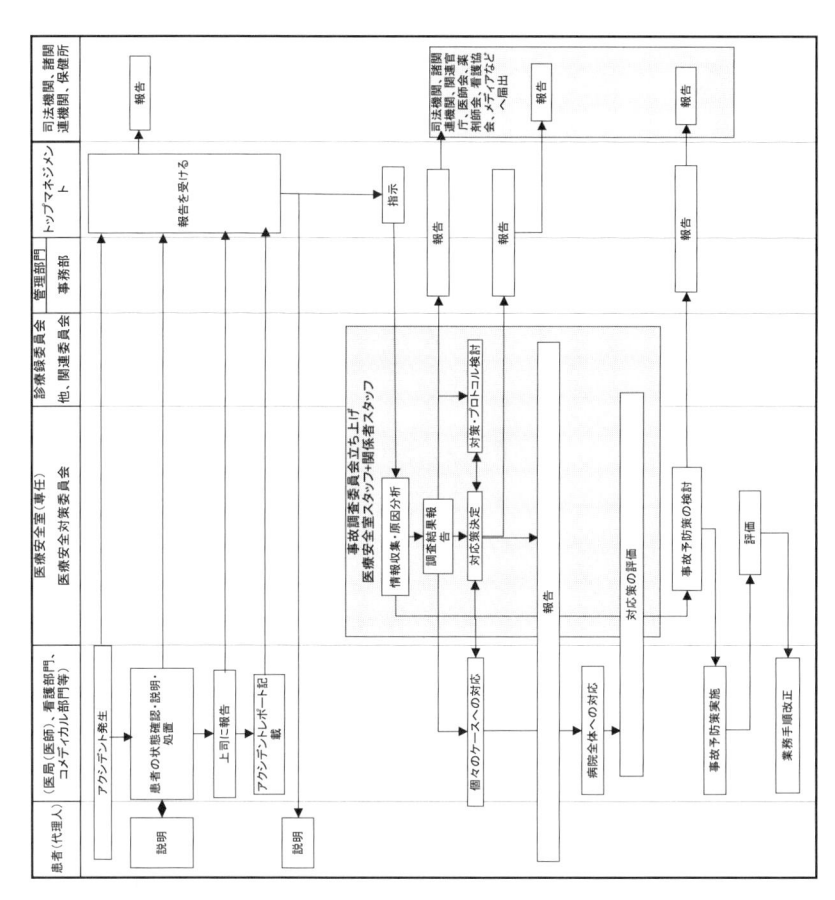

5.5 医療版質保証体系図とフロー図　　317

例図14　医療安全対策（アクシデント）プロセス(L)のフロー図

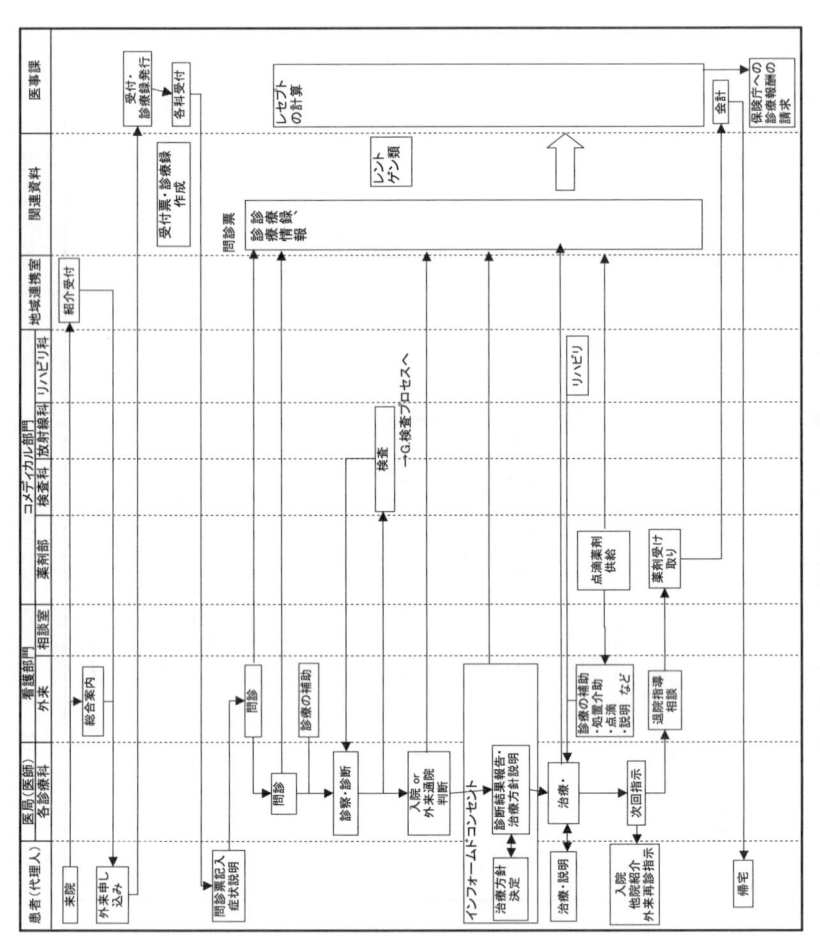

例図 15-a 新規受診治療プロセス (M) のフロー図

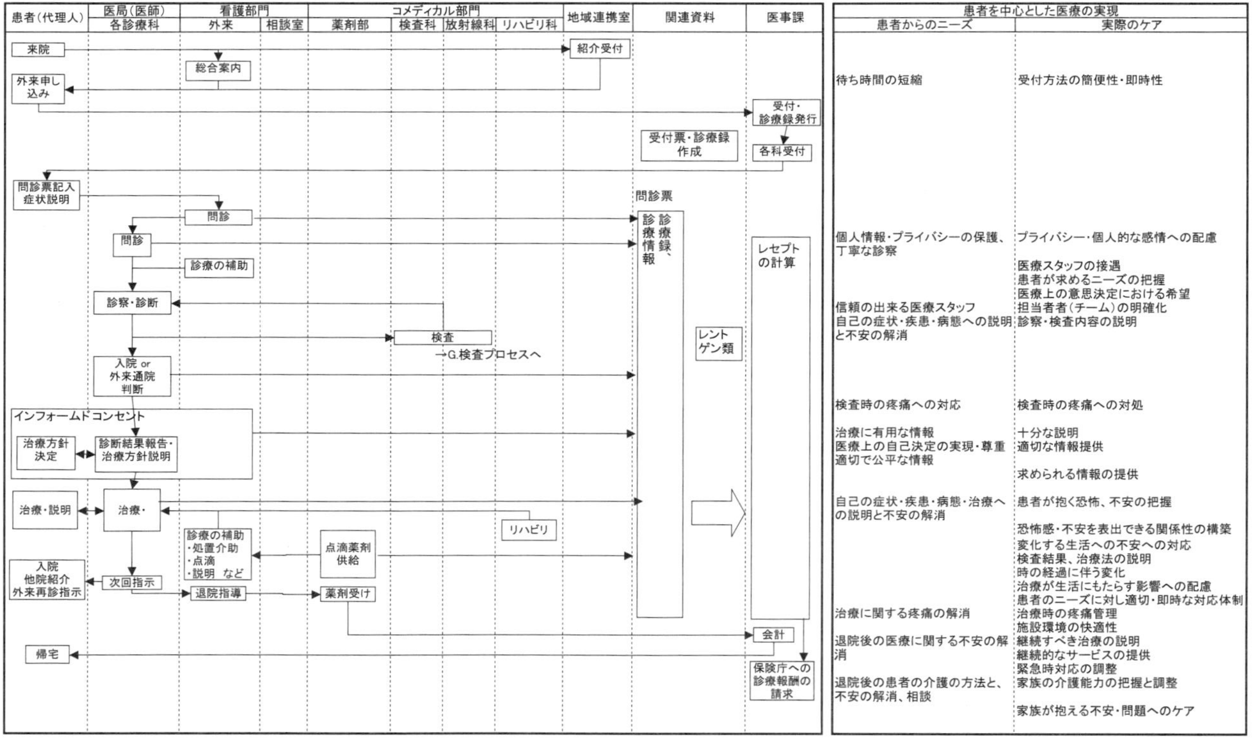

5.5 医療版質保証体系図とフロー図

例図 15-b 新規受診治療プロセス(M)のフロー図(患者ニーズとの対応版)

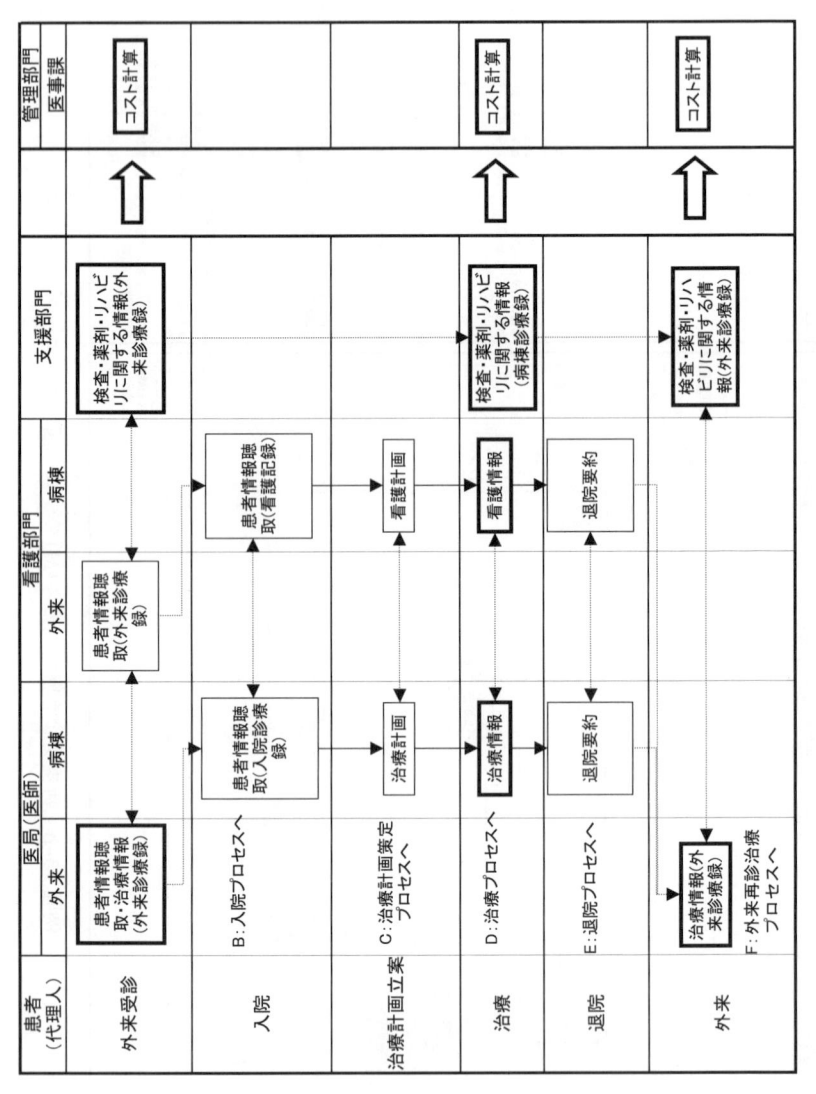

320 第5章　ISO 9001を活用したQMS構築

例図16　情報の流れ（既存）のフロー図

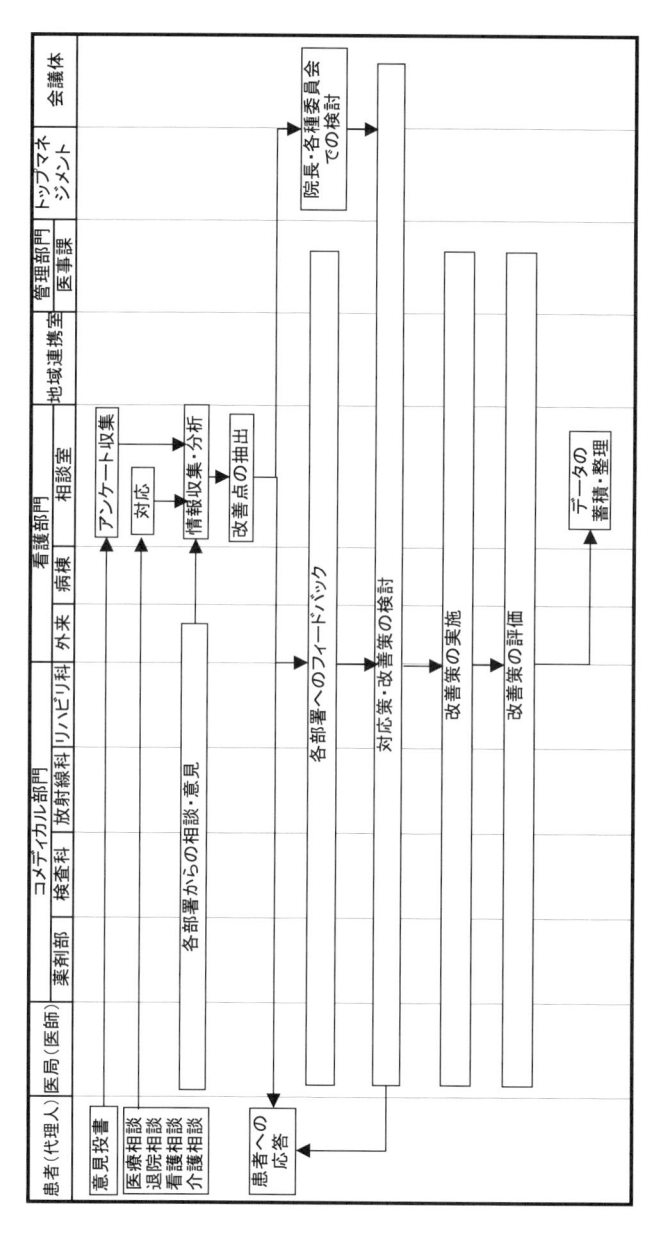

5.5 医療版質保証体系図とフロー図

例図17 患者ニーズ情報の収集・活用プロセスのフロー図

付録1　質マニュアルの基本構造と作成のポイント

ここでは，質マニュアルの基本構造と作成時のポイントを紹介する．

これまでに作成されている多くの質マニュアルを見てみると，ISO 9001への適合を意識するあまり，難解で不自然な記述が目立つ．難解さは，ISO 9001の構成に沿って作成されていること，不自然さは，ISO 9001独特のいい回し，例えば"〜を確立し，文書化し，維持する"という，通常用いないような表現を取り入れていることが原因として考えられる．

質マニュアルは実用されてこそ意味がある．したがって，
・自分たちのシステムを自分たちが理解できるように整理した後で，ISO 9001の要求事項に照らして漏れがないか確認する．
・"ISO用語"に振り回されずに，日常的に使い慣れた言葉で記述する．
ことが重要である．

以上に留意して，自分たちに見合った質マニュアルを作成されたい．

なお，【　】内はISO 9001の箇条番号を示す．

---

1. 序　　〔システムの前提条件を整理する〕
1.1　作成目的……自組織（経営者）にとっての質マニュアルの作成目的
1.2　適用範囲……対象業務の範囲
　　　医療，健康診断，訪問看護，特別養護老人ホームなど複数のカテゴリーの機能をもつ組織の場合，対象とする業務の範囲を明記する．

　〔例えば，"当病院の診療（入院・外来），医療相談，健診サービスの提供に適用する"とした場合，審査登録されれば，このとおり登録証に記載され，公表される．したがって，システムを適用する範囲は過不足なく，明確にする必要がある．〕

1.3　適用されるマネジメントシステム規格
　　　・ISO 9000:2000（JIS Q 9000:2000）

・ISO 9001:2000（JIS Q 9001:2000）

　　適用除外の機能：7.5.1 f)　製品の引渡し及び引渡し後の活動
　　　　　　　　　　7.5.5　　製品の保存

　ISO 9001の"7. 製品実現"の要求事項に限って，対象機能がない場合は適用除外が可能である．ただし，適用除外する理由を付記しなければならない．

> 例えば，7.5.5の適用除外をする場合，"製品は医療であって，保存の対象となる実体がないため，対象の機能が存在しない"と表記する．
> ただし，あえて適用除外とせず，自組織の"製品"は"医療"であることを認識したうえで，医薬や検体の保存に，この項の要求事項を適用してシステムを整理してもよい．規格の要求事項は基本的に適用除外とせず，その意図を柔軟に活用することが望ましい．

1.4　適用される法規制……システムの前提となる法令，規制，通達などを明確にする．

> 法の遵守はシステム運営の前提である．しかし，適用されるすべての法を列挙する必要はなく，システムの対象範囲の業務の遂行に直接かかわる法，通達などを取りあげる．例えば，QMSに限らず当然のこととして"労働基準法"などはあえて記載する必要はない．

(1) 医療提供に関する法規

　①医療法，②感染症の予防および感染症の患者に対する医療に関する法律，③結核予防法など

(2) 医療資格に関する法規

　①医師法，②薬剤師法など

(3) 医薬に関する法規

　①薬事法，②麻薬および向精神薬取締法など

(4) 保険に関する法規

　①健康保険法，②国民健康保険法など

(5) 健康に関する法規

　①地域保険法，②学校保険法，③栄養士法，④食品衛生法など

(6) 福祉に関する法規
　　①社会福祉法など
1.5　質マニュアルの維持管理……質マニュアルの作成，承認，発行，配付などの管理のあり方を記述する．

> 後述の"文書管理"の中で記述してもよいが，当該文書の性格，管理のあり方をはじめに明確にしておくとよい．

2. 用語の定義……当該組織および医療界に独特な用語を説明する．また，ISO 9000の定義と異なる用語の使い方をしているものがあれば，取りあげて説明する必要がある．

> 質マニュアルは審査にあたる外部審査機関の審査員も読むが，第一の対象は組織内の職員である．各職種の職員が共通して理解できるために必要な用語の説明を記述することが大切である．

3. システムの基本構造【4】 ─ システム構造の大枠を説明する．
3.1　経営資源の配置【6.1】
3.1.1　組織構造【5.5.1, 6.2.1】……組織図で指揮命令系統を明確にするとともに，法に定められた資格，要員の適合を明らかにする．また，責任者（院長，医局長，看護師長など）の主要な責任および権限を記述する．

> ・組織図は健診センターなどが併設されている場合，システムの対象組織が明確になるように記述する．
> ・法に定められた，有資格者の確保については，具体的な人数は下位の文書の引用でもよいが，常に必要な要員を維持するための管理のあり方を記述する．
> ・責任者の責任・権限：管理者の包括的，抽象的な責任ではなく，具体的な役割が明確にされることが望ましい．例えば，多くの病院では，医局長の責任・権限があいまいなことが多い．医局長の責任として，"医局会議の開催"，"そこでの決定事項の医師への徹底"などを明記することに意義がある．

3.1.2 インフラストラクチャー【6.3】

病院施設,主要設備の概要を提示する.その中で法に定められた設備への適合を明確にする(具体的な数値は下位規定でもよい).

> ベッド数,手術室,ICU 等の概要,非常電源など.

3.1.3 作業環境の整備【6.4】

院内の環境維持に対する取組みを整理し,その概要を記述する.

> ・院内の環境(清掃・清潔,空調,静粛など)を維持するための責任と実施事項の概要
> ・防災体制(避難誘導の責任・手順,防災訓練の実施状況などを含む)
> ・院内感染防止の取組み,およびその管理の概要
> なお,質マニュアルの記述での"責任"とは,経営者/管理者がもつ包括的な責任ではなく,その業務を誰が実施するかの実行責任を指す.質マニュアルの中で実施事項を記述するときは,原則的に主語を明確にして記述する.
> 例:"病棟師長は,〜を確認する.", "薬剤師は,〜の処方を監査する."

3.2 QMS を構成する業務機能および製品実現化プロセスの相互関係【4.1】……"質保証体系図"を掲げ,当該病院の特徴,運営の基本的な考え方を付記する.

3.3 文書・記録体系【4.1, 7.1】…… QMS を構成する文書の体系を提示し,"文書一覧表","質記録一覧表"を添付する.

> QMS にかかわる文書は,一般的に次の文書から構成されていると思われる.この文書の体系を説明するとともに,実際に保有する文書,記録の一覧表を整理するとよい.
> ・質マニュアル:QMS の全体像を説明する文書
> ・規　　　定:部門間にまたがる業務運営の責任,手順,基準を定めた標準書"インシデント処置規定", "感染防止規定", "文書管理規定"など
> ・要　領　書:部門内あるいは関連部門間で定める業務の実施要領を定めた標準書"服薬管理要領書", "栄養指導要領書"など
> ・帳　　　票:規定,あるいは要領書に従って実際に業務を遂行するときに使う帳票の様式."処方箋", "各種検査の指示箋", "インシデントレポート"など
> 　　　　　　帳票は規定や要領書の付表として位置づけ管理されることが望ましいが,組織によっては帳票の"フォーマット集"として管理されることもある.
> ・技術標準:"標準診療指針", "パス"などで, "皮下注射実施マニュアル"などの看護技術標準もこの分類となる.
> ・質　記　録:業務が実施されたことの証拠

3.4 組織内のコミュニケーション【5.5.3】……組織内の情報交換，課題審議のための会議体・委員会の整理，情報処理システムの概要を記述する．

> 主要な会議・委員会の目的または主要議題，主催者，構成メンバー，開催頻度などを一覧表に整理する．

4. QMSの運営管理

> QMSを適切に運営していくための管理体制をまとめる．

4.1 経営責任に基づくQMS運営の基本機能

4.1.1 質方針・目標【5.1, 5.3, 5.4】……質方針の設定およびQMSの確立・運営にかかわるトップマネジメントのコミットメントを表明する．

> 病院には設立の理念がある．これを踏まえ，病院の実態とそれを取り巻く環境の変化を見据えて，病院の中・長期の進むべき方向を"質方針"として明確にし，質マニュアルに記述する．
> お題目ではなく，具体的な改善目標を示唆するものでなければならない．

また，ここで記す方針に基づく，達成すべき目標（通常は年度目標）の設定とそれを実現するための推進体制および管理方法を整理する．

> 院長の年度目標を受けて，各部門に目標を展開し，実施計画を作り，実行管理する体制（目標・計画の部門間の整合の確認，承認，進捗管理の進め方等）を記述する．病院の場合，各部門目標の設定だけでなく，各種の委員会，例えば，"事故防止委員会"，"パス委員会"などに目標を展開して，実行管理するのもよい．

4.1.2 管理責任者の選任【5.5.2】……誰を管理責任者に選任するかを定め，管理責任者の役割・権限を明確にする．

4.2 教育・訓練【6.2.2】……必要な教育・訓練が確実に実施されるための責任と手順を整理する．

> 院内でどのような教育・訓練が実施されているのかを整理し，その概要を記述する．
> ・各職種に法で定められた有資格者が配置されていることを前提に，病院の理念，規則・基準の徹底を図る方法と記録．
> ・各職種の固有技術向上のための院内外で実施される研修，学会等への参加計画と実施記録のあり方．
> ・新人職員教育として，採用時教育，OJT を含む部門内および全院教育と力量評価の進め方．

4.3 文書・記録管理【4.2.3, 4.2.4】……文書の発行，承認，配付，最新版管理の方法，および質記録の責任部署，保管期間の設定・管理について記述する．

> 3.3（文書記録の体系）の項に示した QMS 文書に対応して，発行，承認，配付，最新版管理の責任と実施手順を記述する．文書を組織全体で管理していくためには，統一した文書番号の付与，台帳の管理などが必要で，多くの場合，その内容は"文書管理規定"などの標準書にまとめられる（本文の 5.3.4 項参照）．その場合，質マニュアルには，その規定を引用し，その概要だけを記述してもよい．

> 病院実務の管理運営の実態を整理する．

5. サービスの実現→診察・診断・治療の実施【7, 8.2.3, 8.2.4】…… ISO 9001 の"7. 製品実現"および"8. 測定，分析及び改善"の一部を踏まえて，当該組織の実務の管理方式を記述する．

> 　診療は，患者の状態に対して新しい情報が加わるにつれ，それに適応することによって医療の質は作り込まれる．したがって，ISO 9001 の要求事項に個々に対応するシステムではなく，ISO 9001 の"7. 製品実現"および"8. 測定，分析及び改善"の要求事項を適宜取り込んだ，当該組織の実務の管理方式を記述すべきである．
> 　医療を構成する"プロセス"を抽出し，そのプロセスを運用するための基準・手順・責任（具体的に誰が実行するか）を業務のフロー図を引用して説明する．"質保証体系図"とあわせて病院全体の業務の

進め方の概要が読み取れるように記述する．
以下は，どのようなプロセスを取りあげるかの例である．

5.1 受け付け・入退院手続き【7.1, 7.2, 7.3, 7.5, 8.2.3, 8.2.4, 8.3】
5.1.1 外来受診のプロセス ← 外来患者の受付手順のフロー図とその説明

5.1.2 入院手続き ← 入院手続きのフロー図とその説明
　　　　・通常入院　・夜間入院　・緊急入院

5.2 治療計画の策定・管理
5.2.1 外来診断計画および治療計画……臨床情報の把握，診療方針の設定，インフォームドコンセント等の実施手順と記録のあり方，病院として定められた留意事項があればそれを記述する．

5.2.2 入院治療計画
(1) 治療計画の策定・管理……臨床情報の把握，治療方針の設定，インフォームドコンセント，カンファレンスのあり方を記述する．

- 医師が行う一連のプロセス（診断計画，治療計画策定の流れを実際に作られる診療録，使われる基準（"標準診療指針"など），行われるレビュー（回診，症例検討会など），アウトプットされる文書（"治療計画"，"入院診療計画"，"適用されるパス"など），を明確にして整理する．
- 実際に行われている業務を規格の"意図"を汲んで見直し，基本的な実施事項を整理する．

(2) 看護計画の策定・管理

例えば，誰（担当看護師）が何（医師の治療計画，問診結果等）に基づいて作成し，誰（病棟師長）が承認し，どのように（カンファレンスを実施して）関係者に周知し，実施結果を何（看護記録）に記録し，一定期間ごと，または必要に応じて見直していくのか，その流れを整理する．

5.3 治療の実施

> 次に示した病院の実務を構成する単位プロセスが"管理された状態"で実行されていることを，実施手順および関係者の役割を明確にした業務のフロー図を中心に説明する．それぞれの単位プロセスに標準書が制定されていれば，それを引用してその概要を記述してもよい．

5.3.1 各種検査プロセスの管理臨床検査：検体検査，生理機能検査，病理検査
　　　画像検査
　　　内視鏡検査・治療
5.3.2 与薬
5.3.3 注射
5.3.4 手術
5.3.5 輸血
5.3.6 集中治療
5.3.7 人工透析治療
5.3.8 放射線治療
5.3.9 リハビリテーション
5.3.10 栄養管理
5.3.11 看護の実践　など
5.4 購買管理【7.4】……購買管理の対象（管理対象の購買品，委託業務）を明確にし，規格の要求事項に対応して，購買先の選定管理，購買の実施手順，購買情報の確認，受入検査などの実施手順や責任などを整理する．
5.4.1 業務委託の管理……次のような業務が想定されるが，このうち該当するものについて，委託先の評価・選定のあり方，委託内容の設定，確認の責任・手順，委託結果の確認の仕方などを整理する．

5.4.1.1 検体検査

> 検体検査を外部の検査機関に外注委託する場合について，
> ・委託先が信頼のおけるところか否かについての評価のあり方
> ・委託内容の提示，結果確認の手順と責任（検体の識別，保管管理，検査結果の納期管理などを含む）
> を整理し記述する．

5.4.1.2 調理

> 調理については，本マニュアルの5.3（栄養管理）の項で一括記述してもよい．院内の清掃についても，同3.1.3（作業環境）の管理の項に委託管理のあり方も含めて記述するのがよい．

5.4.1.3 院内の清掃

5.4.1.4 医療の用に供するガスの確保と供給設備の保守点検業務

5.4.1.5 寝具，衣類の洗濯の業務

5.4.1.6 医療廃棄物の処理委託

5.4.2 購買業務の管理

5.4.2.1 医薬品の管理……購買先の管理，購入の手順，在庫管理（新薬の採用手順，麻薬，危険薬の取扱い・保管等を含む）のあり方を記述する．

> ・医薬品の在庫管理，発注，検収の業務フロー図とその説明
> ・病院にとっての新しい医薬品の導入手続きにかかわるフロー図とその説明
> ・医薬品の保管管理のあり方

5.4.2.2 医療材料の管理……購買先の管理，購入の手順，在庫管理（病院にとって新規の医療材料の採用手順等を含む）のあり方を記述する．

5.5 医療機器の管理【7.5.1, 7.6】……画像診断機器，生理機能検査機器，検体検査機器，ME機器などの管理や，点検，保守，精度管理のあり方を整理する．

> 管理すべき対象の機器を明確にし，それに対して院内で行う日常点検，使用前点検とその記録，外部に委託する定期点検の進め方とその記録を整理する．

5.6 識別，トレーサビリティの管理【7.5.3】……患者，検体，医薬品や点滴，診療録，レントゲンフィルム等の識別のあり方を整理するとともに，同姓の人の識別や過去の治療記録の遡及可能な範囲や方法を記述する．

> 質記録の対象，保管期間と連動して，どの範囲の記録が，何を鍵にして遡及可能なシステムが構築されているかを記述する．

> システムのPDCAを回すための"C"と"A"の機能を整理する．

6. QMSの検証機能

6.1 不適合の管理および再発防止【8.3, 8.4, 8.5.2, 8.5.3】

6.1.1 不適合の管理……ここでいう不適合か否かの判断は，故意・過失に関係なく，予定外の処置をとることの必要性に対して判断される．具体的には，

・予期せぬ様態の急変，副作用，合併症の発生

・医療事故（投薬ミス，転倒・転落，チューブ抜去など）

・患者からの苦情

・購買品，委託業務の受入確認時の不具合

・機器の突発故障

・その他業務上の障害

などである．これらの事象の発見時の報告・処置手順（応急処置，記録，患者への説明など）を記述する．

> ・発見者がまず可能な応急処置をし，誰に報告し，誰が事態の重要度，緊急度を判断し，必要な処置を実施し，処置の効果を確認し，患者に説明し，何に記録するか，の一連の処置手順をフロー図を中心に説明する．
> ・この一連の処置手順が標準書にまとめられていればそれを引用し，その概略を記述する．

6.1.2 不適合の再発防止……上述の不適合に基づきその再発防止を図るために，またはそこから予測される不適合の未然防止のために，原因の究明，対策の立案，実施，効果の確認，歯止め（標準化）の実施手順を記述する．

> 本マニュアルの6.1.1（不適合の管理）は，多くの場合緊急処置が必要であるのに対し，この項（不適合の再発防止）は，きちんと根本原因を究明し，対策を検討する体制が必要で，この両者はつながっているが，一線を画した仕組みが必要である．

6.1.3 ヒヤリハットの発見と処置……不適合に至る可能性のある事象を積極的に取りあげ，不適合の芽を摘む活動を推進する仕組みを整理する．

6.2 顧客満足にかかわる情報把握および管理方法【5.2, 8.2.1, 8.4】……医療にかかわる顧客（患者，その家族）からの情報について，入手，分析，処置（原因調査，再発防止）の手順を記述する．

> 院内投書箱の設置とその運営，患者アンケートの実施，地域住民との懇談会の開催，などの概要を記述する．

6.3 内部監査【8.2.2】……内部監査の実施要領の概要を記述する．

> 内部監査は，ほとんどの組織で，このISO 9001への取組みによってはじめて構築される仕組みである．したがって，多くの場合，その実施要領が"内部監査規定"などにまとめられる．ここでは，それを引用して概略を記載すればよいが，必要な部門に定期的に，確実に実施されるための責任と手順，結果がきちんと次のマネジメントレビューにつながる仕組みが読み取れなければならない．

6.4 マネジメントレビュー【5.6】……経営者自らの定期的な QMS の見直しの実施手順，実施内容（インプットとアウトプット）を記述する．

> どのような間隔で，どのようなメンバーで，実施するかを明確にする．さらに，ISO 9001 の 5.6.2 にマネジメントレビューにインプットすべき項目が列挙されている．これらは"システム運営の結果"を集約した資料で，必要ならばこれ以外の項目も含めて，項目ごとに結果を集約する責任者を決め，当該期間の結果を集約・整理してマネジメントレビューに供する体制をも記述するとよい．

6.5 システムの継続的改善【8.5.1, 8.2.3, 8.4】

6.5.1 プロセスの監視と分析…… QMS の運営結果を総括的に管理する指標を設定して，定期的に結果を集約して解析する体制を記述する．

> 病院としての管理指標（例：平均在院日数，病床稼働率，インシデント発生件数，再手術・再入院率）の代表的なものについて，誰が，どのようにデータを集約し，分析するかの概要を記述する．

6.5.2 継続的改善の仕組み……次ページの図のシステム運営の仕組みを説明する．

> "インシデント・アクシデント，顧客苦情"や"内部監査"に基づく個別課題ごとの PDCA と，それらの結果を集計・層別・分析して，マネジメントレビューに基づく大きな PDCA サイクルを回すことによって，システムの継続的改善を図る体制が確立・運営されていることが読み取れるようにする．

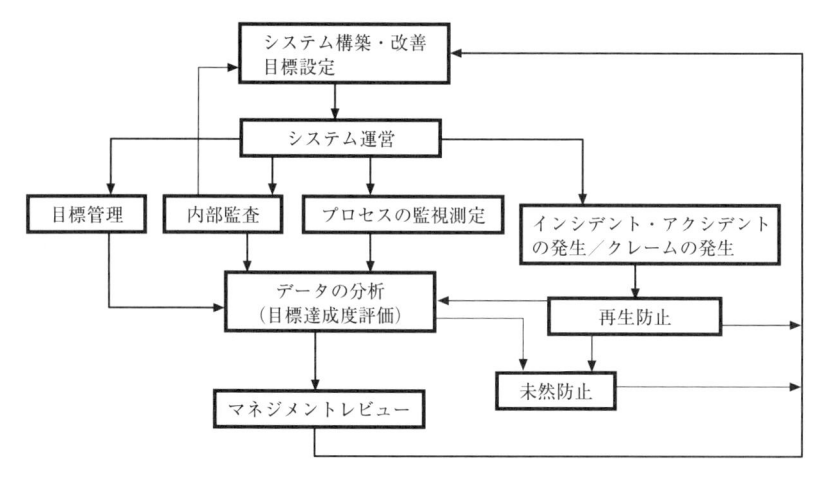

質マニュアルの基本構造と作成のポイント

```
         ┌─────────────────┐
    ┌───→│ システム構築・改善 │←──────────────┐
    │    │    目標設定      │                │
    │    └────────┬────────┘                │
    │             ↓                         │
    │    ┌─────────────────┐                │
    │    │   システム運営   │────┐           │
    │    └────────┬────────┘    │           │
    │      ┌──────┼──────┐      │           │
    ↓      ↓      ↓      ↓      ↓           │
┌──────┐┌──────┐┌──────────┐┌──────────────┐│
│目標管理││内部監査││プロセスの││インシデント・││
│      ││      ││ 監視測定 ││アクシデント  ││
│      ││      ││         ││の発生/クレーム││
│      ││      ││         ││の発生        ││
└──┬───┘└──┬───┘└────┬─────┘└──────┬───────┘│
   │       │        │              ↓        │
   │       ↓        ↓        ┌──────────┐   │
   │    ┌──────────────┐←────│  再生防止 │   │
   └───→│ データの分析  │     └─────┬────┘   │
        │(目標達成度評価)│           │        │
        └──────┬───────┘           ↓        │
               ↓             ┌──────────┐   │
    ┌──────────────────┐     │  未然防止 │───┘
    │マネジメントレビュー│     └──────────┘
    └──────────────────┘
```

継続的改善の PDCA サイクル

付録2 問題解決の定石

ヒヤリハット，インシデント・アクシデントは，それが起こったことを罰するために把握するのではない．大切なのは，それが改善のための信号ということである．つまり，ヒヤリハット，インシデント・アクシデントをきちんと報告することは，改善を始める絶好の機会になる．例えば，一つひとつの事故の背景を徹底的に分析して，背景要因に手を打ち，類似の事故の発生を防止したり，ヒヤリハット情報を集計・分析して，そこから改善目標を設定して，それにチャレンジするきっかけにもなる．

"注射にかかわる事故を前年度の半分にしよう"という目標を立てて挑戦するなどのように，現状をよしとせず，あえて目標を一歩高いところに置くことによって問題を自分に課すことが望ましい．

問題を解決するには，まず，問題があることを認識しなければならない．問題があることが悪いことではない．問題に気づかずに放っておくことが悪いのである．

事故はいつも発生しているわけではなく，ときどき，仕事の進め方の弱みを突いて顔を出すものである．仕事の進め方の"弱み"を事実に基づいて追究し，論理的に，問題の本質を理解して手を打つ．そして，きちんとその効果を確認して，再発防止を図る必要がある．

事故の発生を単に担当者の反省に終わらせるのではなく，具体的な仕事の進め方の改善につなげ，類似の事故の発生を防止していくためには，科学的問題解決として"観察→仮説設定→検証→一般化"を実践することが必要である．

これを確実に実施するための定石の手順が"QCストーリー"である．そして，その中では様々な道具が用意されている．

"QC ストーリー"とは，次の手順で進める問題解決の方法である．
① テーマの選定
② 現状の把握と目標の設定
③ 要因の解析（原因の追究）
④ 対策の検討と実施
⑤ 効果の確認
⑥ 標準化と管理の定着

1. テーマの選定

組織において解決すべき問題は何なのかをまず整理しなければならない．問題が浮き彫りになるのと同時に問題の解決策が見えてくることも多い．

問題解決の際に事実をよく調べずに，先入観だけで行動を起こしてしまう人が意外と多い．ある事故が発生して大問題になったときに，その当事者に事故の実態を質問してみると案外よく分かっていないことがある．事実を具体的に確認していくと意外な事実が出てくる．データを取る（情報を収集，整理する）

> ステップ1のポイント：問題を発見しテーマを決める
> (1) 問題の発掘
> (2) 解決すべき問題の絞り込み
>   ① あるべき姿の明確化
>   ② 現状の姿の把握
>   ③ 問題の具体化（事実による実態の確認）
>   ④ テーマの決定
> ・"問題"を具体的に分かりやすく表現する．
> ・問題を"悪さ加減"で表現する．
> ・対策をテーマとしない．
> ・必要ならサブテーマをつける．

だけで問題が解決することもある．"作業標準どおりやっているはず"，"決められた手順でやっているはず"，"～のはず"がそのとおりいっていれば，不具合など起こらないはずである．

　問題の具体化はデータによる実態把握がスタートである．まず，問題が起きている現場へ行く．一見低レベルの"そんなはずはない"というデータも事実として認めてこそ，そこに何が発生しているのかが分かるものである．問題の実態をよく観察しなければならない．現場で，現物を，現実に見る"3現主義"に徹することが大切である．

　問題解決で最も重要なことは，問題を正しく把握することである．そのうえで取り組むべきテーマを設定する．

　問題は何か，何に困っているのか，何のために何を解決しようとするのか，問題を総花的に捉えて，何がどう悪いのかをあいまいにしては問題は解決しない．

　関連することをカバーするような表現をしないと心配，大きく捉えるほうがかっこいいという考えもあるかもしれない．だからといってインシデントの削減，待ち時間の減少では漠然としすぎている．どこで，どのようなインシデントがどのぐらい発生しているのかを把握し，テーマを絞り込まなければ，具体的な検討は進まない．

　また，対策がテーマに入り込んでいるケースもよくある．例えば，"内服薬投与手順書の整備"というテーマがあげられる．作業手順書の何が悪くて，何に困っているのか，必要な作業手順が決まっていないのか，内容が抽象的で分かりにくいのか，決まっているのになぜ守られないのか，具体的に内服薬投与についてどのような事故が発生し，何を解決したいのかを明らかにしなければならない．

　結果として"悪さ"の具体的表現をすることによって，解決すべき問題が明確になる．この段階では方策や原因については言及せず，問題をありのままに見つめることが大切である．

好ましくない例	好ましい例
・小児病棟における点滴管理の改善 ・病棟における配薬準備方法の改善 ・ダブルチェック励行による投薬事故の削減 ・書類回覧の迅速化	・小児病棟における点滴漏れ事故の半減 ・病棟における配薬段階のミスの削減 ・○○にかかわる投薬事故の削減 ・職場ルールの早期徹底のための書類回覧所要日数の短縮

2. 現状の把握と目標の設定

> **ステップ2のポイント：現状の把握と目標の設定**
> (1) 発生している現象を，例えば次の4項目について調べる．
>   ① 時間別
>   ② 場所別
>   ③ 事象別
>   ④ 系列（設備，器材，人）別
> (2) 調べ方に注意する．
>   ① 事実に基づいたデータで調べる．
>   ② よいばらつきにも着眼する．
>   ③ 現場で現物を現実に見る．
> (3) 2,3件の実例を掘り下げる．

　現状の把握とは"問題"の実態の把握のことで，具体的には結果（発生している現象）のばらつきを調べることだが，ここでいうばらつきは，統計的な分散や標準偏差のことではなく，単なる"違い"や"差"のことである．

　このステップではあくまでも結果（発生した事象）のばらつきを対象にしており，原因系の違い（人による違い，機械・器材による違いなど）は次のステップ（解析）の対象である．すなわち現状の把握の段階では"どう悪いのか"が中心で，"なぜ悪くなったか"は次のステップとしている．

(1) 発生している現象を，例えば次の4項目について調べる．
　① 時間別
　　・時刻によって違いがあるか
　　・朝，昼，夜で違いがあるか
　　・曜日によって違うか
　　・月の上旬，中旬，下旬で違うかなど
　② 場所別
　　・病床の位置などで差があるかなど
　③ 症状別
　　・投薬の事故の場合：薬名違い，用法違い，用量違い，患者違いなど
　④ 系列別
　　・注射筒の形式による差があるか
　　・病棟（ナースステーション）に差があるかなど
(2) 調べ方に注意する．
　　・事実に基づいたデータで調べる．
　　　　事実に基づいたデータによって，定量的にばらつきを追究することが大切である．定性的な追究は情報があやふやになりやすいので，工夫して定量化を図る必要がある．
　　・よいばらつきにも着眼する．
　　　　よいばらつきは改善のヒントや，改善目標の設定に役立つことが多くある．"ある時間帯はほとんど，○○の事故は発生していない"，"××病棟では，○○の事故は発生していない"などは重要な情報である．
　　・現場で，現実を，現実的に見る．
　　　　慢性的な問題には特に重要である．頭の中で，"そんなことは起こるはずはない"と思っていたことが，現実に起こることはよくある．

(3) 2,3件の事例を掘り下げる．

実際に発生した事例の実態を詳細に検討することである．これは，事故の顛末を正確に把握することになるため，時間や手間を要するものの，後の解析や対策のステップにとって重要である．

事故に至った経過を，登場人物・場所を横軸に，時系列で書き出してみる（事象関連図）ことが有効である．

●データ解読のための道具●

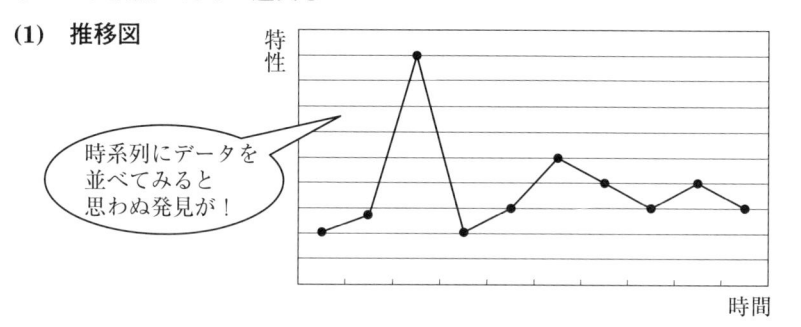

(1) 推移図

時系列にデータを並べてみると思わぬ発見が！

推移図とは，横軸に時間，縦軸に特性をとって，データをプロットし，その点を実線で結んだ図をいう．時間の経過による連続的な変化や傾向を示す．

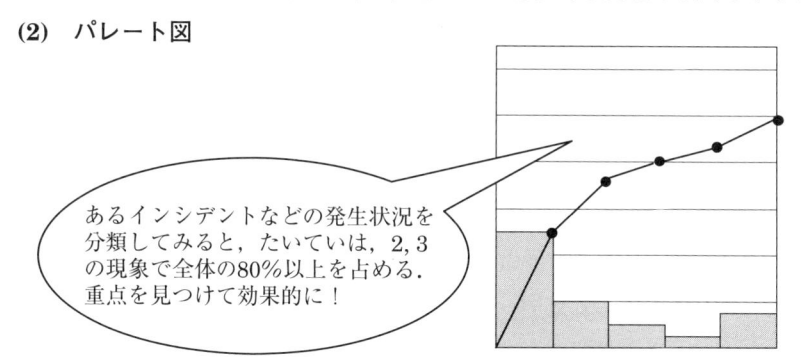

(2) パレート図

あるインシデントなどの発生状況を分類してみると，たいていは，2,3の現象で全体の80％以上を占める．重点を見つけて効果的に！

パレート図とは，問題となっている事故，故障などを，その現象や原因などの項目別に分類し，発生件数などの多い順に並べ，その大きさを棒グラフで表し，さらに累積和を表す曲線を加えたグラフをいう．

このようなパレート図を書くことによって，ごく少数の影響の大きい項目と，多数の影響の少ない項目に分かれることが分かる（パレートの原則）．ダントツ項目が出るように層別するとよい．

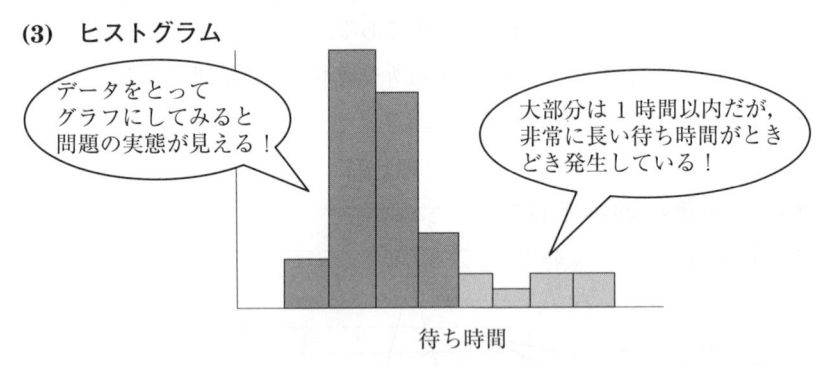

(3) ヒストグラム

データをとってグラフにしてみると問題の実態が見える！

大部分は1時間以内だが，非常に長い待ち時間がときどき発生している！

待ち時間

例えば，計量値で表される質特性値がどのような状態かを調べたいとき，データを並べただけでは，全体の姿（最大値，最小値，平均値，一山で左右が対称か，あるいは規格値との関係など）がよく分からないことがある．

そこで，データを一個一個のものとして捉えるのではなく，区間を決め，その区間内のデータは，数値が異なっていても同一グループとして扱い，度数表に整理し，これで柱状図を作ってみるとばらつきの大きさ，形など，データの分布状態の全体の姿をつかむことができる．すなわち，質特性値の姿などから，これを作った工程の状態（実力）を知ることができる．

このようにデータを整理して，縦軸にデータ数（度数），横軸にデータの数値（特性値）をとり，柱状図にしたものをヒストグラム（または度数分布図）という．

数値データをヒストグラムにしてみると，データの集団としての姿が見えてくる．この得られたデータが，ランダムサンプリングによるものならば，それはまた，母集団の姿が現れたことにもなる．

このヒストグラムを見てすぐに比較することは，
・分布の姿はどうだろうか
・規格値や目標値に対してどうだろうか

ということである．

　一般に，計量値のヒストグラムは，中心付近が最も高く，中心から離れるほど低くなる左右対称の様式のつり鐘型を示すことが多いが，実際には，いろいろな形のものがある．また，規格や目標値が決まっている場合には，ヒストグラムに規格値や目標値の位置に線を記入して比較する．規格値（目標値）をヒストグラムに記入してみると，ヒストグラムと規格値（目標値）の位置関係がいろいろと読み取れる．

◉事象の整理のための道具◉
(1) 事象関連図

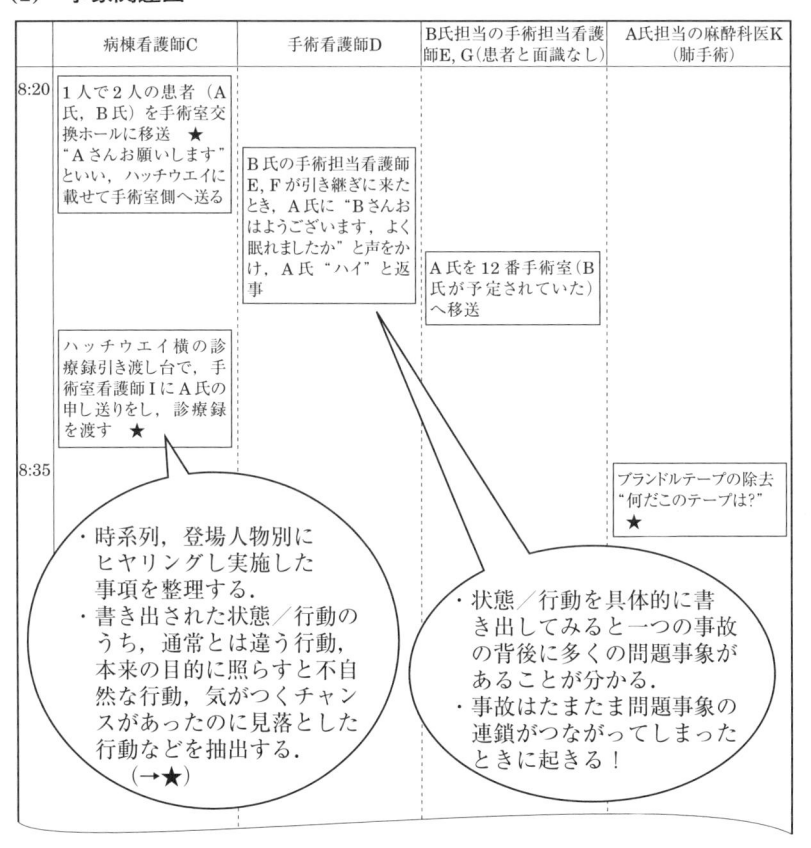

	病棟看護師C	手術看護師D	B氏担当の手術担当看護師E, G(患者と面識なし)	A氏担当の麻酔科医K (肺手術)
8:20	1人で2人の患者（A氏，B氏）を手術室交換ホールに移送 ★ "Aさんお願いします"といい，ハッチウエイに載せて手術室側へ送る	B氏の手術担当看護師E, Fが引き継ぎに来たとき，A氏に"Bさんおはようございます，よく眠れましたか"と声をかけ，A氏"ハイ"と返事	A氏を12番手術室（B氏が予定されていた）へ移送	
8:35	ハッチウエイ横の診療録引き渡し台で，手術室看護師IにA氏の申し送りをし，診療録を渡す ★			ブランドルテープの除去 "何だこのテープは？" ★

・時系列，登場人物別にヒヤリングし実施した事項を整理する．
・書き出された状態／行動のうち，通常とは違う行動，本来の目的に照らすと不自然な行動，気がつくチャンスがあったのに見落とした行動などを抽出する．
　　　　　　　　　（→★）

・状態／行動を具体的に書き出してみると一つの事故の背後に多くの問題事象があることが分かる．
・事故はたまたま問題事象の連鎖がつながってしまったときに起きる！

具体的に発生した事故などの顛末を詳細に把握するには，事象関連図が有効である．

横軸に登場人物，縦軸に時間をとり，事象のツリー図を作成する．

ある時点の状態や行動を記述し，四角枠で囲む．一部に推定が入る場合には，事実と推定が分かるように記述するとよい．

3. 要因の解析（原因の追究）

解析とは，真の原因を突き止めることである．

この解析のステップは，真の原因と思われる候補を選ぶことと，選ばれた候補の中で，どれが本当に大きな影響を与えているか，真の原因を突き止めることの2段階に分けられる．このステップが問題解決において最も大切なプロセスである．

テーマが決まると，原因をよく調べずに，思いついた対策をすぐに実施しようとする人がいる．問題は毎日発生しているわけではないので，安易に何か手を打つと，いったん解決したように見えるが，またしばらくすると再発する．きちんと原因を追究して，そこに適切な手を打たなければ，真の問題解決にはならない．解析は次のステップで進める．

ステップ3のポイント：要因の解析（原因の追究）

(1) 要因（原因の候補）の洗い出し，掘り下げ
(2) 要因の絞り込みおよび仮説の設定
(3) 仮説の検証

"これだ"と決める前に，謙虚に問題の原因の候補をあげることが重要である．

この要因の洗い出しや絞り込みの際，"特性要因図"および"連関図"は非常に有効な道具である．

●要因の洗い出し・絞り込みの道具●
(1) 特性要因図

```
                H              S
                ↓              ↓
        病棟の薬剤管理 →  手書きの指示箋 →
                              ← 口頭指示
━━━━━━━━━━━━━━━━━━━━━━━━━━━━━━━━━━━━→ 臨時薬の誤薬事故が多い
        ↑              ↑
  指示受け者と              ← ほかの業務
  実施者の伝達                 との輻輳
        L              L              E
```

> 問題に関係する人たちみんなで話し合いながら，要因を洗い出そう！
> 要因の洗い出しの際は人の意見に"便乗"は"大歓迎"，"批判"は厳禁！

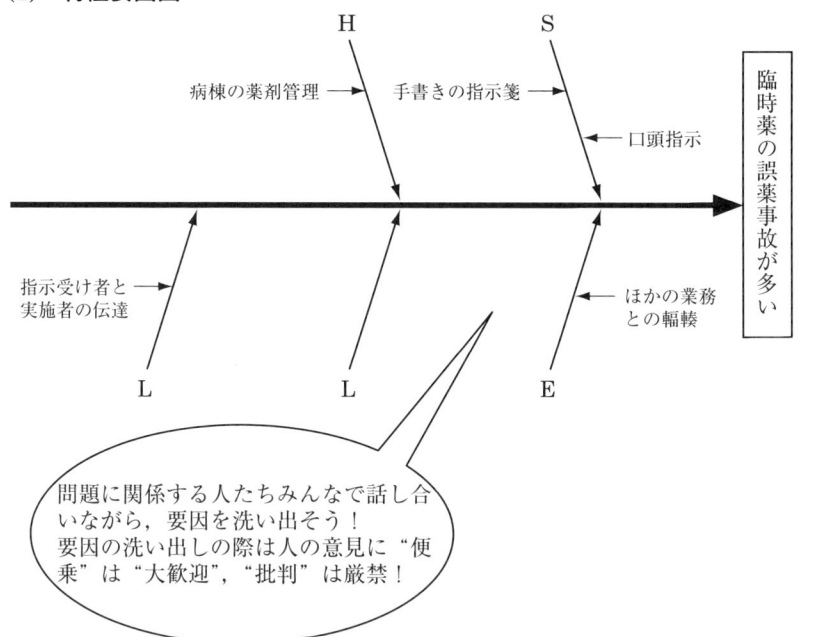

　特性要因図は，仕事の結果に対して影響していると考えられる要因を分類して矢印で関連づけ，図に表したもので，原因を洗い出すために大変役立つ手法である．できあがった形が魚の骨に似ているので，別名"魚の骨"とも呼ばれている．

　"特性"とは仕事の結果を示すものであり，多くの場合，問題点を取りあげる．"要因"とは，仕事の結果に影響を与える原因となるものである．

　一般に特性に対してその原因と考えられる要因は非常に数が多く，またそれらが互いに絡み合って複雑になっている．この複雑に絡み合った要因を魚の骨のような図に系統的に整理し，"原因と思われるものは何か"をはっきりさせ，重要と思われる要因に手を打つために使われる．

　できあがった特性要因図を見ると簡単に作れそうであるが，特性要因図はできあがってしまった形よりも，できあがるまでの過程が大事である．

その問題に関係する人たち全員が参加して自由に意見を出し合い，要因を洗い出していくことが理解を深めるためにも大切である．

特性要因図で要因の洗い出しをする際に，SHEL モデルの活用も有効である．S・H・E・L を特性要因図の大骨にして，関連する要因を洗い出す．

	H（Hardware） 区別負担の大きい 薬・器具・患者	
S（Software） 認識，記憶負担の 大きい業務	L（Liveware） 本人の問題 疲労，経験不足	E（Environment） 確認不足を引き 起こす環境
	L（Liveware） コミュニケーション の問題	

(2) 連関図

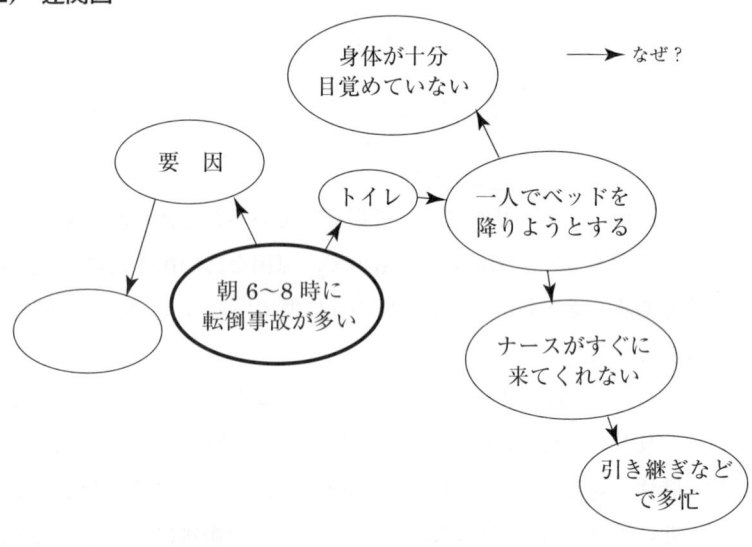

連関図は，結果の特性（事象：例えば，朝 6〜8 時に転倒転落事故が多い）に対して，それを引き起こしている要因（一次要因），その要因を引き起こしている要因（二次要因），さらに次の要因（三次要因）と，なぜなぜを繰り返して，要因を洗い出し，矢線でつないでいくことによって作

られる．連関図は枠にとらわれずに自由に書けるので，発想の転換や，展開に役立つ．また，作成の段階で，重要要因の絞り込みにメンバーのコンセンサスが得られる．

混沌とした事象の原因を検討するときには非常に有効である．

(3) 特性要因図／連関図作成にあたっての留意点
・必ず問題の当事者を入れて作る
・多くの人の意見を大切にする
・人の意見を批判しない
・特性は絞って書く
・人の意見に便乗する

(4) 特性要因図と連関図の使い分け
特性要因図：因果関係を考慮せずに要因を出すので，"まさか"の要因も抽出できるが根源的要因の絞り込みが難しい．
連 関 図："まさか"は抽出しにくいが，問題の構造が分かり要因が絞り込みやすい．

次いで，要因の絞り込みを行う．特性要因図や連関図を書いても問題が解決するわけではない．それを種に関係者がどれだけ本音で話し合ったかが重要である．

影響度が強いと思われる要因が少数に整理されれば，次のように，それがどんなからくりで特性に影響するかを考えることで仮説を設定する．

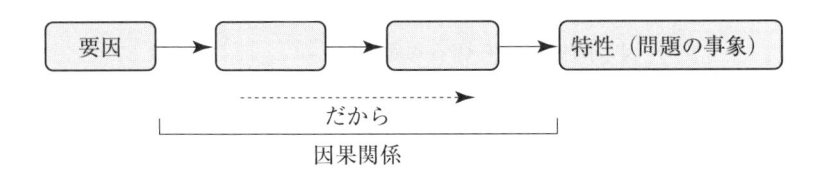

```
[要因] → [  ] → [  ] → [特性（問題の事象）]
         └──── だから ────┘
         └──── 因果関係 ────┘
```

仮説の設定を終えたら，次は検証である．

問題の原因候補の中から主要な原因を決めつけてしまう人がいる．"自分が

そう考えている"ということと"事実がそうだ"ということは明確に区別する必要がある．

特性要因図に書かれた因果関係は多くの場合，まだ実証されているわけではない．"全員で絞りこんだ"という思いは曲者である．

特性要因図や連関図をまとめると，これで原因が分かったような気になって，対策を打ってしまうことが多い．どれが真の原因かを検証せずに手を打ってしまうと，結果的に問題がたまたま解決しても，何が効いたかが分からない．

要因と問題事象との間を"なぜ"，"だから"を繰り返し論理的にきちんとつなげることが大切である．真の原因を追究していくときの心得として，"なぜなぜ5回"といわれる．

そして，直接的，間接的な再現実験を可能な限り実施して確認することが望まれる．医療の現場においては多くの場合，再現実験は難しい．しかし，"要因のばらつき"が"結果のばらつき"と（相関）関係があるかどうかを徹底的に"観察"してみることは大切である．

また，同じ因果関係が想定されるほかの事例を洗い出してみる．それが確認できれば確率があがる．

4. 対策の検討と実施

> **ステップ4のポイント：対策の検討と実施**
> (1) 検証された主要因に対して実施
>   ・原因の発生を抑える対策
>   ・因果関係を断ち切る対策
> (2) 対策案の評価

対策案をまとめる出発点は，原因や因果関係のポイントを整理し，その原因の発生を抑えるか，因果関係を断ち切るかの対策のねらいを明確にして，それを目的に手段を展開し，具体的な方策に広げていく．

●対策検討の道具●
(1) 系統図法

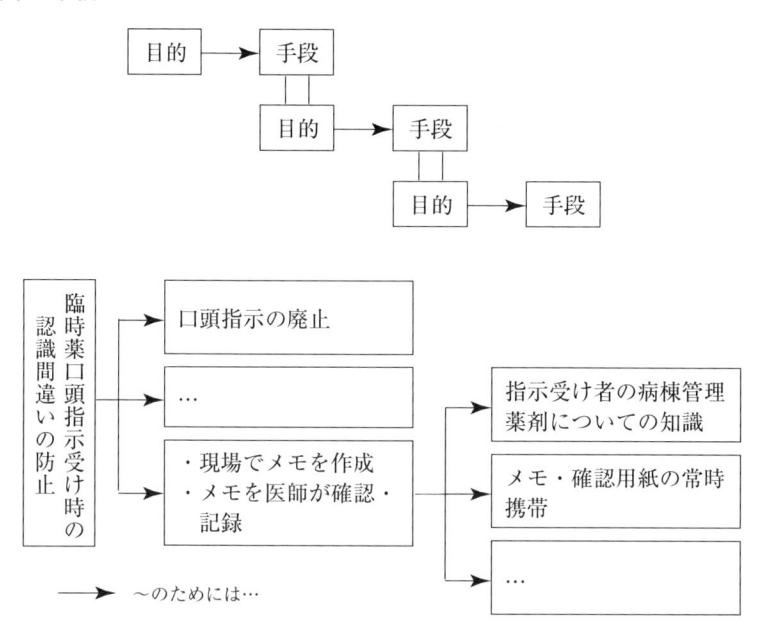

```
目的 → 手段
      目的 → 手段
           目的 → 手段
```

```
臨時薬口頭指示受け時の認識間違いの防止
 ├→ 口頭指示の廃止              ┌→ 指示受け者の病棟管理
 ├→ ...                          │   薬剤についての知識
 └→ ・現場でメモを作成          ├→ メモ・確認用紙の常時携帯
     ・メモを医師が確認・記録    └→ ...
```

→ ～のためには…

　系統図法とは，目的を達成するために必要な手段，方策を系統的に展開した図を作成することによって方策を漏れなく列挙し，その中から目的を果たす最適手段を追究していく手法である．

　目的を達成していくための手段が選ばれ，その手段を実現するためにさらに下位レベルの手段を必要とするとき，上位レベルの手段は下位レベルの目的になる．この概念を用いて，目的を達成するために必要な手段を逐次展開し，実行可能な具体的手段まで導くのに役立つ．

　系統図は事象を系統的に論理展開するため，分かりやすく，方策検討の抜けや，漏れがなく，また作成過程でメンバーの意思統一にも有効である．QCストーリーの対策のステップで連関図や特性要因図などで追究された重要な要因をテーマとして取りあげ，対策案を作る段階で多く用いられる．

系統図によって対策案が絞り込まれたら，対策を実行に移す前に，対策案の評価が肝要である．

効果と実行の難易度を評価するとともに，"実行したときの影響の吟味"が重要である．特に実施したときの副作用（ほかの業務への悪影響）に注意する必要がある．自部門の業務だけではなく他部門の業務への影響にも配慮しなければならない．

5. 効果の確認

> **ステップ5のポイント：効果の確認**
> (1) 効果の確認は現状把握と同じ手段で行う．
> (2) 効果を対策ごとに確認する．
> (3) 波及効果を十分に確認する．

効果の確認には，現状把握のステップで使った図表で対策前と対策後を比較するのが明快である．さらに，自分が想定したメカニズムどおりに問題が起きているかを因果関係の連鎖の各段階の特性値の変化で確認できれば，確実である．

対策を検討し，有効と思われる対策が多く出されると，あれもこれも直ちに実施したくなるものである．多くの対策を一度に実施してしまうと，どの対策が効いたのかが分からなくなってしまう．それは，多くの場合，業務の進め方を複雑にする，あるいはムダな業務を増やすことにつながる．したがって，取りあげた一つの要因に対する対策を実施し，その効果を確認していくことが肝要である．

さらに，効果には，ねらった効果（直接効果）と付随して生じた効果（間接効果）の2種類がある．また，データで示せる有形の効果と，言葉でしか示せない無形の効果がある．例えば，"活動を通じて部門間連携がよくなった"，"○○に関する知識レベルが大幅に向上した"などである．また，今後に期待

される予測効果もある．これらの効果をきちんと捉えておくことも，今後の活動に有効である．

6. 標準化と管理の定着

> ステップ6のポイント：標準化と管理の定着
> (1) 標準化で歯止めをする．
> (2) 標準化のやり方を工夫する．
> (3) 標準について教育する．

効果を確認したら，再び同様の問題が起こらないように，従来の仕事のやり方を変更してそれを標準化し，徹底しなければならない．規格，手順書，マニュアルなどの標準を改訂して，いつの間にか元に戻ってしまわないように，きちんと歯止めをかけることが大切である．

標準は分かりやすく使いやすいものでなければならない．そのためには，5W1Hをきちんと意識して，標準の制定・改訂をする必要がある．特に，why（なぜ）をきちんと整理し，QCストーリーで追究してきたねらいを明確にしておくことが大切である．

そうした標準は，関連部門も含めて徹底されなければならない．新しい標準を定着させるには，教育・訓練が不可欠である．これが不十分だと，対策自体はよいものであっても，十分な効果が発揮できなかったり，かえって混乱を招いて以前より悪い結果になってしまうこともある．

また，対策に基づく仕事の進め方の変更は，関連部門にもきちんと連絡しておくことが大切である．教育，関連部門への連絡を経て，切り替え期日を明確にして，実行に移さなければならないことに留意すべきである．

"問題解決の進め方"にかかわる参考文献

1) 細谷克也編著(2000)：すぐわかる問題解決法，日科技連出版社
2) 谷津進著(1986)：TQC における問題解決の進め方，日本規格協会
3) 谷津進著(1994)：現象の観察を活かした品質改善ストーリー，日本規格協会，絶版
4) 石原勝吉・広瀬一夫・細谷克也・吉間英宣共著(1980)：やさしい QC 七つ道具—現場の力を伸ばすために，日本規格協会
5) 納谷嘉信編，新 QC 七つ道具執筆グループ著(1987)：おはなし新 QC 七つ道具，日本規格協会

付録3 医療分野の審査が可能な審査登録機関一覧

医療および社会事業分野において,ISO 9001 に基づく審査が可能であると(財)日本適合性認定協会(JAB)(http://www.jab.or.jp/)から認定を受けている審査登録機関の一覧を次に示す(2006 年 9 月 1 日現在 26 機関).

財団法人日本規格協会 審査登録事業部(JSA)
日本検査キューエイ株式会社(JICQA)
日本化学キューエイ株式会社(JCQA)
財団法人日本ガス機器検査協会 QA センター(JIA-QA CENTER)
高圧ガス保安協会 ISO 審査センター(KHK-ISO Center)
財団法人日本科学技術連盟 ISO 審査登録センター(JUSE-ISO Center)
財団法人日本品質保証機構 マネジメントシステム部門(JQA)
財団法人電気安全環境研究所 ISO 登録センター品質認証部(JET-QM)
社団法人日本能率協会 審査登録センター(JMA QA)
ロイド・レジスター・クォリティ・アシュアランス・リミテッド(LRQA)
デットノルスケベリタスエーエス DNV 認証事業日本支社(DNV, DCJ)
株式会社マネジメントシステム評価センター(MSA)
ペリージョンソンレジストラーインク(PJRI)
財団法人日本燃焼機器検査協会 品質システム審査登録センター(JHIA-QA)
財団法人ベターリビングシステム 審査登録センター(BL-QE)
株式会社日本環境認証機構(JACO)
財団法人三重県環境保全事業団 国際規格審査登録センター(ISC)
国際システム審査株式会社(ISA)
ビーエスアイジャパン株式会社(BSI-J)
株式会社トーマツ 審査評価機構(TECO)
アイエムジェー審査登録センター株式会社(IMJ)
株式会社ジェイ-ヴァック(J-VAC)
ビーブイキューアイジャパン株式会社(BVQI Japan)
財団法人岐阜県公衆衛生検査センター 審査部(GRCA)
財団法人地球環境財団 審査登録センター(FEECR)
テュフ・ラインランド・ジャパン株式会社 マネジメントシステム部(TÜV)

付録 4　ISO 9001 審査登録状況

1. 全業種における ISO 9001 審査登録状況
(2006 年 9 月 4 日現在の JAB 公表データをもとに筆者ら作成．全 43 347 件)

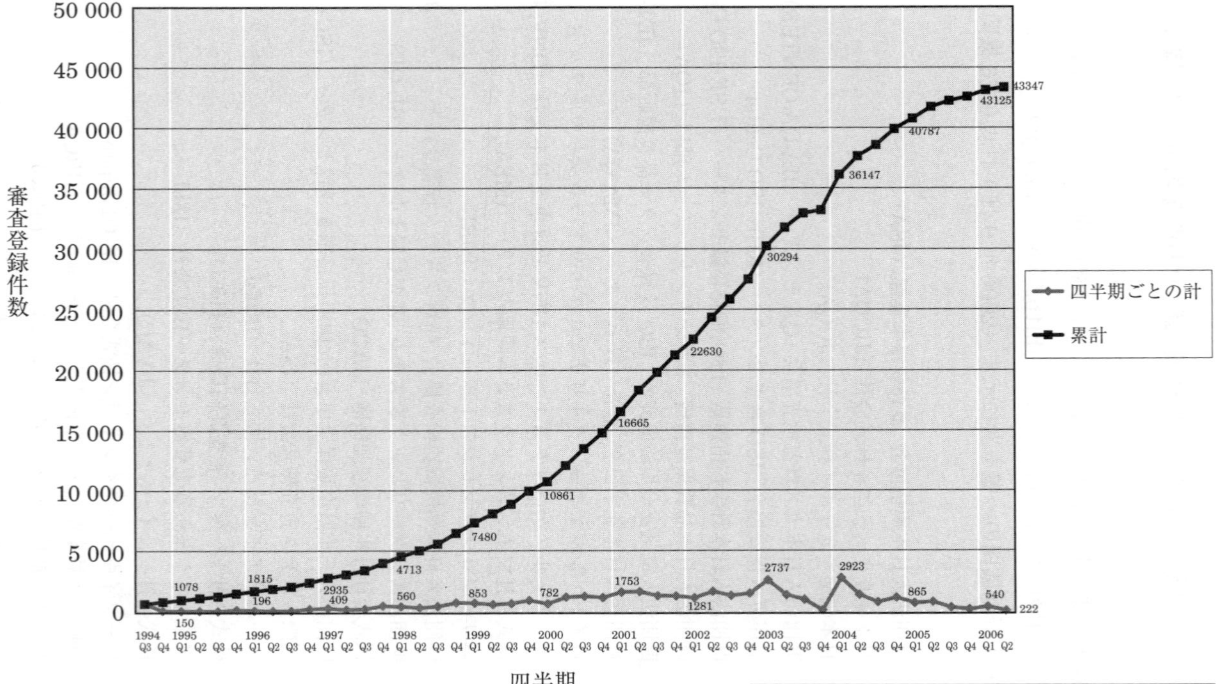

凡例: 四半期ごとの計／累計

注: Q1 は 1 月–3 月，Q2 は 4 月–6 月，Q3 は 7 月–9 月，Q4 は 10 月–12 月を示す．

縦軸: 審査登録件数 (0, 5 000, 10 000, 15 000, 20 000, 25 000, 30 000, 35 000, 40 000, 45 000, 50 000)

横軸: 四半期 (1994–2006, Q1〜Q4)

累計データ点:
150 (1994), 1078 (1995), 1815 (1996), 2935 (1997), 4713 (1998), 7480 (1999), 10661 (2000), 16665 (2001), 22630 (2002), 30294 (2003), 36147, 40787 (2005), 43125, 43347 (2006)

四半期ごとの計データ点:
196, 409, 560, 853, 782, 1281, 1753, 2737, 2923, 865, 540, 222

2. 医療・社会事業（分類：38）における ISO 9001 審査登録状況
（2006 年 9 月 4 日現在の JAB 公表データをもとに筆者ら作成．全 645 件）

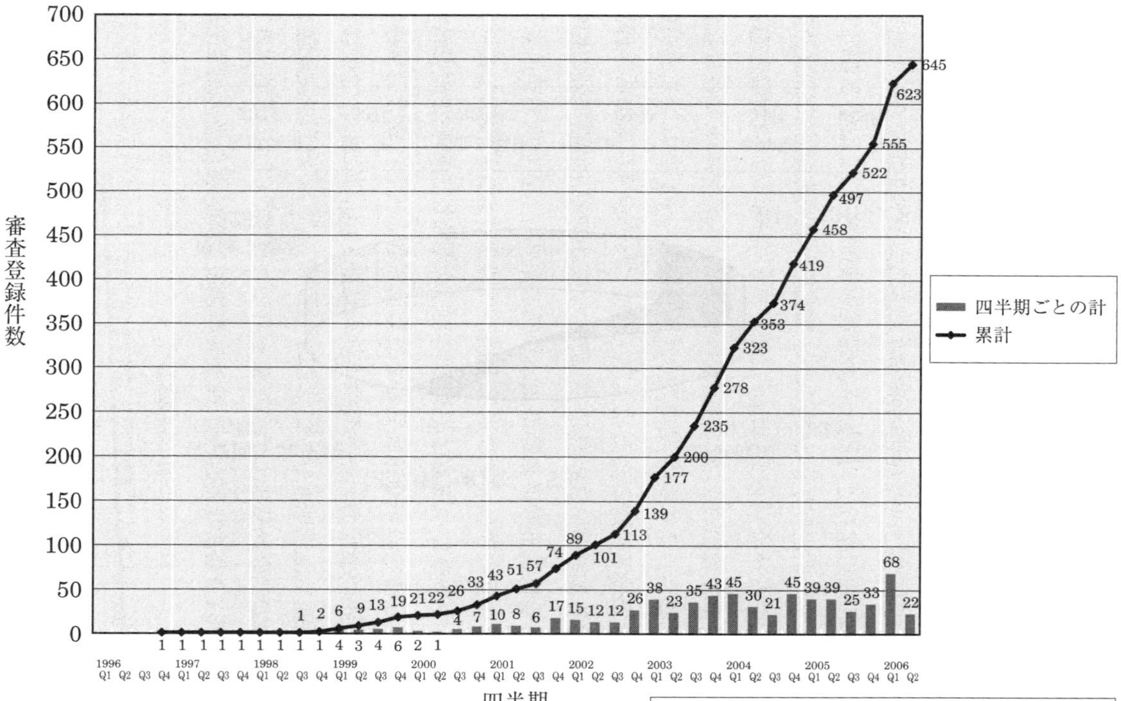

注) Q1は1月〜3月, Q2は4月〜6月, Q3は7月〜9月, Q4は10月〜12月を示す．

3. 医療・社会事業（分類：38）における ISO 9001 審査登録の内訳
(2006 年 9 月 4 日現在の JAB 公表データをもとに筆者ら作成)

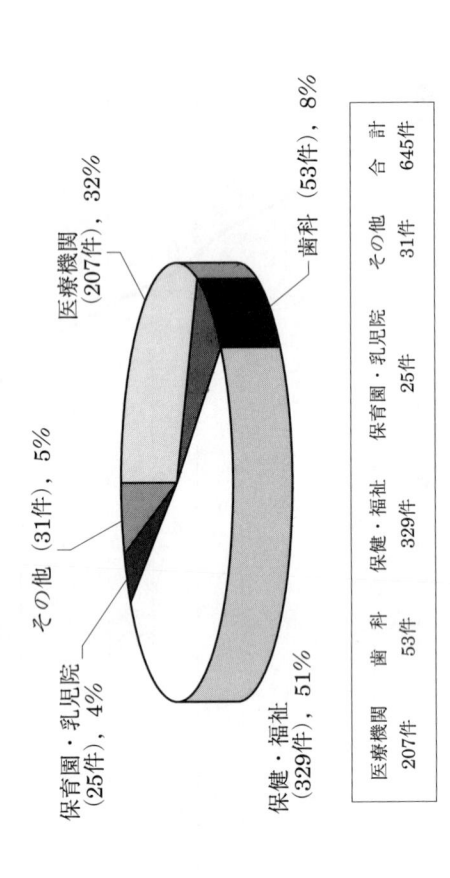

医療機関 (207件), 32%
歯科 (53件), 8%
保育園・乳児院 (25件), 4%
その他 (31件), 5%
保健・福祉 (329件), 51%

医療機関	歯科	保健・福祉	保育園・乳児院	その他	合計
207件	53件	329件	25件	31件	645件

ISO 9001 審査登録状況　　　357

4. 分類別の審査登録推移状況
（2006年9月4日現在のJAB公表データをもとに筆者ら作成）

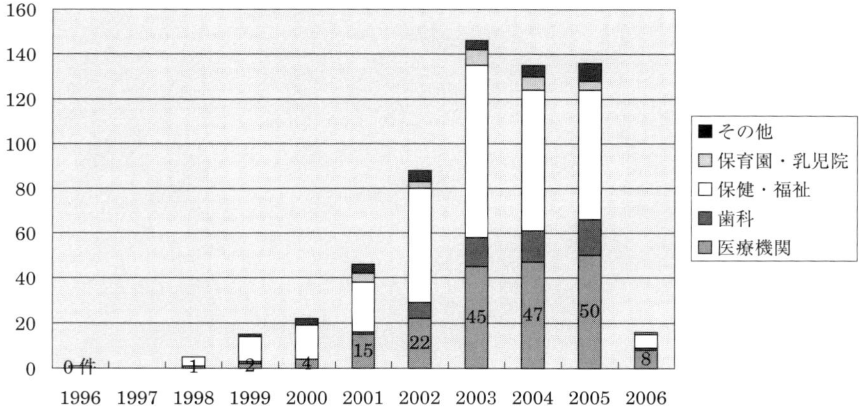

凡例：
- その他
- 保育園・乳児院
- 保健・福祉
- 歯科
- 医療機関

年	医療機関	合計(概算)
1996	0件	
1997		
1998		
1999	2	
2000	4	
2001	15	
2002	22	
2003	45	
2004	47	
2005	50	
2006	8	

索　引

A
Act　25, 91

B
Balanced Scorecard　137
BSC　137

C
Check　25, 91
Company-wide Quality Management
　133
control　89
customer　77
CWQM　133

D
Do　25, 91
Donabedian　131
DPC　54

E
EBM　93
ensure　145
Evidence Based Medicine　93

F
Feigenbaum　65

I
integrity　145, 170
internal customer　78
ISO 9000　161
ISO 9001　126, 159
　——の章構成　127
　——のメリット　43
ISO 9004　136

J
JIS Q 9001　157
JIS Q 9005　139
JIS Q 9006　139

K
Kaplan　137
KKD　93

M
management　90
market-in　76
MB賞　137
MP活動　138

N
Norton　137

P
Pareto　89
PDCA　90
　——サイクル　25, 90, 112
　——サイクルを回す　32
peer evaluation　153
Picker調査　124
Plan　25, 90
process owner　78
product-out　76

Q
QC　65
　——サークル活動　66
　——手法　134
　——ストーリー　336
QMS　24, 29, 113
　——構成要素　115

──構築の目的　29
　　──整備の流れ　209
　　──の目的　114
quality　72
Quality Control　65
Quality Management System　24, 29

R

RCA　56
Root Cause Analysis　56

S

SHEL モデル　346
state of the art　15

T

To err is human　31
Total Productive Maintenance　138
Total Quality Control　64
Total Quality Management　67, 133
Toyota Production System　138
TPM　138
TPS　138
TQC　64
　　──の強み　67
　　──の特徴　64
　　──の発展　66
TQM　67, 133
　　──の構成要素　69
　　──の全体像　68
　　──の要素　133

U

user　77

V

vital few, trivial many　89

あ

アウトカム　180
アウトソース　162
アウトプット　227
アクシデント　244
当たり前品質　81
後工程　37
　　──はお客様　37, 78
安全　27
　　──管理　122
　　──第一　104
暗黙の要求事項　179

い

委員会　121
　　──・会議体　48
　　──活動　121
医師が考える質　19
意思決定への事実に基づくアプローチ　159
医師の参画　51
一元品質　82
医療安全推進委員　123
　　──会　123
医療の質　16, 20, 27, 72
　　──のレベル　23
医療の特徴　15
医療版質保証体系図　277
医療版フロー図　278
インシデント　56, 244
　　──レポート　57
　　──レポートシステム　57, 116
　　──レポートの目的　58
インフォームドコンセント　17
インプット　227
インフラストラクチャー　176

う

受入検査　185
内向き　38
売り手危険もち　83

361

運用技術　69

お

応急処置　94
オーダリングシステム　46

か

改善　96, 129
外的基準　18
買い手危険もち　83
外部監査　153
画一化　35
確認　91
価値の提供　70
患者が考える質　19
患者状態適応型パス　110
患者の要望・期待　20
患者本位　18, 104
　　——の医療　44
患者満足　20, 123
　　——度の指標　124
患者要求　19
管理　50, 66, 89
　　——技術　22, 105, 149
　　——項目　25, 142
　　——指標　142
　　——水準　25
　　——責任者　171
　　——の概念　112
　　——のサイクル　25

き

技術普遍化技術　23
規制事項　179
規定要求事項　273
機能別管理　121
教育・訓練　149
供給者　185
　　——との互恵関係　159
業務　143
　　——手順　29

　　——の質　80, 111
記録の管理　166, 229

く

クロスファンクショナルチーム　121

け

経営資源　24
経営者のコミットメント　249
経営ツール　54
経営の目的　11
経営への質の寄与　111
経営要素　48
計画　90
　　——の質　79
継続的改善　158
系統図法　349
権限　257
検査　85

こ

更新審査　271, 276
購買情報　185
購買製品　185
合理性　13
顧客　77, 159
　　——指向　75, 76, 111, 124, 130
　　——志向　76
　　——重視　124, 158, 167
　　——の多様性　77
　　——満足　75
個別性　15
コミットメント　145, 251
固有技術　22, 105, 149
根拠に基づく医療　93
コンサルタント　203
コンセプトアウト　76
根本原因分析　56

さ

サーベイランス　271, 276

362

再発防止　94
魚の骨　345
作業環境　177
3現主義　93, 338

し

資源　174
自工程　37
仕事の質　111
自己評価　139
事実に基づく管理　92, 112, 196
自主管理　100
事象関連図　343
システム　31
　――指向　31, 53
質　12, 14, 50, 71
　――概念　111
　――がよい　11, 123
　――記録　167, 236
　――第一　104
　――中心経営　73
　――特性　25
　――の根元性　73
　――のよい医療　14
　――方針　30, 146, 168, 250, 251
　――マニュアル　164, 219, 253, 323
質計画　170
　――書　178
質保証　126
　――活動の要素　86
　――システム　86
　――体系　116
　――体系図　24, 29, 86, 116, 227, 277, 295, 297, 298
　――体系図のフォーマット　281
　――の概念　83
　――の組織と運営　87
　――部門　88
質マネジメント　34, 64, 133
　――システム　23, 29, 113
　――と質保証との関係　160

　――の原則　158
質目標　146, 168, 250
質ロス　73
　――の考え方　40
実施　91
失敗の研究　31
社会的品質　77
修正　240
重点指向　89
重点志向　89
手法　69
　――の活用　112
省思考　98
使用者　77
情報システム　46
情報の流れ　46
処置　91
人材育成　99
審査登録　276
人質管理　99
人的資源　175

す

推移図　341
水平展開　241

せ

製品　162
　――・サービスと顧客　70
　――実現　149
　――実現の計画　178
セーフティマネジャー　60, 122
責任　257
是正処置　197, 238
設計・開発　150
設計品質　79
全員参加　31, 37, 100, 112, 136
全員による改善　112
全社的質マネジメント　133

そ

総合的質経営　67
総合的質マネジメント　67, 133
総合的品質管理　64
相互関係　142
相互評価　153
組織　11
外向き　38

た

第1段階審査　276
体質改善　44
第2段階審査　276
多様性　15

ち

チーム医療　22

て

定期維持審査　271, 276
適合品質　79
適用範囲　159
手順　29
手戻り　12
電子カルテ　46

と

どうなっていたか分析　56
特性　345
　——要因図　345
トップマネジメント　144
トヨタ生産方式　138
トレーサビリティ　189

な

内部監査　152, 258
　——員　262
　——の実施手順　262
内部顧客　78
なぜなぜ分析　56

に

ニアミス　244
日本医療機能評価機構　131
日本科学技術連盟　133
日本的品質管理　64
人間性尊重　99, 112
人間中心システム設計　104

の

能力向上　99

は

パス　108
ばらつき　339
バランストスコアカード　137
パレート図　341
パレートの原則　342
パレートの法則　89

ひ

ヒストグラム　342
人々の参画　158
ヒヤリハット　244
病院機能評価　131
標準　97
　——化　35, 97, 118
　——化の意義　98
　——書　245
　——書のモデル　248
　——診療指針　15
品質　71
　——会議　87
　——管理　65
　——立国日本　63
　——論　75

ふ

不適合　151
　——製品　151
　——製品の管理　238
不良品　151

フロー図　116
　　――のフォーマット　281
プロジェクト　121
　　――チーム　212
　　――チームの役割　213
プロセス　32, 141, 218, 278
　　――アプローチ　130, 158
　　――オーナー　78
　　――管理　93, 112
　　――指向　31, 34, 53, 135
　　――の大きさ　163, 221
　　――の妥当性確認　188
プロダクトアウト　76
文書化　130
文書管理　119, 147, 166, 228
　　――規定　147, 231
文書体系　147, 232

へ

米国医療の質委員会／医学研究所　27
ベンチマーキング　137

ほ

本来業務　143

ま

マーケットイン　76
前工程　37
マスタープラン　214
マネジメント　34, 50, 89
　　――サイクル　25, 90
　　――システム　69, 109, 113
　　――の概念　112
　　――の原則　92
　　――へのシステムアプローチ　158
　　――レビュー　154, 173, 264
マルコム・ボルドリッジ国家品質賞　137

み

未然防止　94
魅力品質　81

む

無関心品質　82

め

目に見えないロス　40, 73
目に見えるロス　40, 73

も

目的指向　18, 50
目的志向　18
問題解決　112
　　――の定石　269, 336

ゆ

優秀な医師　22

よ

要因　345
予防処置　197, 239

り

リーダーシップ　158
リスク　60
　　――マネジャー　60
リリース　238

れ

レビュー　230
連関図　346

ろ

労働安全　27

医療の質マネジメントシステム
医療機関必携　質向上につながる ISO 導入ガイド
定価：本体 2,900 円（税別）

2006 年 10 月 20 日　第 1 版第 1 刷発行

監　　修　飯塚悦功・棟近雅彦・上原鳴夫
発 行 者　島　　弘志
発 行 所　財団法人 日本規格協会
　　　　　〒 107-8440　東京都港区赤坂 4 丁目 1-24
　　　　　http://www.jsa.or.jp/
　　　　　振替　00160-2-195146
印 刷 所　株式会社平文社
製　　作　有限会社カイ編集舎

© Yoshinori Iizuka et al., 2006　　　　　Printed in Japan
ISBN4–542–30627–5

当会発行図書，海外規格のお求めは，下記をご利用ください．
　カスタマーサービス課：(03)3583-8002
　　書店販売：(03)3583-8041　注文 FAX：(03)3583-0462
編集に関するお問合せは，下記をご利用ください．
　　書籍出版課：(03)3583-8007　FAX：(03)3582-3372

図書のご案内

医療と福祉の品質マネジメントシステム
楽しく味わう質向上の処方箋
医療と福祉の分野で働く職員のためのコミック本

Thomas Starke 著／上原鳴夫 監訳
A5判・52ページ 定価1,260円(本体1,200円)

医療と福祉の ISO 9001:2000
楽しく味わう要求事項のポイント
これから始める人のためのコミック本

Thomas Starke 著／上原鳴夫 監訳
A5判・36ページ
定価1,050円(本体1,000円)

対訳 ISO 13485:2003 医療機器における品質マネジメントシステムの国際規格

日本医療機器関係団体協議会
ISO/TC 210 国内対策委員会 監修
A5判・232ページ 定価2,940円(本体2,800円)

対訳 ISO 15189/15190:2003 臨床検査室における品質マネジメントシステムの国際規格

日本臨床検査標準協議会
ISO/TC 212 国内検討委員会 監修
A5判・320ページ 定価3,570円(本体3,400円)

医療の質安全保証を実現する患者状態適応型パス [事例集2005年版]

飯塚悦功・棟近雅彦・水流聡子 監修
患者状態適応型パスシステム研究会 編
B5判・256ページ
定価3,150円(本体3,000円)

医療の質用語事典

監修 飯田修平・飯塚悦功・棟近雅彦
B6判・360ページ
定価3,150円(本体3,000円)

医療の質マネジメントシステム
医療機関における ISO 9001 の活用

上原鳴夫・黒田幸清・飯塚悦功
棟近雅彦・小柳津正彦 著
A5判・338ページ
定価2,730円(本体2,600円)

シリーズ 医療安全確保の考え方と手法1
RCAの基礎知識と活用事例
[演習問題付き]

財団法人東京都医療保健協会 練馬総合病院
飯田修平・柳川達生 共著
B5判・136ページ
定価1,680円(本体1,600円)

医療安全管理者必携 医療安全管理テキスト

四病院団体協議会医療安全管理者養成委員会 編
B5判・256ページ
定価2,940円(本体2,800円)

医療の質安全保証を実現する患者状態適応型パス [事例集2006年版]
臨床プロセスチャートの検証調査結果(26件)付き

飯塚悦功・棟近雅彦・水流聡子 監修
患者状態適応型パスシステム研究会 編
B5判・184ページ 定価2,940円(本体2,800円)

JSA 日本規格協会　　http://www.jsa.or.jp/